U0078732

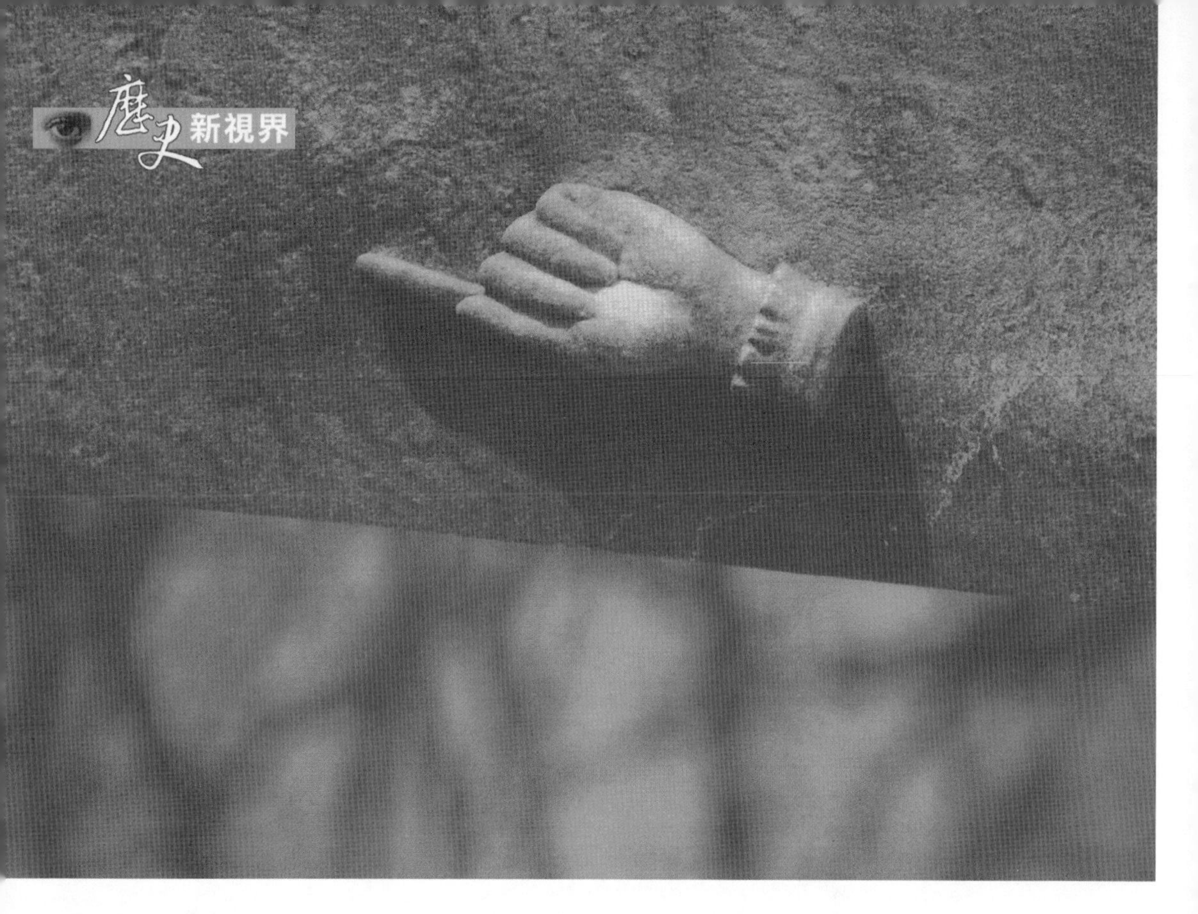

近世中醫外科「反常」手術之謎

The Vulnerable Surgeons and the Fading of Surgery in the History of Sinitic Medicine

李建民 著

我是否按住最聰明的人寫的最極端的書靠近我，日夜隱藏於我內心?

Wallace Stevens

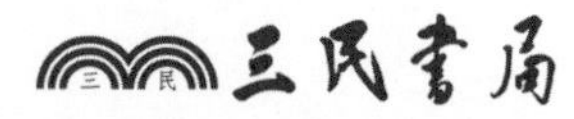

國家圖書館出版品預行編目資料

近世中醫外科「反常」手術之謎 / 李建民著. −−初版一刷. −−臺北市: 三民, 2018
面; 公分. −−(歷史新視界)

ISBN 978-957-14-6457-2 (精裝)

1. 中醫史 2. 外科

410.92 107012370

© 近世中醫外科「反常」手術之謎

著作人	李建民
責任編輯	翁子閔
美術設計	陳智嫣
發行人	劉振強
著作財產權人	三民書局股份有限公司
發行所	三民書局股份有限公司
	地址 臺北市復興北路386號
	電話 (02)25006600
	郵撥帳號 0009998-5
門市部	(復北店) 臺北市復興北路386號
	(重南店) 臺北市重慶南路一段61號
出版日期	初版一刷 2018年9月
編號	S 600341

行政院新聞局登記證局版臺業字第〇二〇〇號

ISBN 978-957-14-6457-2 (精裝)

http://www.sanmin.com.tw 三民網路書店

獻給

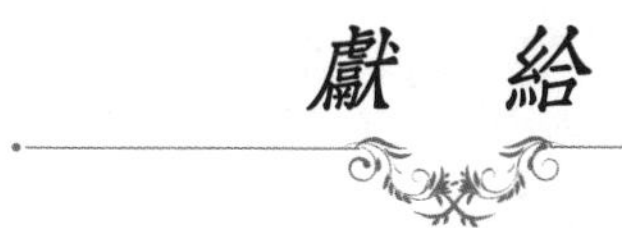

*Joan Kleinman*夫人

自序

重訪：
馬大夫的診所

風裡餘花都散去，不省分開，何日能重遇？

凝睇窺君君莫誤，幾多心事從君訴。

……

——莊棫❶

醫院將他留下的遺物裝箱後通知我去領取。他捨報時，穿過的衣褲及離家時帶的幾張照片、小冊子中文《新約》、雜記本、幾本書。醫院暫時保管的手機。

為什麼來晉州？韓屋外圍繞著一株株柿子葉稠蔭翠地結實累累，紅活可愛。南江之夜的流燈祭，友人有一句沒一句解釋「壬辰倭亂」❷。江面上明滅陰晴，紙裱糊的燈具模型述說古老戰事。火樹光影，閃倏洸蕩。傍隄小路遇見了父親。他捨報前曾讀過盧雲 (Henri J. M. Nouwen, 1932–1996) 的書？盧雲經歷車禍接受外科手術❸的紀錄反省。他說：「那是一連串細微的死亡，我們在其中要放開種種緊抓著的形式，也要不斷從倚賴別人發展至為他人活。」❹什麼是垂死的身體？父親病床上每隔二小時必須翻一次身，看護人員意外地弄碎骨折。手術前須家屬的同意。父親骨質太鬆軟，無法安上手術的釘子。手術需要各種條件；不只是可靠的麻醉、消毒等技術，病人也要有足以承受手術過程及預後的身心條件。

父親捨報隔年，一位友人突然逝世。她得了不容易發現的「胰臟癌」。膽囊手術後，八個月的休息還是逝世了。12 月 19 日：「星期四早

❶ 清・莊棫，《中白詞》(南京圖書館藏民國刻本景印)，頁 353。

❷ 以 1592 年倭亂為背景的歷史小說，金薰著，蔡豐琪譯，《孤將》(臺北：日月文化，2006)。

❸ 「和印度相比，中醫不包括外科學」。見 Lois N. Magner 著，劉學禮等譯，《醫學史》(上海：上海人民出版社，2009)，頁 67。

❹ Henri J. M. Nouwen 著，羅燕明譯，《鏡外》(*Beyond the Mirror: Reflections on Death and Life*)(沙田：基道書樓，1993)，頁 39。

上，中醫學生宏足來把脈，說我這次狀況出奇的好。」❺友人的病已經轉移至肝臟，胰臟癌第四期。為她出版一本紀念文集：《紫斑蝶，請慢慢飛》，1 月 9 日：「疼痛也是如此真實，兩隻手已經沒有地方可以下針了，護士改從腳背抽血……，但比起肋旁的傷，這些都是小痛。」❻那麼年輕的生命呢 (1958–2015)；一雙充滿創傷的烏青腳背。

阿倫特 (Arendt, H., 1908–1975) 說過的話嗎？人類獨一的「有死性」，成為人的存在。個人在死的行動產生了歷史作品。她說：「歷史將那些通過自身言行證明了自己與自然相配的有死者收藏到它的記憶中，他們永恒的名聲意味著，即使他們終有一死，他們也能躋身永恒之物的行列。」❼父親逝世不久，我們見面時間比以前多了。他瘦小、變形的遺體正被運入焚燒爐。

告別式上，是不是有人讀過 Susan Griffin (1943–) 留下的詩句

> Shall I tell you how many
> months I have been ill?
> And that I have learned many
> new routes into our
> endless curiosity about
> existence. How the sharpest pain
> takes you like a lover, leaves
> no room for any other desire
> except absence❽.

---

❺ 《紫斑蝶，請慢慢飛》是一本紀念文集 (2015)。結集死者日記、家人及友人的短文，沒有編排頁碼。

❻ 《紫斑蝶，請慢慢飛》2015 年 1 月 9 日條下。

❼ Hannah Arendt 著，王麗寅等譯，〈歷史概念〉，收入氏著，《過去與未來之間》(南京：譯林出版社，2011)，頁 44。

時間慈悲地做了短暫停留。五十多歲的我與同齡的父親相見。

懷念北朝鮮冷麵的滋味。無法寫作的時間，去了韓國兩次。這家叫Sariwan的餐廳黃海道式的水冷麵口感怡人。對人類學家格爾茲來說，寫作開始是「到過那裡」(been there)。而學者即是「一個將世界的『為什麼』完全吸收進『如何寫作』的人」❾。為什麼吃水冷麵比寫作值得存有？尚－路加・葛達廉 (Jean-Luc Coatalem) 報導的北韓傳統醫學，「在每位病患的皮膚點火燃燒」，與中醫灸法何其相似❿。而他這本《平壤冷麵》無所不在地「被主體思想化」⓫表達了甚至無法質問為什麼的恐懼。為什麼我錯過友人不久前的告別式。

無法寫作，只能持續閱讀著。我讀了布達佩斯出生的數學家保羅・艾狄胥 (Paul Erdös, 1913–1996) 的傳記。這本傳記提到：「羅素年輕時遭遇痛苦，曾自尋短見，但最終沒能這樣做，因為還有數學問題在等著他解決。還有一些之所以沒有活下來，是因為他們沒能解答救活羅素的那些問題。」⓬有那些歷史問題是值得人的存有？對歷史學家雅各布・布克哈特 (Jacob Burchhardt, 1818–1897) 而言⓭；「他所以把自己的人類發展學的考察方式稱作『病理學的』，就因為『忍受痛苦和被欲望驅動的

❽ Susan Griffin, *Unremembered Country* (WA: Copper Canyon Press, 1987), p. 122.

❾ 克利福德・格爾茲著，方靜文、黃劍波譯，《論著與生活：作為作者的人類學家》（北京：中國人民大學出版社，2013），頁26。

❿ Jean-Luc Coatalem著，睿容、王書芬譯，《平壤冷麵》(*Nouilles froides à Pyongyong*)（臺北：商周文化，2014），頁259。

⓫ 《平壤冷麵》，頁167。

⓬ Paul Hoffman著，米緒軍譯，《數字愛人》（臺北：臺灣商務印書館，2001），頁242。

⓭ 大學時代，我修過王任光 (1919–1993) 神父的兩門西洋史課。讀了他翻譯的《歷史論集》，有時便請教他這本小書中的問題。我記得他特別推薦布克哈特的相關史學作品；並告訴現代人之所以不能理解「古代」，借用布克哈特的話：「今天的個人完全是自我中心」。

人』是我們唯一可能的出發點。」⓮

傳統中醫的「人」學是什麼⓯？第一次見朱良春 (1917–2015) 老中醫，他已九十多歲了。他住在江蘇南通，一個我所研究的明代醫生陳實功曾經生活過的地方⓰。這小城是不同色階的綠意。我在北極閣老城牆及巷弄迷路。拂簷照簾。濠河上的碼頭瀲灩，小小牌坊寫著「風船與月徘徊」。朱良春住宅門前沿階遍植了九棵桂花樹，今年秋涼整棵樹都開花。我沿著天寧寺的光孝塔拾梯而上，高高的銀杏搖著風鈴的聲音。朱醫生受傷，住所一樓有個電動椅子搬送他上二樓的臥室。他的專長是藥物學⓱，但有限時間裡，我不想問這方面的問題。他指著客廳牆上老照片的一個人，是近代中醫外科大家馬培之 (1820–1905) 的姪子馬伯藩。先讓他說往事吧。他剛學中醫、當小學徒，沒讀任何中醫經典而是抄寫藥方子：

> 馬先生一邊診脈，一邊念念有詞地唱方子：「頭痛，發熱，惡寒，無汗，周身酸楚，苔薄白，脈浮緊，證屬，風寒在表，理當，發汗解表，麻黃湯加減。」馬先生慢條斯理地念著，下邊我們十幾個徒弟無聲地抄著，大堂裡異常寧靜。我剛開始抄方子的時候，不懂的地方也不敢問，只好記著，等馬先生診完了候診的患者，回房休息了，才能去問前邊的師兄⓲。

⓮ Karl Löwith 著，楚人譯，《雅各布・布克哈特》（北京：商務印書館，2013），頁 3。

⓯ 常宇，〈朱良春：中醫本有佛心禪意〉，《中國中醫藥報》2014.3.19，頁 1。

⓰ 歷史寫作如 V. S. Naipaul (1932–) 說的「古典的半觀點」；「那是有所見，有所不見的能力。」見 V. S. Naipaul 著，麥慧芬譯，《奈波爾的作家論》（臺北：馬可孛羅，2009），頁 208。

⓱ 朱步先等，《朱良春用藥經驗集》（長沙：湖南科學技術出版社，2007）。

⓲ 曹東義，《走近中醫大家朱良春》（北京：中國中醫藥出版社，2008），頁 31。

所以，學醫並不是一開始就「師徒制」，而是師兄教導師弟。「麻黃湯加減，是否也可治外科的表證嗎？」我問⓳。外科癰疽也用舌診嗎？如何判斷癰瘍內的膿液⓴？陳修園（約 1753–1823）晚年的作品《傷寒醫訣串解》，其中「陽明主裡。外候肌肉，內候胃中」這一句㉑，如何理解？「庭字派」的外科也使用刀針或手術㉒？華佗手術用的「麻沸散」其中有當歸一味嗎㉓？是誰「對外科的歧視和限制」㉔？我告別前請求隔天再來拜訪朱醫生，被委婉地拒絕了。

濠河有人鳧水為樂。一夜櫨聲。陳實功的銅像立在南通市濠河旁（圖一）。他的左手拿著一支藥鋤㉕（為什麼不是拿著刀針㉖？），

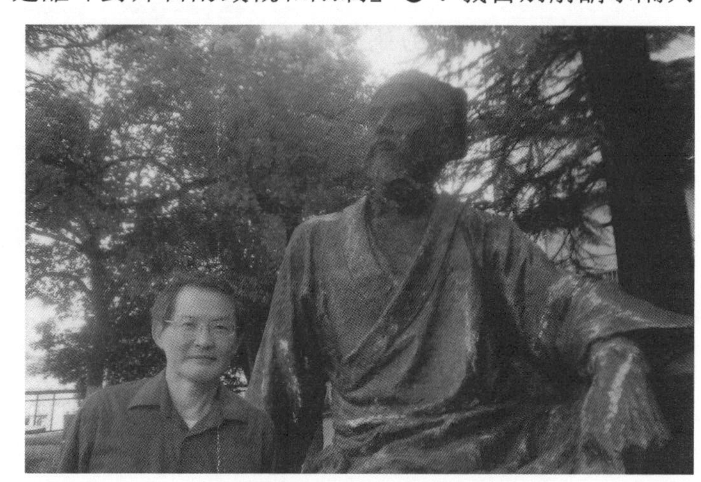

圖一：明代醫生陳實功銅像（南通濠河畔）

⓳ 吳考槃，《麻黃湯六十五方釋義》（南京：江蘇人民出版社，1961）。

⓴ 余瀛鰲，〈略談癰瘍辨膿〉，收入氏著，《未病齋醫述》（北京：中醫古籍出版社，2012），頁 404。

㉑ 俞長榮校注，《傷寒醫訣串解》（福州：福建科學技術出版社，1983），頁 14。這是陳修園晚年力作。

㉒ 耿引循編，《博雅大醫耿鑒庭》（北京：中國中醫藥出版社，2015），頁 83–85。

㉓ 華岡青洲著，郭雲霄譯，〈中國麻醉劑麻沸散之應用〉，收入王慎軒編，《中醫新論彙編》（蘇州：蘇州國醫書社，1932），第 6 編，頁 8–12。

㉔ 傅維康，〈古代中醫外科的成就〉，收入氏著，《杏林述珍》（上海：上海古籍出版社，1991），頁 132。

㉕ 關於藥鋤工具，山西朔州應縣木塔遼代採藥圖，採藥者（神農？）左手持一藥鋤。

㉖ 費振鐘說：明清南方大量醫案顯示：「對身體視度的內轉，越來越自覺地體現

若有所思。我把問朱良春醫生的問題問了陳實功醫生一次。他會不會是哈代 (Thomas Hardy, 1840–1928) 筆下所形容的老醫生？哈代的小說〈枯乾的手臂〉醫、病之間的對話：

> 「既然你能夠祛除樹瘿和其他的疑難怪症，為什麼不能醫治我的病呢？」她一面說，一面露出手臂。
>
> 「妳太高估我的能力啦！何況我已老邁不堪，呵呵……妳試過其他的辦法嗎？」[27]

治療枯乾的手臂該求助內科或外科？我拜訪朱良春醫生不久，2015 年 12 月 13 日他因肺栓逝世，享年 98 歲高壽[28]。為垂死的人，還可以做什麼？病人傅油禮不需要神職人員才能做；這件被稱之為「瀕死者聖事」(Sacramentum exeuntium) 一般人也可以來做[29]。站在父親的床邊。他已經好幾年一直戴著呼吸器。

父親戴著呼吸器進行手術？手術的耐痛閾[30]的高低程度可以事先知道嗎？勒內・笛卡爾《論靈魂的激情》(1649)，大概是第一本系統討論「激情」的著作。全書共 212 條格言式的思考：激情的數量及次序等：「任何一種激情都可以通過眼睛的某種特殊活動表現出來」[31]。當我對

出非物質性的觀察」。見費振鐘，《讀通中醫》（南京：江蘇鳳凰文藝出版社，2015），頁 121。朱良春醫生的談話也有這種傾向。

[27] Thomas Hardy 著，黃玉珊譯，《威賽克斯故事》（臺北：志文，1978），頁 77。

[28] 高想，〈追憶國醫大師朱良春先生最後的日子〉，《中醫藥文化》2016 年 1 期，頁 57。

[29] 溫保祿，《病痛者聖事》（臺北：光啟文化，1984）。

[30] 翁恩琪、顧培堃主編，《針刺麻醉》（上海：上海科學技術出版社，1984），頁 210–214。

[31] René Descartes 著，賈江鴻譯，《論靈魂的激情》(*Les passions de l'âme*)（北京：商務印書館，2013），頁 87。

他說話時，病床旁邊的監測器有了些反應變化。他的雙眼蓄滿淚水。笛卡爾說：「悲傷的人並不會不斷地流出眼淚，只會繼繼續續地哭泣著，這主要是因為他們需要不時地重新回顧他們所鍾愛的對象的緣故。」㉜

陳實功是施用手術較多的外科醫生，「瘡根深固，毒氣難出，或膿已成，主張用針法早期切開」㉝。與湯劑治療平行的手術治療，借用劉咸炘 (1896–1932) 的話：僅有而不盛，而「欲尊一代，而必夸大之，謂盡有他代之所有，則固不免于多所矯揉矣。」㉞手術「夸大」故事的極限在那裡？

傅油禮不是儀式。一個人所留下的文字不只是「記錄」。在一個普通的傍晚，我在郵箱發現一封信。是一位長輩寄來的。信中說：「此等事不值得注意。」（圖二）三復不置。此等事是那一類的事件？我把這封信給

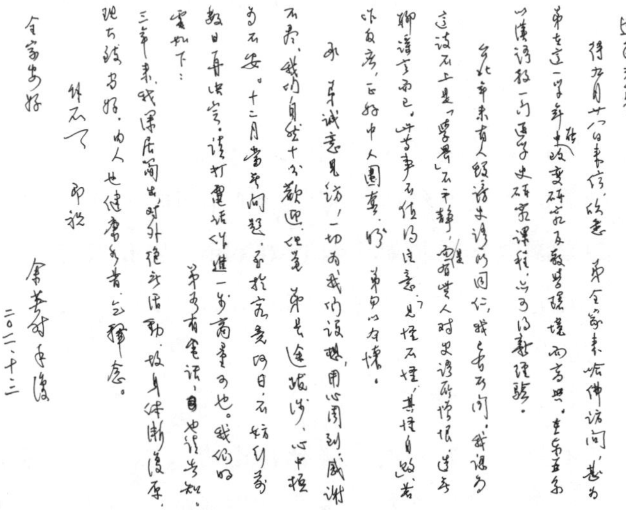
建民老弟：
得九月廿六日來信，欣悉 弟全家來哈佛訪問，甚為
弟在這一學年於史政變研究及教學環境兩方面。
以漢詩移一門醫學史研究課程，亦可得新經驗。
台北市來有人對詩史詩的同仁，我亦不問。我認為
這話不上是「學界」不平靜，而僅是人對史詩所憑依，
聊說之而已。此等事不值得注意，見怪不怪，其怪自敗者
亦有意，正好中人圈套耳。 弟可以不介懷。
承 弟誠意見訪！一切由我們設想，用心周到，感謝
不盡。我們自然十分歡迎。但是 弟長途跋涉，心中極
為不安。十二月當可問題，可於寒假後日，不妨
數日再決定。請打電話以進一步商量可也。我們的
電話如下： 弟可有電話，自也能告知。
三年來，我深居簡出，對外絕無活動，故身體漸復原。
現在精力尚好。內人也健康如昔，可釋念。
餘不一一 即頌
全家安好
余英時 手書
二〇一一、十二

圖二：「此等事不值得注意。」

㉜ 《論靈魂的激情》，頁 100。

㉝ 魯兆麟、陳大舜主編，《中醫各家學說》（北京：中國協和醫科大學出版社，2000），頁 103。

㉞ 劉咸炘，《弄翰餘瀋》（成都：巴蜀書社，1991），頁 34。

父親過目。我們一起去看鄭路 (1978–) 的個展。駐足在鄭路利用上萬支大魚鉤為材質做成的鉅大「心臟」作品之前，凝視寒光畢現、血管滿佈的一顆人心。謬乎讚嘆，可以隅反。

那時，我正寫一本「手術史」的書。不知為什麼停下筆的時間往往比寫作長。每隔一段時間，我總重新復習史料甚至自己寫過的段落。每本書都厚厚的一本，亨利・詹姆斯 (Henry James, 1843–1916) 也曾有寫作障礙的深刻體驗？在他的作品《奉使記》(*The Ambassadors*) 描述主角的內心活動：

> 在徘徊往返之中，紛至沓來，共鳴不已，使他不得安靜。他很奇怪地自覺興奮非常，一如此行係求自由。此時此地最重要的是自由；使他特別感覺到他自己久已喪失的青春的是自由㉟。

短短一段文字裡，提到了三次不可得的「自由」㊱。雖然並不是逐字的，我花了一段時間出聲唸完了《奉使記》。一個人據說「聽」覺最後消失？父親已經不能說話。我不寫作的時刻為了「自由」。寫小說的亨利，也成為另一本小說愛爾蘭作家柯姆・托賓 (Colm Tóibín, 1955–) 的 《大師》(*The Master*) 中的主角。寫亨利在 1895 年至 1899 年間的創作障礙。托賓形容這位作家的獨白：

> 亨利思考該如何對安圖森解釋自己的人生。他知道安圖森身為藝術家，一定清楚他寫每一本書，描述的每一次場景，創造的每一個角色，都實實在在成為他的一部份，滲透他的靈魂，多年來久久沒有離去㊲。

㉟ Henry James 著，趙銘譯，《奉使記》(九龍：今日世界社，1975)，頁 346。

㊱ 我跟著阮芝生先生讀書 (1987–1999) 期間，他經常送我一些書。其中有《群己權界論》，講的是「外在自由」吧。

我又如何對待我的書中醫患「歷史人物」？如何建立醫學歷史碎片的「每一次場景」？

父親在病床上半夜醒著、起來走動[38]？以前他經常問我，最近寫些、讀些什麼？「學院小說」是歐美文學的一個重要分支。讀過數百本學院小說的蕭瓦爾特 (Elaine Showalter, 1941–)，描繪 1950 年代至今美國的學院生活。她說：「權力結構在學術界內的影響及其外部世界的關係，在競爭和理想主義之間始終存在著的辯證關係——或者說，把學術作為達到目的的手段[39]，抑或把學術自身作為目的——」[40]父親的回答一定是後者。曾寫過老派學院小說的 C. P. 斯諾 (1905–1980) 的作品《*The Masters*》，這本虛實相映中文譯本的〈前言〉很值得細看[41]。

歷史學者是否可以稱作「過去」及其「現在」的一種「居間者」[42]？納博科夫 (Vladimir Nabokov, 1899–1977) 第一本帶有自傳色彩的創作，即認為「最誠實的中介人」也不可靠：「不要過於相信你可以從『現在』口中了解『過去』。要小心那最誠實的中介人。要記住，別人給你講的故事實際上是由三部分組成的：講故事的人整理成型的部分、聽故事的人再整理成型的部分、故事中已死去的人對前兩種人所隱瞞的部分。」[43]

---

[37] Colm Tóibín 著，陳佳琳譯，《大師》(*The Master*)（臺北：時報文化，2015），頁 281–282。

[38] Toombs 說：「在思考病患體驗時，直立姿勢所具有的價值不應被低估」。病軀的姿勢是痛苦的來源。「與一個人獨特地生存于他的軀體的方式」有關。S. K. Toombs 著，邱鴻鐘等譯，《病患的意義》(*The Meaning of Illness*)（青島：青島出版社，1999），頁 76；頁 99。

[39] 一個案例，見潘光哲，〈「白色恐怖」陰影下的中研院〉，收入氏著，《天方夜譚中研院》（臺北：秀威，2008），頁 119–123。

[40] Elaine Showalter 著，吳燕莛譯，《學院大廈：學界小說及其不滿》（上海：上海三聯書店，2012），頁 5。參看書後的〈學界小說書目〉。

[41] C. P. Snow 著，張健等譯，《院長》（北京：人民文學出版社，2007）。

[42] John Macquarrie, *The Medicators* (London: Macmillan, 1960).

[43] Vladimir Nabokov 著，谷啟楠譯，《塞巴斯蒂安・奈特的真實生活》（上海：上

我告訴父親，正在寫作中的一本手術史似乎寫不下去。為了上述故事的真相第三部分？

不寫作時，有時是黑白電影㊹時間。彷彿是永遠沒有止盡的雄辯；Stanley Kramer (1913–2001) 的作品 *Inherit the Wind* (1960) 講的是一件被迫面對的訴訟案㊺。什麼是「證據」？什麼是「惡意」？兩造律師的攻防；其中一方甚至要求原告的律師轉變成為證人受詢。還涉及媒體的利用操弄。被告律師及媒體報導的話有任何「默示性」㊻可循？作品中，只是居於配角的一位記者在最後表達他的個人困惑。相信「真相」是什麼意思？不能寫作的人是「那自名為無神論者，從他那黑夜與渴望的屋頂窗子向那無名者說話。」㊼

香港是其中一個「屋頂窗子」。我剛寫了一、二篇手術史的論文，來香港大學發表最初的成果。在港大另一場活動，由梁其姿所長所主持的「當代中國紀錄片系列」，我參與放映後討論。導演叢峰也從北京來了。我只記得：看完這部《馬大夫的診所》紀錄片，卻無法勝任講評，根本說不出話來。

人類的醫療資源的利用往往不是匱乏，而是資源不均或不公的分配㊽。醫治的過程，經常嚴格意味的「技術」並不是最重要的。如同《馬

海譯文出版社，2010），頁 51。

㊹ 我看電影的年代，已經進入「彩色」年代。1970 年代，我在高雄民族一路巷內「全球戲院」看過一些黑白電影。觀看黑白電影是為了探索「假相」。假相不只是懸置的故事。如朗西埃 (Jacques Rancière) 所說是「重新探究目光停止、延遲和分裂」。見《寬忍的灰色黎明》（鄭州：河南大學出版社，2013），頁 97。

㊺ 片名出自《箴言》十一：29。

㊻ 王明珂，《反思史學與史學反思：文本與表徵分析》（臺北：允晨文化，2015），頁 157。

㊼ Martin Buber 著，許碧端譯，《我與你》（九龍：基督教文藝，1986），頁 109。

㊽ 參見 Paul Farmer, *Pathologies of Power, Health, Human Rights, and the New War on the Poor* (Berkeley: University of California Press, 2003).

大夫的診所》病人們需要的傾訴及陪伴，多於醫藥的可能效果。如何體會醫療相對充裕社會的限制，及其和貧窮人的受傷與疾病連結緊密在一起㊾?同時也在我們完全意想不到的偏遠之境辨認自己其實相同的貧乏。

多年以後，我看叢峰導演的另外一部作品《有毛的房間》(2015)。歷史作品不是紀錄片。一本書只是日常生活的粗剪 (rough cut) 所留下的。停止寫作，重閱 Peter Watkins (1935–) 的 *Edvard Munch* (1974)，得到的並不是真相。如何重演他生命中的最後七年？歷史的長鏡頭，「把他們想像出來的因果關係和歷史邏輯，強行塞進這些複雜的巧合裏面」㊿？

*　　　　*　　　　*　　　　*

做為一個醫學「外史」的學者，我最關心的是手術史是否也是「社會史」（或文化史）的一支？

杜正勝先生具有標誌性的〈什麼是新社會史〉一文，一共列舉十二項新的研究範疇，其中細目包括「針灸、傷寒及其他各科」歷史(51)。他所說的十二項大綱目，見於楊蔭深 (1908–1989) 在 1940 年代的《日常事物掌故叢書》十六大項的寫作規劃(52)。而杜先生將研究領域分為物質的、社會的、精神的(53)三層構想，也見於吳文藻

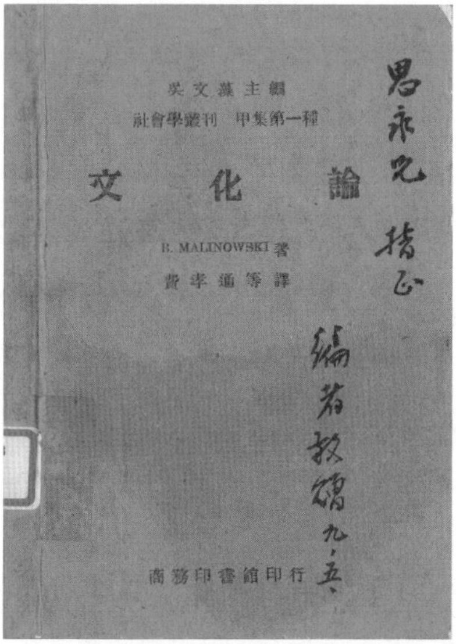

圖三：吳文藻送給梁思永的《文化論》

㊾ 例如，David Hilfiker, *Healing the Wounds: A Physician Looks at His Work* (New York: Pantheon, 1985).

㊿ 劉禾，《六個字母的解法》（香港：牛津大學出版社，2013），頁 38。

(51) 杜正勝，《新史學之路》（臺北：三民書局，2004），頁 26–28。

(52) 楊蔭深的「日常史」研究是分冊發表的。例如，《器用雜物》（上海：世界書局，1946）。而後各分冊合集為一冊。

(53) 杜正勝，《新史學之路》，頁 25。

(1901–1985) 的〈文化表格說明〉一文：用吳氏的話是，「物質底層」、「社會組織」、「精神生活」[54]。兩人想法一模一樣，沒有注明出處[55]？吳文也刊於 B. Malinowski (1884–1942) 的中文譯本《文化論》（圖三）後。至於楊蔭深「日常事物史」與杜先生新社會史的十二項研究，對照如下：

新社會史	楊蔭深「日常事物史」
1.生態資源	天文地理
2.產業經營	飲料食品、器用雜物
3.日用生活	衣冠服飾、穀蔬瓜果
4.親族人倫	家族親友
5.身分角色	士農工商
6.社群聚落	居住交通
7.生活方式	花草竹木、鳥獸魚蟲
8.藝文娛樂	遊戲娛樂
9.生活禮儀	歲時令節
10.信仰宜忌	神仙鬼怪
11.生命體認	生老病死
12.人生追求	金玉珠寶、文學藝術

新社會史有著「年鑑學派」全面及整體史的想像。如同左派歷史學家 E. P. 湯普森 (1924–1993) 轉向民俗學家的資料匯編[56]。但不出現「生產關

[54] 吳文藻先生這篇論文有多種版本。最早發表於《社會學界》第 10 卷 (1939)。

[55] 有人討論中國古代工匠的巫術厭勝風俗史，史料與瞿兌之 (1894–1973) 完全相同，而不注明出處。例如，瞿兌之說：「余於所著《中國社會史料叢鈔甲集》中雜錄木工厭勝傳說，茲又得數事皆較古者。」見瞿兌之，《人物風俗制度叢談》（臺北：三人行出版社景印，1974），頁 6–9。關於木工厭勝的論點，又見郭立誠，〈工匠的魘魅〉，氏著，《中國民俗史話》（臺北：漢光文化，1983），頁 169–172。

[56] E. P. 湯普森，〈民俗學、人類學與社會史〉，收入蔡少卿主編，《再現過去：社會史的理論視野》（杭州：浙江人民出版社，1988），頁 186。

係的變革是通過社會和文化來實現的」[57]適用性。新社會史各個領域或範疇，它們各自的經驗或體驗如 Miguel Cabrera 等所說：歷史上「新的範疇並不是社會變遷的反映，而是某種區分運作的結果，也就是說，是由既存範疇之間的差異作用或對比關係所造成的。」[58]然手術史與中醫「各科」間的經驗，不一定是社會變遷的直接反映；而進一步「將經驗問題化，有助於認識到，我們有需要或義務批判性地審查所有的說明性範疇」[59]。如何持久地思考中國醫學史、身體史研究範疇的「外科化」？

我們細讀岡西為人 (1899–1973)《宋以前醫籍考・外科方論》所列外科各書，外科主要與「金創」、「癰疽」、「瘡腫」、「惡瘡」等連繫一起[60]。1910 年，丁福保編輯的《歷代醫學書目》，其中「瘡腫」一類包含「癰疽、瘰癧、發背、痔漏、外傷等」[61]。一直到宋代才出現「外科」這個新術語。孟慶雲說：「古時的瘡瘍和金創是外科，而內科叫大方脈。當時外科是帶頭學科」[62]。瘡瘍、金創等病症，手術都是必須的。在外科的內服藥方流行前，「外用生肌方」也占用藥主流[63]。

外傷是表證 (初期證)？中醫的「風」是什麼？蕭相如即不同意風為外傷獨立的病因：「『金刃外傷後出現的四肢抽搐、角弓反張等症』，是風邪引起的嗎？」[64]外傷發生潰瘍，如趙洪鈞所說：「病因與證候無必然聯

[57] E. P. 湯普森，〈民俗學、人類學與社會史〉，頁 206。

[58] Miguel Cabrera、Marie McMahon 著，李康譯，《後社會史初探》(北京：北京大學出版社，2008)，頁 51。「後社會史」不是新文化史或新社會史。

[59] 《後社會史初探》，頁 71。

[60] 岡西為人，《宋以前醫籍考》(臺北：古亭書屋，1969)，頁 1121–1149。

[61] 丁福保，《歷代醫學書目》(上海：文明書局，1910)，頁 1。

[62] 孟慶雲，《孟慶雲講中醫基礎理論》(北京：中國中醫藥出版社，2013)，頁 171。

[63] 伍光輝等，《瘍科外用生肌方藥大全》(北京：人民軍醫出版社，2015)。本書有瘍科歷代歌賦。

[64] 蕭相如等，《外感病初期辨治體系重構》(北京：中國中醫藥出版社，2015)，

繫。」⑥⑤外傷病證「不是病因的概念」⑥⑥。相對審證而求因的內科治療取徑，手術是一種直接知識。

可見的外症的治療，與中醫的大方脈的經驗不同。以外治、手術治療居多的《外科正宗・癰疽七惡歌》：提到病人「形消瘦，膿清臭穢生，瘡形多軟陷，脾敗不知疼。」患者瘡口已有「臭穢」。脾敗是診斷的依據之一。而因肌肉腐敗太甚，有「不知疼」的身體感。又說：「瘡倒陷，形如剝鱔同，四肢多冷逆，污水自流通。」⑥⑦爛瘡形如剝開的鱔魚，臭水直流。如何與望診結合，共同形成外科「聞診」的辨識力 (discernment)？

手術史的 「分期」，其中在明末清初甲乙際會是一個重要的轉折變化⑥⑧。傅山 (1607–1684) 的外科是為標誌，有些該用刀的外症都代以內服藥方。例如，腳疽：「世醫用刀割去腳趾，亦是治法，不若此方于補中散毒，起死為生，既無痛楚之傷，又有全活之效也。」⑥⑨毫無例外，傅山的藥方「惟尚內消」，而與刀針無涉⑦⓪。如果肌肉潰爛，也不施以清瘡除腐手術？例如，傅山解釋囊癰因飲酒而起：「兩火相合，遂至焚身腐肉，若不急補氣血，則酒毒難消」⑦①。我們對照陳實功的成功手術，不僅感到一種悲哀。如本雅明 (1892–1940) 暗示的：「對此非常熟悉的福樓拜寫道 ：『很少有人能明白一個為了迦太基的復興而活著的人是多麼悲

頁 2。

⑥⑤ 趙洪鈞，《中西醫比較熱病學史》（石家莊：河北中醫學院醫史教研室，1987），頁 20。

⑥⑥ 蕭相如等，《外感病初期辨治體系重構》，頁 69。

⑥⑦ 明・陳實功，《外科正宗》（北京：人民衛生出版社，2007），頁 21–22。

⑥⑧ 明末清初，不少儒者行醫於世。見謝國楨，《明清史談叢》（瀋陽：遼寧教育出版社，2000），頁 41–42。

⑥⑨ 張存悌主編，《傅青主醫學全書》（瀋陽：遼寧科學技術出版社，2013），頁 179。

⑦⓪ 賈鴻魁，〈傅青主對中醫外科的貢獻〉，《青海醫藥雜誌》1996 年 11 期，頁 6。

⑦① 《傅青主醫學全書》，頁 159。

傷。』」72我們找不到陳實功手術的師授，他的手術在明末清初也沒有任何後繼傳授的記錄。傅山上述的消極療法成為外科主流。

《傅氏外科》一共21篇，多是長篇大論。傅山的醫學論述主在養心、不恃醫藥：「承教令兄病仍是昨年症，服補劑似不甚宜。但薄滋味、省煩惱」73。在他大量回答他人問病的信函，多是類似的姑息口吻：「醫本不濟，而加以老懶昏昧，實不能精心事此。」74疾痛乃人生常事，傅氏〈敘靈感梓經〉非難：「以醫喻之：知所苦而苦之者，尚活人也，醫得而救之者也；不知所苦而樂之者，則既死之人也，醫安得而救之！」75

與陳實功同一時代，孫一奎成書於萬曆年間(1573–1620)的病案紀錄，一位僕役得了外科「跨馬癰」。這位病人先延請一位「外科醫月餘」，病情惡化。孫氏改用補法之湯方（人參、黃芪等），並批評用「寒涼敗毒之劑傷敗脾胃」。孫一奎在病案最後借用另一位「專科唐氏」之口：「今而後知補劑能出膿而加食也，吾儕外科當永識此，以為法則。」76相較常用手術的陳實功外科，孫氏服補方「出膿」法77，大概是多樣性明清轉型 (Ming/Qing transition) 的一個支流變化吧78。甚至嚴重外傷大量流

72 孫冰編，《本雅明：作品與畫像》（上海：文匯出版社，1999），頁139。

73 《傅山全書補編》（太原：山西人民出版社，2004），頁45。

74 劉貫文等主編，《傅山全書》（太原：山西人民出版社，1991）第1冊，頁502。

75 《傅山全書》第1冊，頁376。

76 夏黎明等，《孫文垣醫案選按》（北京：人民軍醫出版社，2015），頁78–79。孫氏外科的態度，為明清主流。

77 補藥是否有外科「出膿」效用，無從證明。明中葉以降，流行吃補。補藥有各式各樣的，如桑巴特(1863–1941)寫道：「不容置疑，推動任何類型奢侈發展的根本原因，幾乎都可在有意識地或無意識地起作用的性衝動中找到。」見維爾納·桑巴特著，王燕平等譯，《奢侈與資本主義》（上海：上海人民出版社，2000），頁81。

78 見 Volker Scheid, "Transmitting Chinese Medicine: Changing Perceptions of Body, Pathology and Treatment in Late Imperial China," *Asian Medicine* 8 (2015),

血的病案，也誇大內服湯方的有效。例如，江浙名醫李修之（父親崇禎間中書舍人）《舊德堂醫案》第十七則案例，患者夜遇盜劫，自頭至腳計受三十七處刀傷，「筋骨斷折」，歷百日「濃血淋漓」及「肌肉潰爛」等狀況。這種重傷包括筋肉斷裂也不需任何手術？李氏只用「養營湯大劑服二十帖，瘡口盡斂，飲食亦進，至百帖即能起坐。」[79]真神乎其技。與並行的大補湯方治療及其他較為溫和的療法[80]，手術療法無疑是一種「反常的技術」[81]。而中醫外科是否如有些學者所說的：「中醫不擅長外科，這樣的認識和評價並不是中國人發明的，更不是中醫自己」[82]？這裡的「外科」包括不同形式的手術嗎？早在十八世紀英國政府代表團對中醫的觀察：「中國的保健情況非常落後。」「中國的外科知識比其他科更落後」[83]。

我這本書反覆申論中醫外科的肌肉身體。《金匱玉函經》論及：「針肌肉者，勿傷筋膜」[84]。肌肉及其相關筋膜，如果針或刀傷將持續潰爛甚至無法修復。成無己《注解傷寒論》（1147 年）：「陽明主身之肌肉」[85]。內治外症多由脾胃內傷入手。晚至鄭觀應 (1842–1921) 的《中外衛生要旨》雖受西醫感染，其中所述「肉筋發力」、「肌豐肉肥」等[86]，

pp. 299–360. 啟發的歷史分期論。

[79] 清・李用粹，《舊德堂醫案》（北京：中國中醫藥出版社，2015），頁 175。

[80] 相關的中醫外科實踐，見 Joanna Grant, *A Chinese Physician: Wang Ji and the Stone Mountain medical case histories* (London and New York: Routledge Curzon, 2003), pp. 73–86.

[81] Marcel Mauss 著，余碧平譯，〈身體技術的生平例舉〉，收入氏著，《社會學與人類學》（上海：上海譯文出版社，2014），頁 415。

[82] 《文匯學人》212 期 (2015)，8 版報導。

[83] George Staunton 著，葉篤義譯，《英使謁見乾隆紀實》（上海：上海書店，1997），頁 499。

[84] 依託張仲景，《金匱玉函經》（北京：學苑出版社，2005），頁 6。

[85] 金・成無己，《注解傷寒論》（北京：人民衛生出版社，2004），頁 37。

[86] 鄭觀應，《鄭觀應養生集》（北京：宗教文化出版社，2015），頁 497、頁 510

術語與功能描述都見於傳統中醫及其他史料。例如，沈蕙風《眉廬叢話》：「左文襄體貌魁梧，豐於肌」[87]。鄭氏亦相信法術、數術，其衛生觀近中國歷來的「修養之術」[88]。

中醫外科之病證，其病因多稱為「毒」。論者列為熱病之一：「外科病變多露于外，所以治療重在局部，且不忽視整體治療」[89]。在傳統方劑，如朱顏 (1913–1972) 所說：「也使用所謂『消毒』、『敗毒』、『化毒』、『拔毒』等方藥」[90]。這種「內科化」傾向，在明清醫學有不同的類型。中醫第一本題名「內科」的醫籍為薛己 (1487–1559)《內科摘要》。「內科」指的是內傷，特別是脾胃內傷[91]，與歷來的外感病證、瘡瘍有所區分。而以《傷寒》治外證又是另一種內治法。這裡的「傷寒」不是古法復興，其應用在明清外科是為新的風尚[92]。

中國歷史上的手術因死亡的經驗案例而消失、式微。例如，王同軌的筆記《耳談》(1597)〈婦人幽閉〉：「傳謂：男子宮刑，婦人幽閉，皆不知幽閉之義。今得之，乃是於牝剔去其筋，如制馬、豕之類，使慾心消滅。國初常用此，而女往往多死，故不可行也。」[93]其法，手術女性

等。

[87] 沈蕙風，《眉廬叢話・餐櫻廡隨筆》（臺北縣：文海，1979），頁 13。

[88] 鄭觀應，《鄭觀應養生集》，頁 508。

[89] 熊魁梧，《中醫熱病論》（武漢：湖北科學技術出版社，1985），頁 96。

[90] 朱顏，《中醫學術研究》（北京：人民衛生出版社，1955），頁 53。

[91] 薛己以為：「內因之症，原屬脾胃虛損」。所謂的虛證「是概指足太陰脾、足少陰腎、足厥陰肝之虛」。參見馬增玉、呂建衛，〈淺析薛己《內科摘要》的補法特點〉，《河北中醫》35 卷 3 期 (2013)，頁 431–432。

[92] 「新集團一旦開始存在，也就造成了差異，由各種可能選項所組成的空間也就發生了變動」。見 Pierre Bourdieu 著，石武耕等譯，《藝術的法則》（臺北：典藏藝術家庭，2016），頁 363。

[93] 明・王同軌，《新刻耳談》（臺南：莊嚴文化景印，1995），卷 12，頁 248–676。閹割手術另參見孔祥吉，〈略談清代的閹割〉，收入氏著，《晚清佚聞叢考》（成都：巴蜀書社，1998），頁 117–121。

陰部筋肉。「幽閉」也是一種宮刑。類似對動物的閹割術。其他手術後果「往往多死」應是通例。

明代李子田筆記《黃谷譾譚》多處醫藥之議論。如我在書中討論的醫學「王道」。李子田質疑：「古人治病多主於攻，後世醫術但為保守元氣之論曰王道也。王道也取名美而望效尠。此古今醫道之大歧也。」[94]李氏分別古、今醫術，所謂「攻」法如刀針、手術。他更指李東垣 (1180–1251) 醫學為此一類風氣倡導者及代表：「夫疾而用攻，自是古法。後醫絕不敢用。曰我王道也，王道也。此余所以素不滿於李杲、朱彥修（建民按，朱丹溪[95]）輩也。」[96]在各類治療方式，李子田更批評湯方是「醫家之下著」(圖四書影)：

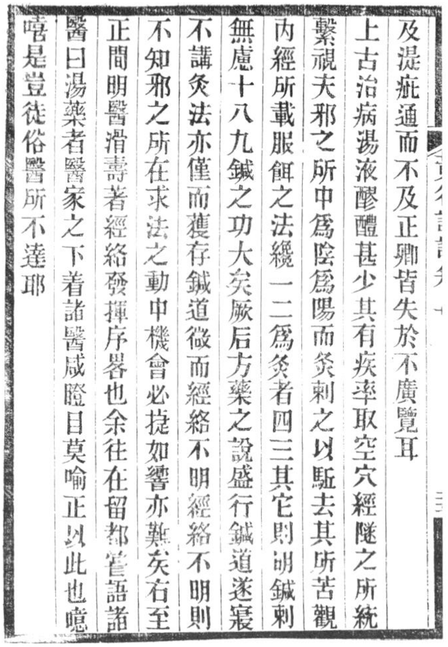

及湜疵通而不及正卿皆失於不廣覽耳
上古治病湯液醪醴甚少其有疾率取空穴經隧之所統
繫視夫邪之所中爲陰爲陽而灸刺之以駈去其所苦觀
內經所載服餌之法纔一二爲灸者四三其它則用鍼刺
無慮十八九鍼之功大矣厥后方藥之說盛行鍼道遂寢
不講灸法亦僅而獲存鍼道微而經絡不明經絡不明則
不知邪之所在求法之動中機會必捷如響亦難矣有至
正間明醫滑壽著經絡發揮序畧也余往在留都嘗語諸
醫曰湯藥者醫家之下着諸醫咸瞪目莫喻正以此也噫
嘻是豈徒俗醫所不達耶

圖四：明‧李子田以為「湯藥者，醫家之下著」(卷一，頁21)。

上古治病，湯液醪醴甚少，其有疾率取空穴、經隧之所統繫。視夫邪之所中，為陰為陽而灸刺之，以驅去其所苦。觀《內經》所載，服餌之法纔一二，為灸者四三，其它則用鍼刺，無慮十八九，鍼之功大矣。厥后方藥之說盛行，鍼道遂寢不講。灸法亦僅而獲存。鍼道微而經絡不明，經絡不明則不知邪之所在。求法之動中

[94] 明‧李蓘，《黃谷譾譚》(己巳秋九月陶然齋刻本)，卷2，頁5。

[95] 朱丹溪 (1282–1358) 的外科病案，都是內治法，見朱丹溪，《朱丹溪醫案》(上海：上海浦江教育出版社，2013)，頁93–98。〈瘡瘍〉條下。

[96] 《黃谷譾譚》卷4，頁18。

> 機會，必捷如響，亦難矣。右至正間（按元代年號）明醫滑壽著《經絡發揮》序略也。余往在留都，嘗語諸醫曰：「湯藥者，醫家之下著」。諸醫咸瞪目莫喻，正以此也[97]。

相較刀針之術，李子田以為湯藥治療較易。他直接批評其時醫生，獲得「瞪目莫喻」的反應，表達了「外治法」衰微的變化[98]。李氏以「上古」針刺占十之八九、「僅而獲存」 等形容另一種治療方法的盛行。手術之傳，代降而微。傳統中醫如何成為現代沒有手術[99]的「中醫」？手術在其間的變化是一種「空隔」[100]。歷史上「客觀偶然」(hasard objectif) 的手術個案，揭示「古今醫道之大歧」所在。

我在這本書利用多種「日記」史料。明清時期日記數量極多，個別作者不一定留心醫藥的記載。例如，翁曾翰 (1837–1878) 對親友、他人的病症有如醫家病案。翁氏為名臣翁同龢之姪。其日記多記翁同龢生活小事。如外科直接看腰部癰疽：「叔父三次召見，因聖體腰癰較劇，敕諸臣斟酌醫藥。榮祿奏有祁某者，漢軍旗人，年九十餘，精於外科。立傳入內看視，據云部位非腎俞穴，可治，宜服十全大補」[101]。這裡的叔父

---

[97] 《黃谷譔譚》卷 1，頁 21。

[98] Judith Farquhar 說：「中國的醫學家們怎麼就沒有考查人體結構，從而發明出中國版的現代醫學呢？從根本來說，這個問題毫無道理。」如果把「現代醫學」改成手術呢？見 Judith Farquhar 著，小童譯，〈吃中藥的文化人類學〉，收入《差異》2 輯 (2004)，頁 240。

[99] 中國大陸有「針刀」技術的新發明。針刀在 1976 年由朱漢章（2006 年去世）所發明。朱氏是江蘇沭陽縣的民間醫生。針刀在上世紀 90 年代流行。針刀是一種中西醫結合的技術。有人批評針刀「創傷大，不安全」。見王燮榮，〈針刀醫學簡論〉，《中國中醫藥現代遠程教育》8 卷 10 期 (2010)，頁 39。

[100] André Breton 著，呂淑蓉譯，《娜嘉》(*Nadja*)（臺北：行人出版社，2003），頁 147。

[101] 翁曾翰，《翁曾翰日記》(南京：鳳凰出版社，2014)，頁 311。日記所載時間，從 1863 年至 1877 年。

即翁同龢。又「聞杜雲巢先生病歿，輾轉在床將及一年，近似石疽腫潰，竟至不起，可傷也。」[102]潰瘍長達一年而死。醫藥有限，即迹以昧，只能靜養。例如，「叔父昨服柴胡，夜間肝氣轉覺刺痛，今日靜攝不服藥。」[103]而且，每個傷患情況不一，經常不治。又如「昨夜五更，車夫李二忽自持刀抹傷脖子，急為救治不效，午間遂殞命矣」[104]。車夫自刎，傷重至隔日而死。死亡的過程真漫長啊。這則案例經急救，相較陳實功的縫合手術，「不效」方是實錄。

人類是否可以稱之為「手術人」？現代「手術」的發展，已經成為一種極尖端的身體「改進技術」(enhancement technologies)。現代手術所產生的問題，被 Paul McHugh 質疑過度地「利用手術」[105]而做不當的運用（見本書〈楔子〉)。在不同時間，我問父親是否願意接受骨折手術？他會說什麼？寫學院小說的科學家 C. P. 斯諾也成為另一部學院小說的主角。約翰．卡斯提 (John Casti)《劍橋五重奏》提到「切蛋糕」與「轉播音樂會」雖然都是從事某種分割，但兩者並不同。手術類似前者。故事中的斯諾說：「因為我們已經習慣把自己當成實體，而不是過程。所以把自己當成是實體的論證其實是支持身體延續論者的說法。」[106]

父親病榻上「筋骨斷折」，醫生建議必須快點接受骨折手術。我整理父親的遺物，留下一張沒遞出的、已經簽好名的手術家屬「同意書」。還留著另外一張老照片（圖五)。這張團體照片右方掛著「軍郵幹部訓練班」的牌子。他應該很懷念穿軍裝的郵人生活。1959 年拍攝的，我就快出生了。我出生那些年間流行小兒痲痺，一種高熱、會導致殘疾的傳染

[102] 翁曾翰，《翁曾翰日記》，頁 90。
[103] 翁曾翰，《翁曾翰日記》，頁 151。
[104] 翁曾翰，《翁曾翰日記》，頁 145。
[105] Paul McHugh, “Psychiatric Misadventures,” *American Scholars* vol. 61, no.4 (1992), pp. 497–510. 這裡的「災難」指的是手術。
[106] John L. Casti 著，李金梅譯，《劍橋五重奏》（臺北縣：新新聞文化，1999），頁 200。

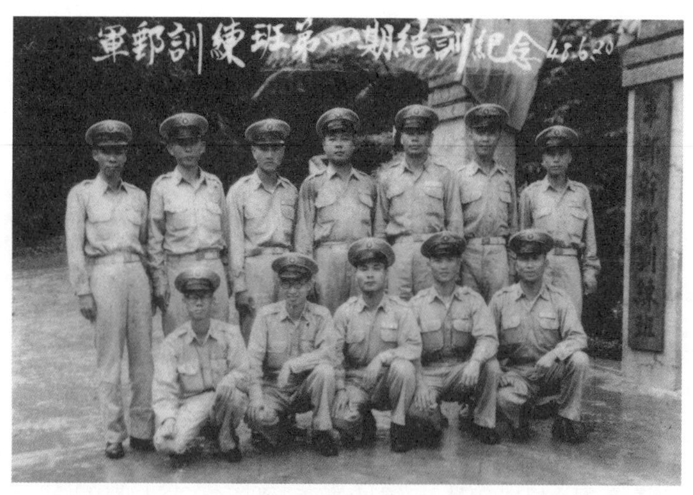

圖五：照片右側「軍郵幹部訓練班」（父親前排右二）。

病。父親下班後抱著我在通化街的郵局職務宿舍巷弄散步，總小心翼翼。

我無法決定父親的手術與否？離開美國不到三年後，我有機會到「安娜堡」參加一個醫學史會議（本書後的附錄二即是會議論文）[107]，但不想去。讓・波德里亞 (Jean Baudrillard, 1929–2007) 的《美國》形容「這個社會的『外觀』(look) 帶有自我宣揚的性質。」[108]美國人的友善微笑，「從來不是對著他人的，每次總是對自己的微笑。」[109]

安娜堡會議中，最引人注目的是在室內也戴著帽子的 Michael Sappol。他有一本討論十九世紀美國醫學史「盜屍」歷史的作品[110]。這類的軼聞，或中醫的病案（如上述李修之的病案）是不是有些帶著若干

[107] 傅大為在一篇科學哲學的回顧，以為「實驗或儀器這種更具『物質性』的東西」在科學更為重要。但中醫的「物質性」是什麼，很難入手。見傅大為，《回答科學是甚麼的三個答案——STS、性別與科學哲學》（臺北：臺灣大學，2006），頁 101。

[108] Jean Baudrillard 著，張生譯，《美國》（南京：南京大學出版社，2011），頁 148。

[109] 《美國》，頁 25。

[110] Sappol 的大著：*A Traffic of Dead Bodies: Anatomy and Embodies Social Identity in Nineteenth-Century America.*

「娛樂性」成分？他是否看過 Robert Wise (1914–2005) 的電影作品：*The Body Snatcher* (1945)？電影中的配角是從事屍體買賣老馬車夫，他一直不願放棄這個工作不只是因為金錢而撐持自尊心。Sappol 說寫下醫學文本的人不一定樣樣實作過。偷屍體販售的人只做不寫作。

夜裡在大學城內散步。華麗的 Michigan Theater 上空星星迢迢。您來了？樹樹息眠，萬暮無邊。一家書店架上正展示義大利思想家 Bifo (1948–) 的英文新書，副題是 *Mass Murder and Suicide*[111]。他的末日預言，新自由主義製造的無窮盡負面競爭[112]，結果是「大屠殺」及相關的「自殺」。

我懷疑看待「寫作障礙」這件事。大陸學者王曉明的《潛流與漩渦》，研究許多其實非常能寫的多產作家；從他們作品談形式不一的「創作心理障礙」。每一次障礙之後，是否可能產生比之前更好的作品？王曉明一段哀感值得細讀的話：

> 當籠統蘊釀的時候，他可以深深地沈浸入自己的那些苦悶，一進入具體的構思和表達階段，他卻下意識地要克制住自己，不願意忘情地傾吐苦悶；他分明是被那種悲憤絕望的激情驅迫著提起筆來的，可寫到一半，另一種不願意被這激情壓倒的本能，又會愈益有力地牽制住他。我總覺得，無論一個人在世俗的生活當中多麼窩囊，只要他還能夠沈醉在個人的神思遐想裡面，能夠暫時地忘卻現實，他就還沒有完全被現實擠扁，他的心靈還有一點點自由[113]。

---

[111] Franco ‘Bifo’ Berardi, *Heroes: Mass Murder and Suicide* (London and New York: Verso, 2015).

[112] 「新自由主義」的界說，或「新資本主義」，見黃應貴，〈新自由主義下的原住民社會與文化〉，《臺灣原住民族研究學報》2 卷 1 期 (2012)，頁 1–26。

[113] 王曉明，《潛流與漩渦——論二十世紀中國小說家的創作心理障礙》(北京：中

這是一個漫長過程，似乎也只有在寫作剛剛開始的時刻，才享有一點點的自由。這本書是「現實」留下的紀錄。也是一種生活的啮辭。

一本書的「完成」是危險的比喻。也許從家人、孩子的一句話開始的。當他長達數年病臥時無言鼓勵，賜予我再一次寫下去的存有自由。這一刻繼續寫作。

李建民序於南港大坑溪旁[114]
2016 年 2 月 16 日四稿
慶祝史語所 90 周年慶（2018 年）

國社會科學出版社，1991），頁 63。王曉明是一位真誠的「左派」。

[114] 我經常帶著這本書的文稿，在「林森市場」的一間鐵皮屋枯坐著。日昃忘食。眼前是大坑溪。我總在市場的肉攤觀察猪體肢解，牠們的肌肉及「膜」。人類學家 Veena Das 說：「過去以各種形態出現在我們生活中。」掛在肉攤上，有人說「這是生腸。」在 Das 的創傷民族誌表達的，如何以一種「哀悼的姿態」(a gesture of mourning) 寫作？如何可能？見 Veena Das 著，侯俊丹譯，《生命與言辭》（北京：北京大學出版社，2008），頁 7；頁 128。

建民先生

生生之具

丙戌年秋　李鼎

李鼎教授題簽

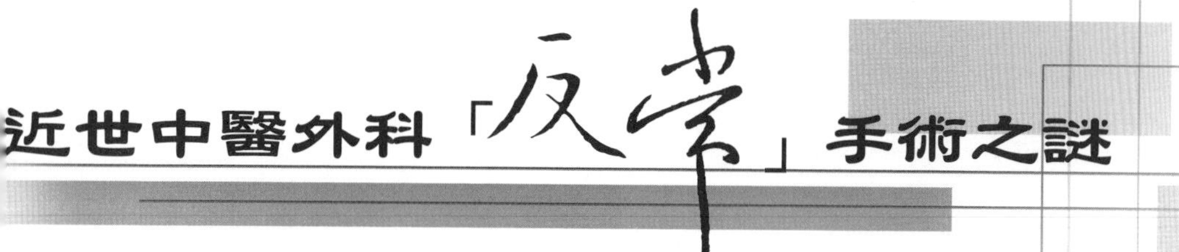

目次

楔　子

純粹手術

> 醫生切割、烤炙〔那些病人，用各種方式狠狠折磨他們〕，又抱怨自己沒有為此〔從病人那裡〕得到應得的報酬。
>
> Doctors, who cut and burn [those who are sick, grievously torturing them in every way], complain that they do not receive an appropriate fee [from the sick] for doing these things.
>
> ——赫拉克利特・殘篇❶

治療往往是無效的❷。期待手術後痊癒本身更是一種身心折磨。上述引文的「切割」技術 (cut)，有人理解為手術。這句短語表達醫療行為帶來完全相反的效果？手術即傷害，結果經常是死亡。上述殘篇，也有人解讀治療「所造成的好的療效和更（進一步的）病症」❸。這段殘篇文本備受爭議。

這是一本關於中醫手術史的書。一本質疑早期手術實作史的書。醫生得不到應有的報酬因為醫學療效有限。

閱讀本書之前，我們先思考三張圖像及其關係。第一張圖〈脆弱的頸子〉，請注意人像頸項上分佈的血管。人像中臉部表情❹是痛苦的？（圖一）這張圖也許可命名為「支離者」❺圖像。

---

❶ T. M. Robinson 著，楚荷譯，《赫拉克利特著作殘篇》（桂林：廣西師範大學出版社，2007），頁 71。

❷ 効力的地方感。見楊念群，《再造「病人」》（北京：中國人民大學出版社，2006），頁 192–195。

❸ T. M. Robinson 著，《赫拉克利特著作殘篇》，頁 196–197。

❹ Judith Butler 引述「面孔」的意義：「面孔並不言說，但『不得殺人』的律令卻傳達了面孔的意義。」關於生命、身體的 vulnerability，參見 Judith Butler 著，何磊、趙英男譯，《脆弱不安的生命——哀悼與暴力的力量》（鄭州：河南大學出版社，2013），頁 4；頁 115。

❺ 楊儒賓，〈支離與踐形——論先秦思想裡的兩種身體觀〉，收入氏編，《中國古代思想中的氣論及身體觀》（臺北：巨流，1993），頁 415–449。

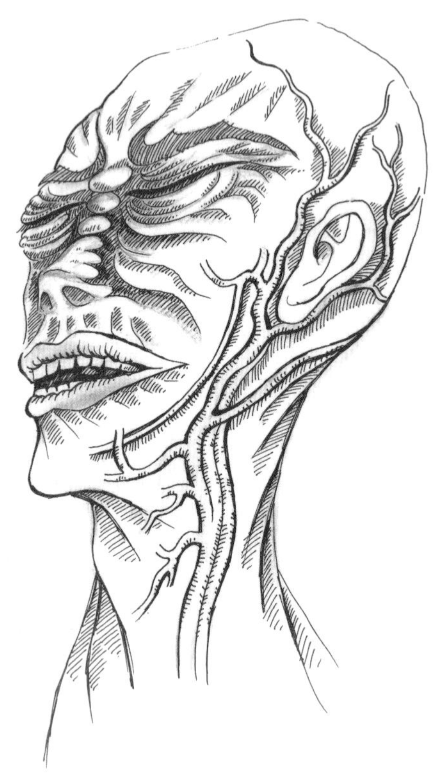

圖一：頸項的血管

第二張圖像是法國藝術家歐蘭 (Orlan, 1947–) 的面孔。她最少做了九次手術❻。每一次手術她只有局部麻醉❼，在清醒狀態閱讀著，甚至指揮醫生的手術。有人形容她的手術表演：「歐蘭整形是段冗長、危險、又繁複的過程，具體呈現科技對造臉機器的介入，這種介入顯示臉和面

❻ 歐蘭解釋她的手術表演，「是一種自覺的授權行為」。見伊麗莎白・布隆芬著，朱虹譯，〈身體及其敵視者〉，收入汪民安等編，《後身體》（長春：吉林人民出版社，2003），頁 132。

❼ John Burnham 指出：「尤其是在 1846 年外科引入麻醉術以後，醫生能夠提供的服務越來越顯得誘人，同時也越來越脫離了病人的控制。」見 John Burnham 著，顏宜葳譯，《什麼是醫學史》(*What is Medical History?*)（北京：北京大學出版社，2010），頁 51。

具的弔詭關係。」❽這個手術表演全程播出。現代「手術」不同於古代手術❾。然無論那一種手術，借用 Jonathan Littell 的話：「一具軀體的感受如何」❿？什麼是「足以體現知道自己正面對死亡的生命之生存的感觀感覺」⓫？請再看圖二。

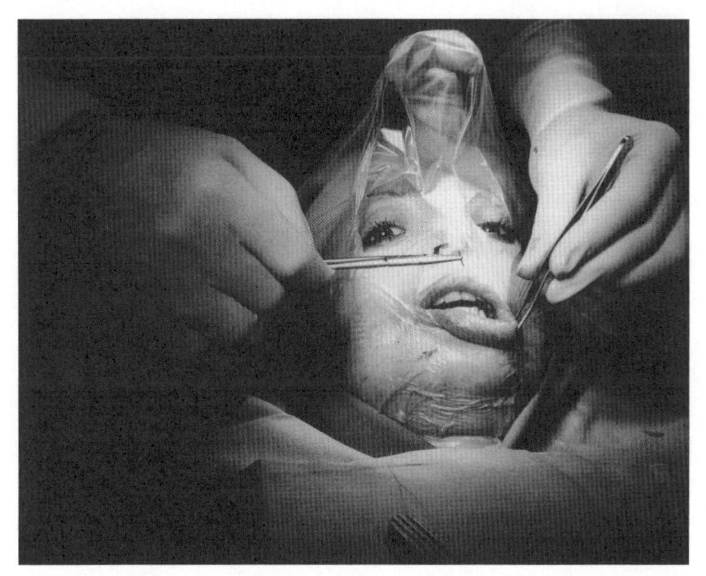

圖二：歐蘭的手術。見 Deke Dusinberre, Orlan (Paris: Flammarion, 2004)，p. 120。

最後一張人物圖像。這張圖是改琦 (1774–1829)《紅樓夢圖咏》中的人物「尤三姐」，下一章會再一次提到這位自殺⓬的烈女。圖中尤三姐正

❽ 張靄珠，〈怪物、人機合體、與後人類女性主體：歐蘭肖像及身體藝術〉，收入劉瑞琪編，《近代肖像意義的論辯》（臺北：遠流，2012），頁 64。

❾ 手術經過合理化的過程。例如，在十三、十四世紀的北義大利、法國等地的改革。見 Michael McVaugh, *The Rational Surgery of the Middle Ages* (Sismel, Edizioni del Galluzzo, 2006). 特別是 An Expanded Surgery and Its Difficulties 一章。

❿ Jonathan Littell 著，林心如譯，《仿培根的三習作》(*Triptych: Three Studies after Francis Bacon*)（臺北：行人出版社，2014），頁 37。

⓫ Jonathan Littell 著，《仿培根的三習作》，頁 163。

⓬ 如馬林諾夫斯基所說：「自殺的心理很複雜，包含有自責、報仇、贖罪、懺悔

持了一把長劍，沒有接下來自殺行動的任何細節動作（圖三）⓭。「看劍引盃長」。如果尤三姐自刎致使氣管、食管斷裂可以縫合痊癒？

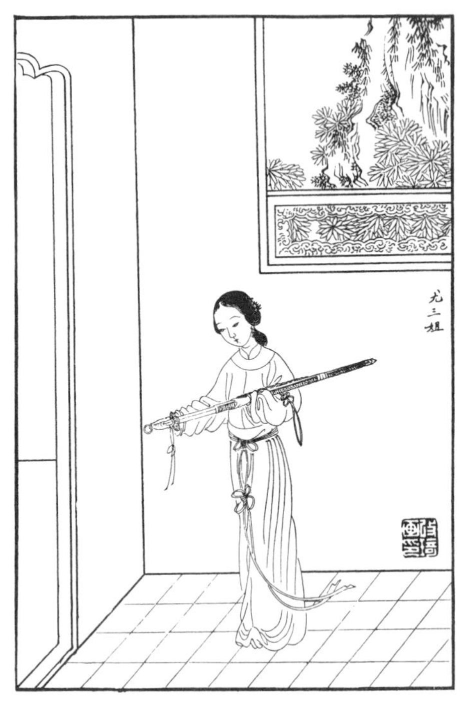

圖三：尤三姐自刎。取自清・改琦，《紅樓夢圖咏》。

第一張圖與第二張圖是相似的。歐蘭已經改變的臉讓我們重看如第一張圖的臉是死亡的表情。維特根斯坦 (1889–1951) 說：

> 如果你在圖形(1)中尋找另一個圖形(2)，接著找到了，你以新的方式看圖形(1)。你不但能夠為它作出新的描述，而且對第二個圖形的覺察是一種新的視覺體驗⓮。

的種種性質。」見氏著，林振鏞譯，《蠻族社會之犯罪與風俗》（上海：上海文藝出版社影印，1989），頁 101。我的碩士論文本以中國古代「自殺」案例為題，但沒完成。

⓭ 清・改琦，《紅樓夢圖咏》（杭州：浙江人民美術出版社，2013），頁 69。

如何以新的方式（手術的目光）看第三張圖？

本書討論中醫手術及其代替療法的歷史及進程 (Corsi)。一本中醫成功的手術史。故事的主角是外科天才陳實功，大約與威尼斯醫生桑托里奧 (Santorio Santorio, 1561–1636) 同時代 。醫史大家西格里斯特 (Henry E. Sigerist, 1891–1957) 論及後者的手術器械的新發明：「一種用於執行氣管切開手術的器具，和一種用於從膀胱中取出結石的器械。」⑮中醫手術有雷同的器械嗎？中醫史上是否可以找到任何一例結石手術？

中醫手術史可以用「內科」（方脈）的目光來理解？上海中醫張山雷 (1873–1934) 說：「蓋瘍醫自有一層特殊功用，誠非專於內科者所能體會，而各家著述似皆不足語此」⑯。什麼是外科歷史的「特殊功用」？

⑭ 維特根斯坦著，涂紀亮譯，《哲學研究》（石家莊：河北教育出版社，2002），頁 275。涂氏譯文甚精。

⑮ Henry E. Sigerist 著，李虎等譯，《最偉大的醫生：傳記西方醫學史》（北京：北京大學出版社，2014），頁 137。

⑯ 張山雷，《古今醫案平議》（天津：天津科學技術出版社，2010），頁 102。

近世[1]中醫外科[2]「反常」手術之謎

❶ 岸本美緒著，黃東蘭譯，〈中國史研究中的「近世」概念〉，收入黃東蘭主編，《新史學（第四卷）：再生產的近代知識》（北京：中華書局，2010），頁 81–98。本書接受「各種形式『近世化』」的提議。本書「近世」或做「近代」。梁其姿教授是第一位以醫療史討論「中國現代性」學者。她提出「現代」的在地 (local) 視野；也認為「適當地把中國外地化」的研究取向。見：梁其姿，〈醫療史與中國「現代性」問題〉，收入余新忠、杜麗紅主編，《醫療、社會與文化讀本》（北京：北京大學出版社，2013），頁 109–131。

❷ 「外科」一詞，最早出現在南宋私人醫籍。例如，伍起予《外科新書》等。見丹波元胤，《醫籍考》（北京：學苑出版社，2007），頁 542。「外科」也同時出現在這個時期的筆記小說，如南宋洪邁 (1123–1202) 的《夷堅志》，如「秀州外科張生」之妻。參洪邁，《夷堅志》（臺北：明文書局，1982），頁 828。根據張贊臣的收集，北宋時已有題名為「外科」的醫籍。參見張贊臣，《中醫外科醫籍存佚考》（北京：人民衛生出版社，1987），頁 22–27。若以官方醫學「分科」，外科在戰國制度彙編《周禮》稱為「瘍醫」。唐代或作「瘡腫」。元代十三科，析為「瘡腫兼骨折科」與「金簇兼書禁科」。明十三科，「瘡瘍科」、「正骨科」、「金簇科」各自獨立成科。清同治年間始有「外科」之稱。以上見劉玉書，〈試談我國歷代醫事考核〉，《中華醫史雜誌》 12 卷 4 期 (1982)，頁 216–220。而與外科對舉的「內科」，最早的私人醫籍是刊於 1529 年薛己 (1487–1559) 的《內科摘要》。薛氏立「內科」之名，旨在「脾胃內傷」所引起，故名為「內」，「以示其與外感、瘡瘍有別」。見董紅昌，〈內科釋名〉，見

氏著,《薛立齋內科摘要評析》(北京:中國中醫藥出版社,2012),頁 46–47。內、外科的界線,明清都與經脈、臟腑等論述有關。1742 年刊行的吳謙等編輯的《醫宗金鑒》〈凡例〉:「人身臟腑根于內,經絡行于外,氣血流貫于其中,醫固無內外之可分也。第以證之形于外,故稱之曰外科。」見清・吳謙等編,《醫宗金鑒》(北京:人民衛生出版社,2006),頁 24–25。朱士宗以為:「周秦時代將傷科等皆列入外科,專重手術」;又說:「諸凡生於人身之外表,手之所觸,目視能及者,如腫、潰、皮膚、五官病等等,皆稱外科,部分內臟腫瘍及風痛等,則屬於內外二科之共同科目。」(〈緒言〉) 見朱士宗,《中醫外科學》(臺北:正中書局,1990)。有人將「皮膚科」完全等同中醫外科,並不正確。見朱仁康,《臨床經驗集——皮膚外科》(北京:人民衛生出版社,2005)。《靈樞》的最後一篇,討論外科疾病「癰」、「疽」,特別注重不同病證的「形狀」及推測死亡的時間。論者以為《靈樞》相關資料可能取自《周禮》之瘍醫。參見:Y. C. Kong, *Huangdi Neijing: A Synopsis with Commentaries* (H. K.: The Chinese University of Hong Kong, 2010), pp. 429–433.

第一章

前言

——反常手術

很難想像，人的一生中不會受到任何創傷❸。

白大夫把他腹部從中剖開，取出一截截紅膩膩的腸子，透過白金邊的眼鏡，他仔細地一段段的檢查，把沒有創傷的腸子用鹽水紗布包著。檢查出創傷是橫結腸和降結腸上面有十個穿口和裂罅。檢查完了，立即把完好的腸子放入腹內。……白大夫像一個熟練的裁縫似的，用羊腸線把受傷的腸子上的穿口和裂罅一一縫合❹。

「手術」只是人類醫學歷史舞臺上的劇情變奏。無論古今，人們慣用安全、或者有效的治療方法。眾所周知，手術借助器械、入侵人體。手術多在緊急、危險的特殊情況，例如拔箭與止血。手術清除人體外來之物，膿血與腫瘤。醫學史大家西格里斯特 (Henry Ernest Sigerist, 1891–1957) 論手術：「外科總要等到旁的一切比較安全的方法已經失其效用，或者要除去致命的危險，纔用得著。」❺對於醫者，安全的治療原則甚而超過效用或有驗。手術逐奇失正，是各種療法之中的「最後手段」。

中醫歷史不難找到許多看似安全而未必有具體療效的治療方法。手

❸ Charlotte Roberts、Keith Manchester 著，張樺譯，《疾病考古學》（濟南：山東畫報出版社，2010），頁 93。

❹ 周而復，《白求恩大夫》（北京：人民文學出版社，1978），頁 90–91。白求恩 (Norman Bethune, 1890–1939)，加拿大共產黨員。中日戰爭期間，任「晉察冀軍區」衛生顧問。白求恩醫生在 1949 年以後，成了一個放棄「自我」，建立以人民群眾主體的象徵，見 Christos Lynteris, *The Spirit of Selflessness in Maoist China: Socialist Medicine and the New Man* (New York: Palgrave Macmillan, 2013).

❺ Henry Sigerist 著，顧謙吉譯，《人與醫學》（臺北：臺灣商務印書館，1971），頁 250–251。關於 Sigerist 作品較全面性的討論見：Elizabeth Fee and Theodore M. Brown (eds.), *Making Medical History: The Life and Times of Henry E. Sigerist* (Baltimore: Johns Hopkins University Press, 1997).

術療法不得已用之。手術史的資料稀少又怪異，已為賸馥殘膏。醫學史的手術只存在「反常手術」。如加拿大科學史家哈金 (I. Hacking) 所形容的「好像是我們業已失落的某種東西」❻。中醫治療失落的手術雌伏不顯。

反常手術之所以反常，不僅僅是因為傳統手術史料少且怪異。手術也往往處理反常情況，如自殺事件❼所製造的外傷。蔣士詮 (1725–1784) 所創作的戲劇《空谷香》，女主角姚夢蘭隨母親改嫁孫虎生活。夢蘭許顧孝威做為妾，其繼父為了錢財又將她賣給吳賴。就在吳氏花轎前來迎娶之時，夢蘭突持刀自刎，後被卜姓醫生救治❽。天可憐見！《紅樓夢》經典文學中的自殺故事沒有如此幸運。小廝潘又安為戀人殉情，尤三姐抵抗婚姻的安排，皆執兵器自刎❾。兩者情況似比前述案例嚴重，結局是死。虛構的外傷，反映活生生的人情。據說，中醫外科實錄記載氣管、食管因自刎皆斷後可以縫合救活過來？割斷受傷的脖子可以重新縫合？想像一下。

兵者不祥之器。手術者不祥之技。這本書是中醫「手術史」❿研究

---

❻ I. Hacking 著，劉剛譯，《馴服偶然》(*The Taming of Chance*)（北京：中央編譯出版社，2004)，頁 303。〈正常狀態〉。

❼ 對「自殺」的理解，這類事件多在「非正常狀態」，社會的或個人的偏離所謂「正常」。吳飛引用中國傳統自殺案例，中國文化對自殺的看法：「自殺本身沒有好壞，關鍵在於自殺的理由。」見吳飛，《自殺作為中國問題》（北京：三聯書店，2007)，頁 14 及頁 36。

❽ 李濤，〈中國戲劇中的醫生〉，《醫史雜誌》1 卷 3、4 期合刊 (1948)，頁 14。

❾ 王昆侖，《紅樓夢人物論》（北京：北京出版社，2009)，頁 81；及頁 85–86。「紅樓二尤」的故事，集中在《紅樓夢》的第 63 回至 69 回。

❿ 中醫「手術」，口傳手授，頗意獨往；近代仍有傳人。中醫裘吉生 (1873–1947) 曾調查 1930 年代的紹興的醫療市場，〈紹興之醫俗〉一文分九大類醫者，其中，中醫「外科，古之所謂瘍醫是也，內科兼理者雖有不多，專門外科無處無之。……以紹興之實地調查，則西醫之久治不愈者，一經施治，著手成春。」（頁 27）又說：「世俗有外科西醫擅長，內科中醫擅長之說，我則大不

方法的一個示範。以十六世紀明代醫學「縫合術」為實例⓫。中國醫學之「手術」自來無史⓬。一般人所熟知，以手術著稱的名醫華佗⓭在南

為然。蓋西醫之學問精深，經驗豐富者，內科何嘗不長，反之中醫亦然。」（頁 44）見裘吉生，《裘吉生醫書合集》（天津：天津科學技術出版社，2011）。這是肯定中醫外科有自身之特色。與裘吉生同時的中醫生楊則民(1895–1948)，在 1935 年〈國人對中醫應有之認識〉一文，說對中醫的態度有「全信派」與「不信派」，兩者皆不對。之所以如此，原因有認為中醫「手術不精」，「只有處方而無其他」。見楊則民，《潛庵醫話》（北京：人民衛生出版社，1986），頁 4–5。

⓫ 中醫「縫合術」主要有三種：「腸斷裂縫合術」、「氣管縫合術」、「落耳縫合術」等。見《中國醫學百科全書．中醫學》（上海：上海科學技術出版社，1997），上冊，頁 92。又陳邦賢，《二十六史醫學史料匯編》（北京：中醫研究院中國醫史文獻研究所，1982），頁 219；頁 389 等。

⓬ 中醫外科手術史，見王咪咪編纂，《秦伯未醫學論文集》（北京：學苑出版社，2011），頁 159–162；李經緯，〈試論中國古代的外科手術〉，收入杜石然主編，《第三屆國際中國科學史討論會論文集》（北京：科學出版社，1990），頁 165–168；程之范，“Surgery in Ancient China,”，收入氏著，《程之范醫史文選》（北京：北京大學醫學出版社，2004），頁 446–452。關於中醫「外科」，1920 年代張山雷《古今醫案平議．瘡瘍門》，其中論「古」瘍醫部分，以為瘍醫、內科不同，「蓋瘍醫自有一層特殊功用，誠非專于內科者所能體會」（頁 1012）。中醫外科分期金元時代為「上下床之界限」（頁 1129）；「金元醫案，因多模糊，而于瘍科，更覺浮泛」（頁 1022）。張山雷說，中醫不懂手術，「中醫治瘍舊法，只知內服煎劑，外用摻藥，于手術上絕無研究」（頁 1058）。他又說：「唯今之內科，只知有一紙藥方，便謂能事已足，于普通應用之丸散輔佐諸法，一概視為分外之事，幾與內科大方脈專家毫不相涉，又奚論乎手術治療？」（頁 1092）張山雷也指出，外科疾病（症）往往一病多名，「俗學治瘍，最喜多立無理名稱，益形其醜。」「瘍醫家多造病名，本無模範可言。」（頁 1110）外科依據疾病的某一階段、特徵，「多立病名，總是小家伎倆」（頁 1127）。醫、病家使用不同的病名，在互動過程決定其診斷。以上，見張山雷，《古今醫案平議》（天津：天津科學技術出版社，2010），頁 1012–1134。關於疾病的歷史性，見 Andrew Cunningham, “Identifying Disease in the Past: Cutting

宋葉夢得 (1077–1148) 的《玉澗雜書》即從三方面質疑：

> 華佗固神醫也，然范曄、陳壽記其治疾，皆言若發結於內，針藥所不能及者，乃先令以酒服麻沸散。既醉無所覺，因刳割破腹背，抽割積聚。若在腸胃，則斷裂湔洗，除去疾穢。既而縫合，傅以神膏。四五日創愈，一月之間皆平復。此決無之理。
>
> 人之所以為人者以形，而形之所以生者以氣也。佗之藥能使人醉無所覺，可以受其刳割與能完養，使毀者復合，則吾所不能知，然腹背腸胃既已破裂斷壞，則氣何由舍？
>
> 安有如是而復生者乎？審佗能此，則凡受支解之刑者皆可使生，王者之刑亦無所復施矣。
>
> 太史公《扁鵲傳》記虢庶子之論，以為治病不以湯液、醴酒、鑱石、撟引，而割皮解肌、扶爴結筋、湔洗腸胃、漱滌五臟者，言古俞跗有是術耳，非謂扁鵲能之也，而遂以附會於華佗[14]。

---

the Gordian Knot," *Asclepio* Vol. LIV–1 (2002), pp. 13–34。中醫的「病」，往往是由四診認識的疾病現象，及病者生理、病理動態變化的「綜合體」。見黃健平，《祖國醫學方法論》（長沙：湖南人民出版社，1979），頁 46。

[13] 華佗的手術，梁・陶弘景 (456–536)《本草經集注》序文：「刳腸剖臆，刮骨續筋之法，乃別術所得，非神農家事。」所謂「別術」，是相對本草家（神農家）的技術，並不是否認有「刳腸」、「刮骨」之技術。關於「刮骨」術，見趙翼，《陔餘叢考》（臺北：世界書局，2009），頁 452。華佗時代，外科手術是較為流行的。朱大渭收集這個時代十二例外科手術。見朱大渭，〈魏晉南北朝的中醫外科醫術〉，氏著，《六朝史論》（北京：中華書局，1997），頁 64–78。華佗故事，後人有信之。明葉權 (1522–1578)《賢博編》：「雞瘟相次死。或教以割開食囊，探去宿物，洗淨，縫囊納皮內，復縫皮，塗以油，十餘雞皆如法治之，悉活。莊家所宜知，且華佗之術不誣也。」見葉權，《賢博編》（北京：中華書局，2008），頁 35。這種治法，不可思議，但間接反映「手術」的可能。

[14] 葉夢得，《玉澗雜書》，收入朱易安、傅璇琮等編，《全宋筆記》第二編九（鄭州：大象出版社，2006），頁 368。《史記》醫者「俞跗」，為「上古之時」的

葉夢得反駁華佗手術的最主要的根據是，中醫以「氣」為學說立論⑮。這種「氣的身體觀」不利於手術的發展——「腹背腸胃既已破裂斷壞，則氣何由舍？」氣之不存，形不復生。葉夢得抓緊中醫最核心的觀念及體驗——「氣」的想像體驗⑯——，手術傷害血肉，能免則免。薛己(1487–1559)有一段與葉氏呼應的手術傷元氣議論：「若妄用刀針，去肉出血，則氣無所依附，氣血愈虛，元氣愈傷矣，何以生肌收斂乎？」⑰

手術高手。戰國楚人《鶡冠子・世賢》的寓言，論及幾位良醫，「俞跗」其一，謂其「已成必治，鬼神避之」，技藝極高。見黃懷信，《鶡冠子彙校集注》（北京：中華書局，2004），頁332。俞跗，又作「俞柎」。《淮南子・人間》：「雖有扁鵲、俞跗之巧」。《漢書・藝文志・方技略》有《泰始黃帝扁鵲俞柎方》23卷，也是扁鵲在前、俞跗在後。俞跗大約是戰國時之醫。其實，中醫「內科」、脈診、藥效也有一些誇大的故事，不只是「手術」。扁鵲有神技，不下於俞跗之手術。葉夢得論古人詩文，他們的句子往往只差一、二字，幾乎一模一樣。他說：「讀古人詩多，意所喜處，誦憶之久，往往不覺誤用為己語。」此非故意蹈襲，「直是取舊句縱橫役使」。見逯銘昕，《石林詩話校注》（北京：人民文學出版社，2011），頁106。

⑮ 葉夢得的形／氣觀，似乎表達手術如果破損形體，也會波及氣脈的循行、流動。氣論，見杜正勝，《從眉壽到長生——醫療文化與中國古代生命觀》（臺北：三民書局，2005），頁265–277。「氣」在中醫學說，是解釋病理、生理的假說。余國藩先生借由希臘古典的觀點，「人工製作」(technê)是所有創造性知識的基礎。他多次在文中提及「中醫」——「我們可能會問『氣』是否存在，是一種自然的力量(physis)抑或虛構的產物(technê)？」余國藩，〈人文學科何以不是科學？——從比較的角度自亞里士多德的觀點談起〉，《漢學研究通訊》27: 2 (2008)，頁11。「氣」是虛構的。

⑯ 參見：章真如，《風火痰瘀論》（北京：人民衛生出版社，2012）。章真如(1924–2010)指出，中醫「風」、「火」、「痰」、「瘀」為核心致病「四大因子」，也是可以相互轉化的證候。章氏說：「風與火，其性屬陽，同為一氣。」（頁3）風、火相關外科有不少（頁16、頁39、頁75等）。痰證多為慢性證，外科證如「痰核」（頁101）。而「瘀」與瘀血等有關（見頁136）。

⑰ 盛維忠主編，《薛立齋醫學全書》（北京：中國中醫藥出版社，1999），頁240。

薛己這段議論，是在手術「外科」的脈絡發言的。「生肌」之說，涉及傳統中國醫學外科的肌肉身體觀⑱，請見本書第二章。薛己在明代外科「有很深刻的研究」⑲。薛氏以降，中醫「非手術療法」漸為主流。

其次，統治者的「支解之刑」（肉刑）目的，是為造成受刑人如閹人的肉體永久的傷害⑳，而象徵無上權威的刑罰不鼓勵與之相仿的醫學技

原文出自薛己《外科樞要》。

⑱ 「肌肉」在中醫論述與「脾胃」有關。金代李東垣 (1180–1251)《脾胃論》：「脾虛則肌肉削」又引王叔和之說：「多食亦肌虛」(〈脾胃勝衰論〉)。脾主肌肉，脾氣虛乏，肌肉瘦削。參見：湖南省中醫藥研究所，《脾胃論注釋》（北京：人民衛生出版社，1980），頁 26–27。李東垣的藥物療法旨在「甘溫除熱」，這裡的「熱」是內熱（陰火）。所謂「虛熱」，是「脾胃氣虛」引起的。李氏的治方以「補中益氣湯」為主。見許子建，〈論「甘溫除熱」〉，收入氏著，《杏春醫論——中醫陰陽、方藥的理論與證治》（天津：天津科技翻譯出版公司，1993），頁 245–257。關於李東垣的「內傷」學說，及偏向「補」法。見丁光迪，《東垣學說論文集》（北京：人民衛生出版社，1984），頁 1–13。另外，有關外科的討論見頁 33–34；頁 55；頁 96–97；頁 149–157 等部份。金元四大家，對明清醫學理論有影響，如李聰甫 (1905–1990) 以為只有李東垣、朱丹溪兩家。見：李聰甫，《李聰甫醫論》（長沙：湖南科學技術出版社，1980），頁 164–170。中醫「外科」偏向內因、補方一系，受李東垣啟發尤多。

⑲ 北京中醫學院主編，《中國醫學史講義》（上海：上海科學技術出版社，2013），頁 79。

⑳ 閹割男性生殖器，係重大之手術。關於閹割手術後「傷口」問題，一則有趣的討論，參見：鄧之誠，《骨董瑣記全編》（北京：三聯書店，1955），頁 362–363，〈閹割〉條下。清代太監馬德清，家中原是賣「膏藥」的，談及他閹割的細節：「那年頭，沒有麻藥，沒有什麼注射針、止血藥那一類東西，……硬把一個歡蹦亂跳的孩子按在那兒，把他的要命的器官從他的身上割下去，那個孩子該多麼疼啊！」又說：「動完這種手術後，要在尿道上安上一個管子，不然，肉芽長死了，尿就撒不出來啦，還得動第二次手術。」以上見：馬德清等，〈清宮太監回憶錄〉，收入《晚清宮廷生活見聞》（北京：文史資料出版社，1985），頁 174–175。又，參見孔祥吉，〈略談清代的閹割〉，收入氏著，《晚清佚聞叢考》（成都：巴蜀書社，1998），頁 117–121。一篇較為系統的討論，見

術㉑。然華佗手術竟有縫合癒創之本事？這也意味著，手術如支解之刑對人體的傷害是長久的 。一如刑罰性權力 (disciplinary power) 對肉體的永久損害，手術的合法性被質疑著㉒。因此，葉夢得認為，華佗故事「附會」古代傳說中的醫生「俞跗」的高明手術。

《史記》俞跗的手術描述，充滿神秘手術 (occult surgery) 的色彩；而《三國志》華佗手術的細節則有更多「合理」的設想（麻沸散等)。謝肇淛（1592 年進士）論華佗手術，「如有神道設教，則吾不敢知。」㉓現代史學家陳寅恪 (1890–1969) 承襲葉氏之說，只是將俞跗的手術先例改成「印度神醫」㉔；中醫手術故事乃嚮壁虛構。

除了神醫俞跗傳說手術的細節，《黃帝內經》有腹腔穿刺手術㉕與相

樺山紘一，〈割禮と宦官——からだの歷史から現在へ——〉，收入《身體と間身體の社會學》（東京：岩波書店，1997），頁 181–196。

㉑ Joel Harrington 以為，「近代初期的劊子手多少懂一些醫術」。他以十六世紀日耳曼紐倫堡的職業劊子手法蘭茲・施密特 (Frantz Schmidt) 為代表，說明劊子手也善於「外傷治療」。法蘭茲同時從事解剖研究。而死人之軀可做醫療及法術用途，「當時許多行醫者赤裸裸地鼓吹人體各部位的神奇療效。」這些情況與中國傳統類似。參見 Joel F. Harrington 著，鍾玉玨譯，《忠實的劊子手》(*The Faithful Executioner*)（臺北：大塊文化，2013），頁 241–271。這是一部有趣的社會史。

㉒ 刑罰與手術的類似性，參見 Timothy Brook 等著，張光潤等譯，《殺千刀：中西視野下的凌遲處死》（北京：商務印書館，2013），頁 19。

㉓ 明・謝肇淛，《五雜組》（瀋陽：遼寧教育出版社，2001），頁 106，〈人部〉。

㉔ 范家偉回顧陳寅恪、李建民討論華佗手術。他說：「華佗故事假若真的如陳寅恪所言，乃印度神話的比附，中國醫學外科的歷史及其淵源，失去其歷史淵源與脈絡。」見范家偉，《中古時期的醫者與病者》（上海：復旦大學出版社，2010），頁 8。陳寅恪先生複製中國醫學史內科的正統敘事 (monophonic) 來判定外科手術。又，于賡哲，《唐代疾病、醫療史初探》（北京：中國社會科學出版社，2011），頁 251–275。

㉕ 鄭少祥、孫福生，〈腹腔穿刺術小考〉，《中華醫史雜誌》17 卷 3 期 (1987)，頁 148。中醫早期的「砭石、鈹針就是古代所用的手術刀。特別是某些重要部位

關「穿腹法」㉖，以及相近時代的手術經驗㉗，同時提供創作華佗手術故事的想像資本。李茂如 (1917–2001) 指出：「古代臨證著作，見錄於《漢書・藝文志》者，有經方十一家之目，就其所載名目之風貌，諸如五臟六腑之痹、疝也、癉也、風寒熱也、五臟傷中也……等，合之今本《金匱》部分篇目，顯存一脈傳承之跡。」㉘《金匱》外科及傷科內容，並無手術之例。中國醫學充斥的「內科」(方脈科) 規範與邊緣手術的頡頏傾向。「手術史」擁有一個有待解答的權力結構，且是「近世中醫」衝突最為劇烈之所在㉙。本書的第二章，我們將討論一則套用「華佗敘事」㉚的明代手術。

《黃帝內經》中的外科疾病，其治療方法不少是小手術。《內經》裡的外科藥方極少㉛。現代「上海醫派」的創造人丁甘仁 (1865–1926) 認

的膿腫，更要很快切開排膿」。見王自強主編，《內難經三十論》(北京：中國中醫藥出版社，2013)，頁 239。砭針療法，是「外科療法的前身」。見黃龍祥，《黃龍祥看針灸》(北京：人民衛生出版社，2008)，頁 10。

㉖ 水腫、鼓脹，中醫早期施用手術；《千金方》以下，皆反對。明治時代漢醫今村了庵《醫事啟源》(1862 年) 輯相關史料並評說。見：今村了庵，《醫事啟源》(敬業館刻本，1862)，〈箭鍼〉條，頁 18–19。

㉗ 參見 Klus Dona and Reinhard Habeck 著，プシナ岩島史枝譯，《オーパーツ大全——失われた文明の遺産》(東京：學習研究社，2005)，頁 142–153。

㉘ 李茂如，《醫籍敘錄集》(北京：中醫古籍出版社，2009)，頁 216。

㉙ Michel Foucault 著，王德威譯，《知識的考掘》(臺北：麥田，1993)，〈導讀 2〉。

㉚ 華佗系的醫書《中藏經》，外科內容只有〈論五疔狀候〉、〈論癰疽瘡腫〉等。不涉及手術。參見：孫光榮、楊建宇主編，《華佗中藏經精讀》(北京：人民軍醫出版社，2014)，頁 167–174。《中藏經》成書較複雜：「今之傳本所據者，大約成書于六朝之時，始傳于世際，即北宋末、南宋初，又再次有所增附，遂成是書。」(同上書，頁 249)

㉛ 《內經》的治療方法為針灸，特別是針法。而《傷寒論》總結湯液療法。「外科」用湯方極晚。《傷寒論》亦有針灸治療，全書一共 34 條文，都做為反面教

為《內經》多用刀、針排膿去腫：「惟砭石及鈹針、鋒針，皆可以取癰疽之膿。」㉜1929年，許半龍(1898–1939)撰〈《內經》上之外科學說〉㉝，是為「外科史」之開山之作。外科的治療方法始以「外治」、刀針手術等為主。

值得注意的是，葉夢得並不從手術的麻醉、消毒等相關技術不成熟㉞叵信華佗「割皮解肌」之術。整體而言，中醫「外科」（瘍醫）的主流治療方式，相對於內科偏重內服湯藥，的確更重視「外治」法。十八世紀的名醫徐靈胎《醫學源流論・瘍科論》：「瘍科之法，全在外治，其手法必有傳授。」㉟所謂「全在外治」，方法如外貼膏藥與其他侵入性手術；「一般是除口服以外，經其他給藥途徑或施以非藥物措施（包括施行手術），以達到治病與防病目的多種療法的泛稱。」㊱而且「手法」（術），

材。詳見：俞長榮，〈傷寒論有關針灸治療的記載〉，收入氏著，《傷寒論匯要分析》（福州：福建人民出版社，1964），頁246–250。

㉜ 丁甘仁，《醫經輯要》，收入張如青、黃瑛主編，《近代國醫名家珍藏傳薪講稿・內經類》（上海：上海科學技術出版社，2013），頁2–156。

㉝ 許半龍，《中國外科學大綱》（上海：中醫書局，1929），〈附錄〉之文，可參看。

㉞ 參看 W. J. Bishop, *Knife, Fire and Boiling Oil: The Early History of Surgery* (London: Robert Hale, 2010), pp. 155–186。十九世紀美國外科發展，雖然克服麻醉的問題，但一度接受手術的死亡率比以前更高。參見 Martin Pernick, *A Calculus of Suffering: Pain, Professionalism, and Anesthesia in Nineteenth Century America* (New York: Columbia University Press, 1985)。中藥有內服全身、局部麻醉藥，也有具有「抗菌」的方藥（銀翹散、犀黃丸等），但到底多有效，難以評估。見朱顏，《中醫學術研究》（北京：人民衛生出版社，1955），頁28–31；頁53–55。

㉟ 徐靈胎，《醫學源流論》（北京：中國中醫藥出版社，2008），頁87。

㊱ 《中國醫學百科全書・中醫學》，頁89。「宋金元時代的醫學突出地表現在醫學理論以及方劑學的大發展，所以在外治法方面相對地處于停滯階段。」（頁90）有的學者將「外治法」，理解為 Non-herbal Therapies，見 Frank Liu、Liu Yan Mau, *Chinese Medical Terminology* (Hong Kong: The Commercial Press,

如徐氏所強調的，必須經由師徒秘密傳授 (apprenticeship) 實作，不像內科可透過讀書自修。

中醫外科史，南宋以降㊲、也就是葉夢得懷疑、批評華佗反常手術的年代，借用梁其姿教授的話，手術實踐「正逐漸邊緣化」㊳。中醫外科的「診斷」看病，本來也有獨立於內科思路的方法㊴，南宋以後日益向著內科療法傾斜，獲其沾溉。這也是所謂「近世」中醫的特徵。中醫外科「內科化」，不只是理論的假借，同時也是整個診療方式的滲透內化 (indoctrinated)。朱顏 (1913–1972) 觀察到傳統中醫史「內科療法成為整體臨床醫學的主要內容。即在外科範圍，也是佔著極重要地位。」㊵內科是中醫之宗祧。而在傳統中醫外科的「內科療法」不斷深化與普及的

1980), pp. 138–139.

㊲ 參見岡西為人，〈古醫學復興の歷史（中國編）〉，收入氏著，《漢方醫學の源流——千金方の世界をさぐる——》（東京：每日新聞開發株式會社，1974），頁 71–94。關於宋代醫學史，比較全面性的研究，見 Asaf Goldschmidt, *The Evolution of Chinese Medicine, Song Dynasty, 960–1200* (London and New York: Routledge, 2009). 此書並無涉及宋代外科或手術。

㊳ 梁其姿，《面對疾病：傳統中國社會的醫療觀念與組織》（北京：中國人民大學出版社，2012），頁 180；又頁 3–28。南宋做為「外科」史的分水嶺，其歷史背景見鄧廣銘 (1907–1998)，〈南宋的政治、經濟和軍事上的諸問題〉，收入氏著，《陳龍川傳》（北京：三聯書店，2007），頁 24–29。

㊴ 中醫「內科」（方脈）的診斷、治療以脈診、湯藥為主；外科（瘍醫）的診斷，如何時希說：「外科家察癰疽，有一摸二看之說」，也就是醫者直接摸、察看病灶，而且不把脈。何氏又說：「往時外科家不善診脈，不長處方」；其治療更長於「外治」法。見何時希，《讀金匱劄記》（上海：學林出版社，1988），頁 281。和邦額（生於 1736 年）的一篇短篇小說，即以中醫外科為背景，其診斷、治療方法見和邦額，《夜譚隨錄》（上海：上海古籍出版社，1988），頁 241–251。

㊵ 朱顏，《中醫學術研究》，頁 85。朱顏另一種重要代表著作《中國古代醫學成就》。相關論文見朱世增主編，《朱顏論醫藥》（上海：上海中醫藥大學出版社，2009）。

過程，我們仍然不難找到類似華佗奇異手術的案例。閱水成川，業非前水。何時希 (1915–1997)、范行準 (1906–1998) 兩位醫史學者，搜集歷來非醫學史料如筆記、野乘等的外科及手術記載㊶。范行準說，中醫史上「惟偶有一二手術，亦不足引起當時人注意，故半多淹沒無聞。」㊷

葉夢得引用正史《三國志》的華佗手術有「縫合」一項㊸。任何手術無論大小、複雜情況，都有以下幾種「基本手法」：切開、剝離、止血、結扎、縫合、引流等。縫合不良的後果常導致癒合不良、甚至手術失敗㊹。十六世紀左右中醫出現一種氣管、食管雙管斷裂的縫合術，較早載於陳實功 (1555–1636) 的《外科正宗》㊺。此書自詡為「正宗」之外科，在明清外科手術史佔一席之地。陳實功外科，有經典地位。清代

㊶ 見何時希，《歷代無名醫家驗案》(上海：學林出版社，1983)，頁 182–244。范行準，《范行準醫學論文集》(北京：學苑出版社，2011)，頁 166–176；頁 229–234。

㊷ 范行準，《范行準醫學論文集》，頁 167。

㊸ 在各種「手術」中，縫合手術有其普遍性。外傷不能施用其他治療方法，縫合是唯一的方式。參見：河合香吏，《野の醫療——牧畜民チャムスの身體世界》(東京：東京大學出版社，1998)，頁 184。河合提出身體「自然性」的研究取徑。

㊹ 韓萬峰，《中醫外科臨床技能》(北京：人民衛生出版社，2011)，頁 87–117。

㊺ 《外科正宗》成書於 1617 年、萬曆四十五年。馬培之 (1820–1903) 論《外科正宗》：「今之業瘍醫者，每執《正宗》一書」。見吳中泰，《孟河馬培之醫案論精要》(北京：人民衛生出版社，2010)，頁 150。陳實功的治療以外治及手術較突出。見顧伯華，〈略論陳實功外治十法及其在臨床的應用〉，收入《顧伯華學術經驗集》(上海：上海中醫藥大學出版社，2002)，頁 59–66。另參見，李經緯，〈外科學家陳實功〉，收入氏著，《中國醫學之輝煌——李經緯文集》(北京：中國中醫藥出版社，1998)，頁 315–318。不過，現代學者對傳統中醫的有效性是懷疑的。Susan Naquin、Evelyn Rawski 說：「在十九世紀以前大多數時期的社會中，醫療水平有限以至不能有效地防治主要的致命疾病。」見氏著，《十八世紀中國社會》(南京：江蘇人民出版社，2008)，頁 106。

吳中醫生王旭高 (1798–1862) 以瘍科著名。他在《外科證治秘要・總論》特別推崇《外科正宗》一書，以為是書必須「熟讀」㊻。龍之章 (1813?–1883?) 也說陳氏影響：「我看世上外科門，盡是《外科正宗》傳。」㊼

陳實功，號若虛，江蘇㊽崇川（今南通市）人。幼小多病，後研讀《素問》、《難經》等醫學經典，行醫四十餘年，患者雖以南通、揚州兩地為多。這位南通出生的外科醫生的學說流傳整個江南一帶的㊾。陳氏故居在今南通市城南馬家巷。1621 年，他晚年為地方修建「長橋」（又稱為「紀功橋」）等，恫瘝在抱㊿。

㊻ 清・王旭高，《外科證治秘要》（北京：中醫古籍出版社，2005），頁 1。王氏是江蘇無錫望族，弟子顧燦卿傳其學。

㊼ 清・龍之章，《蠢子醫》（北京：人民衛生出版社，1993），頁 135。

㊽ 明清主要的外科流派作者都是江蘇醫生。近代中醫外科學術的地域性，如黃紹海所說是「次要的」？黃氏指出：「中國近代史上一些具有開創性的著名思想家，往往不是江蘇籍；而一些在『純學術』領域作出貢獻的，又大多為江蘇籍學者」。除了陳實功，高秉鈞、王維德等外科醫生，所在都「沿著運河線和長江等江河的匯合處排列的」。這三個醫生，陳氏雖偏向手術，但用方藥三者皆偏於補。以上，見黃紹海，〈試論清代學術的地域分布特點及其對近代中國文化的影響〉，收入《中華近代文化史叢書》編委會編，《中國近代文化問題》（北京：中華書局，1989），頁 44–65。

㊾ 這裡所說的「江南」，是唐宋以來的長江三角洲區域。明中葉士紳階層提高，與江南經濟發達有關。市民意識主導了醫藥文化的品味。鄒逸麟，〈談「江南」的政治含義〉，收入王家範主編，《明清江南史研究三十年 (1978–2008)》（上海：上海古籍出版社，2010），頁 177–182。江南作為一個政治與文化的異質地域，參見楊念群，《何處是「江南」?：清朝正統觀的確立與士林精神世界的變異》（北京：三聯書店，2011）。

㊿ 見何時希，《中國歷代醫家傳錄》（北京：人民衛生出版社，1991），中冊，頁 479–480。何先生此著〈附錄一：歷代醫家師承傳受表〉，用途甚廣。另，朱良春，〈陳實功先生生平及其《外科正宗》〉，收入氏著，《醫學微言》（北京：人民衛生出版社，1996），頁 154–159。1984 年 5 月 10 日，南通市有「陳實

《外科正宗》成書於陳氏晚年，是其唯一流傳的著作。在陳實功活動的年代，有一些具有十六世紀代表特徵的醫學作品，與陳實功的手術實踐同時存在。劉時覺所做的「近世」中醫編年史，對這一時期醫籍編年及〈考略〉。例如王九思《難經集注》(1505)、日常本草盧和《食物本草》(1521)、百科全書式的徐春甫《古今醫統大全》(1556)、士人收集的自療方書董炳《避水集驗要方》(1566)、收集藥物 1892 種的李時珍《本草綱目》(1578)、提供商人行旅居處飲食不定的成方小冊子程守信《商便奇方》(1590) 及胡文煥編印的養生類書籍《格致叢書》(1592) 及周履靖對寄生蟲方藥整理的《金笥玄玄》(1597) 等[51]。相較這些以藥物療法或自療為主的時代著作，陳實功外科可視為「現代主義者」[52]的中醫療法，陳氏自覺的、大量的使用各式「手術」。

陳實功的手術並沒有人留下任何在場的紀錄。零星的佐證可以有不同的解釋。但中醫手術史隱藏在醫學史「困惑的中心」(the centre of the maze)，揭露我們對中醫史的偏見[53]。

與陳實功差不多同時出生，蘇格蘭的外科醫生 Peter Lowe (1550–1612) 宣稱，沒有任何醫學技術比手術更困難 (“nothing harder than

---

功學術思想研討會」，朱良春發表相關論文。見朱良春編，《朱良春》（北京：中國中醫藥出版社，2011），頁 222。

[51] 劉時覺，《宋元明清醫籍年表》（北京：人民衛生出版社，2005），頁 45–75。

[52] Steven Shapin 著，徐國強、袁江洋、孫小淳譯，《科學革命：批判性的綜合》（上海：上海科技教育出版社，2004），頁 5。楊念群認為，歷史研究的「逆現代化」現象，值得注意。見楊念群，〈中國歷史學如何回應時代思潮〉，《中國思潮評論》1 輯（上海：上海古籍出版社，2009），頁 246–251。

[53] 借自 Dorothy L. Sayers (1893–1957) 的一篇演講。參見：Dorothy L. Sayers, *Les origines du roman policier* (West Sussex: The Dorothy L. Sayers Society, 2003), p. 15. 這是一本只有 29 頁的小書。原是 Dorothy 的廣播稿。書題是《推理小說的起源》。本書有法文、英文對照，感謝戴麗娟教授惠示法文的意見。Sayers 作品有一些中文譯本。

Chirurgie")[54]。在醫學史家勞倫斯 (Christopher Lawrence) 的敘述，倫敦的醫生 Thomas Chevalier (1767–1824) 開始將「科學」與手術連繫起來。而外科也開始應用當時內科的病理通則。勞倫斯並認為，現代手術的突破與麻醉、消毒技術的發展並沒有必然的關係[55]。我們若僅以技術因素來解釋、質疑傳統中醫外科手術，是否合理？

中醫外科的特徵之一即是「手術」。傳世的方書，多為「糟粕」。劉時覺編注的《四庫及續修四庫醫書總目》以為：

> 蓋瘍醫重在秘藥及手術，必有所授受，而未必為兼通內科之人，尤難得兼工文事之人，即有自輯方書，大抵僅傳其糟粕，故外科書之可取者尤罕[56]。

外科之醫與「內科之人」不同。各種外科手術的歷史，是中醫外科的核心。

這本專書，是關於自殺及其急救手術的故事。「刎頸」求死，暗於事幾。這是第一次全面地分析這種急救手術。而現有手術史文本及假說並不值得細讀。我有意就中醫手術史的底層運作 (offline processing) 過程予以反思。這本專書，將系統討論自殺急救「醫治方法」的變化：由縫合

[54] 參見 R. Shane Tubbs, Martin Mortazavi, Mohammadali M. Shoja, Marios Loukas and Aaron A. Cohen-Gadal, "Maister Peter Lowe and His 16th Century Contributions to Cranial Surgery," *Neurosurgery* Vol. 70, No.2 (2012), pp. 259–263.

[55] 參見 Christopher Lawrence, "Democratic, Divine and Heroic: The History and Historiography of Surgery," in Christopher Lawrence (ed.), *Medical Theory, Surgical Practice: Studies in the History of Surgery* (London: Routledge, 1992), pp. 1–47.

[56] 劉時覺編注，《四庫及續修四庫醫書總目》(北京：中國中醫藥出版社，2005)，頁 416。

手術的轉變到藥物療法的轉變及其社會、文化背景。經由一則具體的「反常手術」，及其後續所反映中國醫學史遭遇的「困頓」——明清時代中醫外科「方脈化」的漫漫歷程。

第二章

本事
——雙喉斷裂縫合手術

在外科技術逐漸提升的時代，縫合傷口和其他精細的技術相較之下，很容易就貶低為不重要的技術。事實上，在抗菌和無菌程序發展出來之前，縫合不良會造成許多悲劇❶。

陳實功生活在萬曆皇帝 (1573–1619) 的年代。萬曆這位挪用公款建築皇宮的君主，及其龐大的宦官機構，成為朝廷鉅大財源的斂奪者。晚明持續的通貨膨脹，江南穀價居高不下，人民生活困苦。連年災荒，不僅造成西北地區的貧困；大量飢民、窮民湧進城市，同時也爆發此起彼落的農民起義❷。萬曆年間華北爆發鼠疫流行，甚至導致明朝滅亡❸。而史學家鄧之誠 (1887–1960) 綜述明末甲申受禍之由：「嘗謂萬曆之世，為一大變，變之甚者，則舉世用銀，一也。次則洋商、鹽商漸興。又次則豪強兼併之風，與奢侈之風并盛，奴僕多者至數千人。賄賂公行，綱紀廢弛，不止前代所無，即明初亦不至敗壞如此之甚。」❹此時，一位外科醫生留下獨特的手術記錄。

明清一期醫學，理論方面與金元相似。醫學史家范行準 (1906–1998) 曾致力《元明醫學鉤沈》的工作。在明初政府修纂的類書《永樂大典》，總結十五世紀以前宋元醫方書兩百多種，以「驗方」書為多。《大典》醫書多亡佚，宋元方書之豐富如范行準所說「在修《四庫》時存於《大典》中的醫書，當數倍於此」❺。他也以為明清之醫「是金元

❶ Clifford A. Pickover 著，鄧子衿譯，《醫學之書》(*The Medical Book*)（臺北：時報文化，2014），頁 17。〈縫合術〉。

❷ 魏斐德，〈中國與 17 世紀世界的危機〉，收入氏著，《講述中國歷史》（北京：東方出版社，2008），上卷，頁 36–56。

❸ 曹樹基、李玉尚，《鼠疫：戰爭與和平——中國的環境與社會變遷（1230–1960 年）》（濟南：山東畫報出版社，2006），第五章〈老鼠「消滅」了明朝〉。

❹ 鄧之誠，《桑園讀書記》（瀋陽：遼寧教育出版社，1998），頁 111。

❺ 范行準，〈述現存永樂大典中的醫書〉，《中華文史論叢》第 2 輯 (1962)，頁 258。《大典》中醫書在清初有「輯本」。參見：程會昌，〈清孫馮翼四庫全書輯

醫學的引申和繼續，很少獨立的見解」❻。因此，此期醫學的特色之一是大量的「驗方」書出版。例如，明代官吏張時徹編的《攝生眾妙方》❼、同樣也是浙江寧波的官吏萬表編的《萬氏濟世良方》❽。如後書所說是「家抄醫方」，也出版提供他人「自療」檢用。大量官吏掛名的驗方，提供仕紳自療的條件。自療驗方使「通治方」的應用擴大。通治方一方可兼治一病的若干證候，或兼治多種疾病。內科方通治外科病證，方便使用❾。

《外科正宗・救自刎斷喉法》論及借兵刃自殺、雙喉俱斷 (neck trauma) 的一種縫合手術，獨出手眼，恢恢乎游刃有餘：

> 自刎者，乃迅速之變，須救在早，遲則額冷氣絕，必難救矣。
>
> 初刎時，氣未絕，身未冷，急用絲線縫合刀口，摻上桃花散，多摻為要；急以綿紙四五層，蓋刀口藥上，以女人舊布裹腳將頭抬起，周圍纏繞五六轉扎之，患者仰臥，以高枕枕在腦後，使項郁而不直，刀口不開，冬夏避風，衣被復暖，待患者從口鼻通出，以薑五片，人參二錢，川米一合煎湯，或稀粥每日隨便食之，接補元氣。
>
> 三日後，急手解去前藥，用桃花散摻刀口上，仍急纏扎；扎二日，急用濃蔥湯軟絹蘸洗傷處，挹乾用抿腳挑玉紅膏放手心上捺化，搽于傷口處，再用舊綿花薄片蓋之，外用長黑膏貼裹，周圍交扎不脫，近喉刀口兩傍，再用黑膏長四寸、闊二寸，豎貼膏上，兩

本永樂大典本書目鈔本跋〉，收入氏著，《目錄學叢考》（上海：中華書局，1939），頁 97–100。

❻ 范行準，《中國醫學史略》（北京：中醫古籍出版社，1986），頁 197。

❼ 明・張時徹，《攝生眾妙方》（北京：中醫古籍出版社，2004）。

❽ 明・萬表，《萬氏濟世良方》（北京：中醫古籍出版社，2004）。

❾ 朱建平主編，《中醫方劑學發展史》（北京：學苑出版社，2009），頁 221–223、頁 297–299。

> 頭貼好肉，庶不脫落；外再用絹條圍裹三轉，針線縫頭，冬月三日，夏月二日，每用蔥湯洗挹換藥，自然再不疼痛，其肉漸從兩頭長合。內服八珍湯調理月餘。如大便燥結，用猪膽套法，不可利藥利之。
>
> 雙顙俱斷者百日，單斷者四十日，必收功完口。此法曾治強盜郭忠，皂隸沙萬，家人顧興，俱雙顙齊斷將危者，用之全活。單顙傷斷者十餘人，治之俱保無虞矣❿。

為取信於人，陳實功在上文特意列舉患者的姓名郭忠等三人，不見於《外科正宗》其他病案的體例⓫。其他病案只有標示病人及性別。除了姓名，患者的職業「皂隸」、「強盜」，也是較易引發外傷的⓬。此外，接受手術的有「家人」，為僕婢之屬。梁章鉅 (1775–1849)《稱謂錄》〈家人〉條下：「言童隸之屬。」⓭可知患者的身份，都是下層人民。

上述陳實功手術的時間無從考證。手術的歷史時間具有「延遲性」(belatedness) 的特性。從陳氏手術被改寫及明清外科史的文化、社會史背景（參見第二、三章），而有各種衍生的治療方法。中國醫學史的「時間

❿ 陳實功，《外科正宗》（北京：中醫古籍出版社，1999），頁 277。初步討論見：李建民，〈明代《外科正宗・救自刎斷喉法》考釋〉，《九州學林》32 (2013)，頁 97–113。又進一步的討論，見李建民，〈中醫近世外科「反常」手術之謎——中醫為什麼沒有「手術」傳統？〉，《大韓韓醫學原典學會誌》26 卷 4 期 (2013)，頁 155–179。

⓫ 《外科正宗》在每一項證、病之後，列「治驗」，也就是陳實功個人治療經驗，有三五不等案例。魯兆麟仔細分析《外科正宗》五則外科代表病案。魯兆麟主編，《中醫醫案學》（北京：北京科學技術出版社，2013），頁 118–122。

⓬ 瞿兌之 (1894–1973) 以為明代皂隸「皆役充，而非雇募者。」又說：「皂隸之職殆兼私家役使」。見：瞿兌之，《銖庵文存》（瀋陽：遼寧教育出版社，2001），頁 60。皂隸或是在衙門當雜役的，或捕盜賊的捕快等。又見馮爾康、常建華，《清人社會生活》（瀋陽：瀋陽出版社，2002），頁 40–41。

⓭ 清・梁章鉅，《稱謂錄》（北京：中華書局，1996），頁 395。

上的最後」⓮的近代醫學是什麼？它不是可溯的時序，而是中醫「風格的裂變」⓯，一種時間的延遲。

斷喉將危的患者，以當時止痛、止血的方法相對貧乏，效果有限，一般醫者不願救助。醫史大家 Henry Sigerist (1891–1957) 曾說：「沒有哪一個醫學領域，醫生在治療過程中的直接參與能像外科這樣地明顯」⓰。而陳氏曾成功縫合嚴重斷喉外傷患者，竟有十餘人之多。

急救縫合手術的醫療空間應該就在自刎、外傷事故現場。縫合後的長期護理，「在病人家屬或朋友目光可及的觀察範圍之內」⓱進行。這兩種情況，都在公開、親友可觀察的空間治療。

上述的縫合手術使用何種器械或相關工具⓲，並無記載。和中浚研究明清外科刀具共三十餘種，並總結為「進步的」⓳。手術器械的使用

⓮ 王德威，《現當代文學新論：義理・倫理・地理》（北京：三聯書店，2014），頁 100。

⓯ 王德威，《現當代文學新論》，頁 101。

⓰ Henry Sigerist 著，朱曉譯注，《西醫文化史》（海口：海南出版社，2012），頁 252。此為新譯本，並有譯者詳細注解，可參。

⓱ 楊念群，〈「地方感」與西方醫療空間在中國的確立〉，收入氏著，《楊念群自選集》（桂林：廣西師範大學出版社，2000），頁 418。

⓲ 上海「中醫藥博物館」的展品，收藏一系列中醫外科工具。可惜沒有使用的解說。參見上海中醫藥博物館編，《上海中醫藥博物館館藏珍品》（上海：上海科學技術出版社，2013），頁 108–109。〈明清手術器械〉。根據該博物館館長葉進教授解說：「館藏手術器械有三大類：⑴、刀、烙、剪、針；⑵、輔助器，鑷、鈎；⑶、上藥器，如噴藥筒、管式、藥勺等。他說：「館藏的外科刀具，據其器形可分為平刃刀、彎刀、斜刃刀、圓刃刀 4 種類型，其功能主要是用來切開排膿，切除『死腐餘皮』等壞死組織。」烙用於止血，去除疣贅息肉，及引流。剪為剪掉小塊腐肉。針用於刺破成熟之膿瘍（長者用於喉科）。再者，鑷、鈎與刀針輔助為用。而上藥工具，有「藥鼓，擠壓藥筒後之圓形可將藥末噴入病人喉中。」（以上係 2014 年 7 月 30 日電郵）

⓳ 和中浚，〈明清外科刀具的命名、功能及分類〉，《中華醫史雜誌》29 卷 1 期

往往必須有其他知識配合，如 Joseph Rouse 強調的知識「局部」及其「物質」的特色⑳。上述和中浚的研究也指出，中醫手術療法其實「受到限制」㉑。

手術受限制，別有代替療法表明更為安全、有效。龔信編輯《古今醫鑒》（約成書於 1576 年）金瘡外傷，都以外用藥方，而且編造一則不信任縫合手術的故事：

> 一人騎馬跌仆，被所佩鎖匙傷破陰囊，二丸脫落，得筋膜懸繫未斷，痛苦無任，諸醫措手，或以線縫其囊，外加敷貼，生肌止痛，不三五日，線爛而復脫矣㉒。

縫合二丸脫落的陰囊並用外用藥，不久又「線爛而復脫」。這種縫合手術是不尋常的。「諸醫措手」才是真正的實情。明末清初的名醫祝登元，其醫案記錄一則連續自殺案例，患者「持刀即自刎其頸，斷其喉，暈死在地，血流不止。幸先生在，臨診視，僅斷喉骨之半，尚有生機。用生半夏搗粉，塗入孔內，外以膏藥貼之，三日其斷骨復接，始能飲食」㉓。自刎外傷，治療以外治膏藥為主。

人有無妄之傷，醫乏不死之技。以手術縫合傷喉，符合戰場軼聞的想像。滿人薩爾圖氏攻城，例如，「頸為明兵所刃。公左手撫額，右手猶手刃殺人，僵於城側，其氣僅屬，大兵因以破城。時有善醫者云其喉未斷，使婦女撫吸其氣，猶可望生，時命妓女如法治之」。救治者以婦女

(1999)，頁 52。

⑳ Joseph Rouse, "What Are Cultural Studies of Scientific Knowledge?" *Configurations* 1:1 (1993), pp. 57–94.

㉑ 和中浚，〈明清外科刀具的命名、功能及分類〉，頁 52。

㉒ 明・龔信，《古今醫鑒》（北京：中國醫藥科技出版社，2014），頁 245。

㉓ 清・祝登元，《祝茹穹先生醫印》（北京：中國中醫藥出版社，2015），頁 95。

（妓女）對傷患先施以人工呼吸。昭槤 (1776–1829) 演義其事：「用巨繩縫其頸，公果得復生。」㉔

我們對陳實功所醫治的十幾例患者的背景，一無所知。這些手術案例，借用現代一位神經外科醫生的話：「我們無法對這件看似不尋常的病例提出合理的解釋。」㉕而本書有意以手術史觀來解釋中國醫學史出現「不尋常的病例」。

上述不尋常頸傷的病患，應該沒有太多機會「擇醫」的。因為急救要快速。清代嘉慶抄本王承業、顧冬甫《接骨入骱全書》：「斬落手臂指腳膀腿者，此症乘其血熱湊上則妙，或手或臂或周身，若血冷骨不相對，此大不便于醫人也。」㉖外傷時間拖長，不易救治。清代抄本霍孔昭《霍孔昭秘傳》提及：「凡刎頸斷喉，見者人多驚走，束手待斃；不知其勢雖兇，死中有可活之機，醫者須寬慰其心。」㉗大陸學者謝娟指出，明代醫病風俗，病人「過于頻繁地更換醫生」㉘，這種說法並不適用於緊急、危險的外傷急救情況。

況且，施用手術，多數病人也明確會有手術焦慮 (surgical anxiety) 的問題㉙。相較於內科病人服藥的意願，醫家及親屬對手術的顧慮更多。

㉔ 清・昭槤，《嘯亭雜錄》（北京：中華書局，1997），頁 46。

㉕ Allan J. Hamilton 著，謝瑤玲譯，《手術刀與靈魂》（臺北：橡樹林文化，2009），頁 249。

㉖ 清・王承業、顧冬甫，《接骨入骱全書》，收入丁繼華主編，《傷科集成》（北京：人民衛生出版社，2009），上冊，頁 360。

㉗ 清・霍孔昭，《霍孔昭秘傳》，收入丁繼華主編，《傷科集成》（北京：人民衛生出版社，2009），下冊，頁 1697。

㉘ 謝娟，〈明代醫人與社會——以江南世醫為中心的醫療社會史研究〉，收入范金民主編，《江南社會經濟研究・明清卷》（北京：中國農業出版社，2006），頁 1241。

㉙ 參見 Claire Brock, “Risk, Responsibility and Surgery in the 1890s and Early 1900s,” *Medical History* Vol. 57 (3), 2013, pp. 317–337.

陳實功即舉例說：「富貴及膏梁，素饕色欲，每淤房術，縱恣日久，禁此割法。」[30]割法即手術。陳實功對「脫疽」的治療，也說：「不可一己醫治，必與高明眾議，聽患者願情割取。」[31]也就是動手術之前，施術者要與其他醫者一起商議，同時獲取病人及家屬同意，所謂的「願情割取」。相較藥物療法，患者可加減劑量，手術如王吉民 (1889–1972) 所說：「必有委制，然後治。」[32]手術的後果，往往在手術過程立即出現危險，並不像內科事後較易卸責。陳實功說，外科癭、瘤等病：「切不可輕用針刀，掘破出血不止，多致立危」[33]。手術所致的危險甚至出血不止死亡，都是即時的。曹穎甫 (1866–1938) 以為刀創流血，對人身造成不可復原的傷害：「身有瘡，而膿血之抉去者過多，或向受刀創，而鮮血之流溢者加劇，雖境過情遷，而營氣既衰，斷不能復充脈道。」[34]這也是接受手術的病人可以想見的。但縫合手術如頸部嚴重受傷，無從太多選擇。

手術是危險的技術，不可輕用。陳氏手術特別提到「接補元氣」的需要，可見外傷有損人體元氣。明清時代外科「內科化」最深的一本著作《瘍科心得集》，全書以湯劑的內科療法為主。高秉鈞 (1755–1827) 在這本書提及開刀的原則：「凡用刀之時，深則深開，淺則淺開，慎勿忽略。如開魚口、便毒、背疽、臍癰、腹癰、瘰癰，宜淺開之；若臂癰、胯疽、肉厚等處，宜深開之，使流出膿，以泄內毒，不可不知也。」[35]

---

[30] 陳實功，《外科正宗》，頁 85。

[31] 陳實功，《外科正宗》，頁 84。

[32] 王吉民，《中國歷代醫學之發明》(臺北：新文豐影印，1976)，頁 53。

[33] 陳實功，《外科正宗》，頁 120。

[34] 曹穎甫，《金匱發微》(臺北：志遠書局影印，2002)，頁 232。

[35] 高秉鈞，《瘍科心得集》(北京：人民衛生出版社，2006)，頁 5。高氏的內科療法，吸引溫病學說的說法。參見王永渝，〈溫病學對《瘍科心得集》的學術影響〉，《成都中醫學院學報》13 卷 3 期 (1990)，頁 18–20。另，李古松，〈淺析明清三大外科學派之特色〉，《天津中醫藥》20 卷 6 期 (2003)，頁 38–39；王

仍有為數眾多的外科疾病，適當時機必須手術。病有深淺，用刀存乎一心。

陳實功縫合術的處治特色有：⑴、快速縫合刀口，屬於「急診醫學」。手術是一種「行動的作品」(dramaturgy)，其步驟難以程式化；⑵、護理、進補藥（煎湯、稀粥）如人參湯㊱；⑶、換藥：每隔二日、三日清洗傷口，並同時服補藥調理。我們並不清楚，陳實功這個手術是否有助手協助。

陳實功的外傷內服用藥以人參為多，是中醫外科的「新」風氣。人參價貴，非一般人民可長期消費。曾擔任康熙帝侍從的重臣張英(1637–1708)，立下「不食人參」的家訓：

> 細思吾鄉米價，一石不過四錢，今日服參，價如之或倍之，是一人而兼百餘人糊口之具，忍孰甚焉？侈孰甚焉？㊲

服食人參等，是明清有閒階級「追求高貴的嗜好」㊳之一。清代抄本題名「少林寺僧」的《少陵傷科方》治療「自勒咽喉」，「用補中益氣湯，重用人參。」㊴補中益氣湯是李東垣之名方。食用人參的消費階層同時

耿，〈高秉鈞對中醫外科的貢獻〉，《陝西中醫》26卷2期(2005)，頁190–191。

㊱ 日本江戶漢方醫學家丹波元堅(1795–1857)引用陳實功之說，認為陳氏外科用藥為「峻補」之類：「陳若虛《外科正宗》云：凡大瘡，每日膿出一碗，用參必至三錢，以此為則。況本病出膿，日有三碗，用參二錢，謂之大損小補，豈不歸死？又，外科乃破漏之病，最能走泄真氣，如損補兩不相敵，無以抵當，往往至于不救者多矣。蓋亦不啻外科，凡欲施峻補，當須識此意矣。」見丹波元堅，《藥治通義》（北京：學苑出版社，2008），頁138。

㊲ 清・張英，《聰訓齋語》，收入《筆記小說大觀・三十編》（臺北：新興書局，1979），頁4183–4184。

㊳ 何炳棣著，徐泓譯注，《明清社會史論》（臺北：聯經，2013），頁189。

㊴ 清・少林寺僧，《少陵傷科方》，收入丁繼華主編，《傷科集成》（北京：人民衛

主導了外科的補方療法的發展。李中梓 (1588–1655) 以為：「雖然貧賤之家，亦有宜補，但攻多而補少；富貴之家，亦有宜攻，但攻少而補多。」㊵李氏正是提倡人參貴族化的明代名醫。以人參修復元氣、以及肌肉潰爛為一時風氣。清代陳廷瑞《滙生集要》：「潰爛元（元氣）脫者，人參、生地」㊶。曾任職總理衙門的方濬師 (1830–1889) 以為「陳修園援《神農本草經》，以為人蔘乃甘寒之品，其溫補回陽之說，倡自宋、元而大盛於薛立齋、張景岳、李士材輩。」㊷所謂富貴之家包括，「縉紳」或「士宦之家」（詳第三、四章）的外科醫療行為，受他們的取得收益的方式所支配。

上述的縫合法，沒有提到針具與縫合過程。陳實功只匆匆一筆，「急用絲線縫合刀口」。清代抄本、撰者不詳的《接骨方書》詳述縫合手術之細節：「先服護命丹，後用縫法，醫須用細小針、細絹線以油塗之，如縫時不可對收皮穿過，先于下邊皮肉上針往上縫起，復手于上邊皮肉上一針往下縫落，逐針斜縫，一上一落，均均穿過。」㊸這個手術真為好手工。縫合一般分為單純縫合、內翻縫合、外翻縫合等縫合法㊹。

至於縫合所用針具，在傷科醫籍有「銀針」、「大針」等。例如，清末江考卿《江氏傷科學》：「凡氣喉受傷，令人扶頭托湊喉管，不使出氣，用銀針連好」㊺。另外，佚名氏的《傷科證治》也說氣喉斷裂時，「急著

生出版社，2009），上冊，頁 899。

㊵ 明・李中梓，《醫宗必讀》（天津：天津科學技術出版社，1999），頁 5。

㊶ 清・陳廷瑞，《滙生集要》（臺北：學苑出版社，2014），頁 118。另，關於「生地」一味，可治「墮墜、踠折、瘀血、留血」等。尚志鈞輯校，《名醫別錄》（輯校本）（北京：中國中醫藥出版社，2013），頁 20。

㊷ 清・方濬師，《蕉軒隨錄・續錄》（北京：中華書局，1995），頁 115。

㊸ 清・撰人不詳，《接骨方書五種》，收入丁繼華主編，《傷科集成》（北京：人民衛生出版社，2009），下冊，頁 1281。

㊹ 李競主編，《中國瘍科大全》（天津：天津科學技術出版社，1999），頁 63–65。

㊺ 陸拯主編，《近代中醫珍本集・傷科分冊》（杭州：浙江科學技術出版社，

一人扶持頸項，托湊喉管捻緊，不令氣出，用大針穿線，隔寸許縫好」㊻。

第一節　陳實功手術的八個術語

陳實功《外科正宗》自序引用明代中期文士李攀龍 (1514–1570) 的話，「治外較難于治內」。外科之病、證不易治療。陳氏以為：

> 歷下（建民按，山東歷城，今之濟南）李滄溟先生嘗謂：醫之別，內外也，治外較難于治內。何者？內之症或不及其外，外之症則必根于其內也㊼。

李氏為好醫之文士㊽。他在陝西按察司提學副使（1556 年）撰寫的辭呈，理由即是其痔瘡：「自夏徂秋，忽成泄痢，以至瘻瘡頓發，肛門突腫，坐臥俱防，下血既多，元氣日損。醫生任某等，投藥將至百帖，迄無一效。」㊾痔疾為「外之症」，可用手術；但顯而易見李氏看了不少醫生，都投以內服無效之方。外科手術，古已有之。

陳實功的「縫合術」其中提及八個關鍵術語，先做解釋再進一步討論：

一、桃花散：標準「金瘡」外用藥，功能止血㊿。與陳實功同時的

2003)，頁 4。

㊻ 陸拯主編，《近代中醫珍本集・傷科分冊》，頁 356–357。

㊼ 陳實功，《外科正宗》，〈自序〉，頁 9。

㊽ 明・李攀龍，《李攀龍集》（濟南：齊魯書社，1993），頁 118。李氏說：「余蓋苦多病，三十年於此言醫也」。

㊾ 明・李攀龍，《李攀龍集》，頁 564。〈乞歸公移〉。

㊿ 中醫認為「血」為氣所化生。《靈樞・邪客》：「營氣者，泌其津液，注之於脈，化以為血，以榮四末」。又，《靈樞・決氣》：「中焦受氣取汁，變化而赤，是謂血。」外傷流血，《靈樞・寒熱病》：「身有所傷，血出多」。然《內經》血氣多

醫家繆希雍 (1553–1627) 說：「桃花散：治跌損，刀傷，狗咬，爛腳。」㊿本方組成為白石灰、大黃；在《丹溪心法》、《證治準繩》有同名之方，組成藥物不同，但都用於外科疾病[52]。

外傷首要面對「出血」。例如，清代金石學家王懿榮 (1845–1900) 之妻黃宜人三十七歲早逝，「得乳巖之疾，為庸醫所誤，創血涔涔下，日數斗。凡三年，體氣大虧。」[53]可見黃氏乳巖（癌）有傷口，不能收口。王懿榮敘其妻「病凡七年，甚病者三年」[54]，大概至死創血仍不止。在中醫出血有亡津竭液生理關連 (physiologic correlates) 的體液問題。《金匱・痙濕暍病脈證治》：「瘡家雖身疼痛，不可發汗，汗出則痙。」又說：「痙病有灸瘡，難治。」[55]痙病，是頸項強急、背反張、口噤之類的病證。「瘡家」是長期金創未癒者，或不斷生外瘡而失血過多的患者。不用

連稱，「血」極少獨立論述。例如，《靈樞・脈度》以為陽氣如果偏盛，影響及陰脈，「則血留之」不通。而血在中醫的另外一種表現，如吳考槃說：「至於汗則又為氣血津液外呈的又一名稱。」因此，汗（外呈）、血（體內）為津液變化的不同作用，同源異稱。見：吳考槃，《黃帝素靈類選校勘》（北京：人民衛生出版社，1986），頁 196–197。歐洲醫學的「血液」係 Humors 之一。十七世紀西醫（英、法）的輸血實驗，提問人的靈魂「存在於血液裡嗎？」輸血可能「改變靈魂」。這些是中醫完全沒有的體液想像。見：Holly Tucker 著，陳榮彬譯，《血之秘史》(*Blood Work: A Tale of Medicine and Murder in the Scientific Revolution*)（臺北：大塊文化，2014），頁 70；頁 286。

[51] 繆仲淳，《增訂先醒齋醫學廣筆記》（北京：學苑出版社，2011），頁 213。晚清醫家唐容川 (1846–1897) 的《血證論》有關創傷出血，用藥、思路與陳實功雷同。唐容川，《血證論》（北京：學苑出版社，2012），頁 63。

[52] 裘沛然主編，《中醫歷代名方集成》（上海：上海辭書出版社，1994），頁 1094。

[53] 呂偉達主編，《王懿榮集》（濟南：齊魯書社，1999），頁 93。〈誥封宜人元配蓬萊黃宜人行狀〉。

[54] 呂偉達主編，《王懿榮集》，頁 95。

[55] 王渭川，《金匱心釋》（成都：四川人民出版社，1982），頁 19；頁 21。

發汗之法，以免「津液」耗損。而有膿液久爛灸瘡的病人，再罹患痙病難以治療。程門雪 (1902–1972) 解釋：「瘡家必亡血，復汗傷液，血液枯耗也。」56外傷第一步要止血。而《傷寒論》論及各種出血症狀，如張再良所說：「出血這一症狀，貫穿六經病證的始終，輕重不一」57。但外傷出血與內科不同。

桃花散即有外傷的止血療效。清代抄本，張橫秋《傷科方》麻藥方：「凡損傷折骨，先服此藥，然後可以鉤割（按即手術），倘血流不止，用桃花散掩。」58中醫主要的治療方法如汗、吐、下各法都重視排出津液。血液係在中醫「津液論」或體液論59的核心知識。津液如人體的汗液、尿液、胃液、腸液、血液等。俞長榮 (1919–2003) 以為：津液是「人體內一切正常水液的總稱」；若失調 「就會發生病理性津液增多現象——痰、飲、水、濕」60。陳修園 (1753–1823)《醫學三字經》：「存津液，是

56 程門雪，《金匱篇解》（北京：人民衛生出版社，1986），頁 10。此書為《金匱》最佳注本。

57 張再良，《傷寒卒病新解》（北京：科學出版社，2014），頁 43。

58 清・張橫秋，《傷科方》，收入丁繼華主編，《傷科集成》（北京：人民衛生出版社，2009），下冊，頁 1422。

59 關於醫學體液論，一個有啟發性的討論。見 Peregrine Horden and Elisabeth Hsu, *The Body in Balance: Humoral Medicines in Practice* (New York and Oxford: Berghahn Books, 2013), Introduction, pp. 1–21.

60 俞長榮，〈試論氣、營衛、精神、津液〉，收入氏著，《俞長榮論醫集》（福州：福建科學技術出版社，1994），頁 21–22。「津液」是飲食水穀所化生，人體的營養液態精微。孫欣的〈《黃帝內經》水液名詞研究〉對有關論文回顧（頁 5–16）。人體「水液」包含胃液、關節液等。廣義的津液也含血液在內。而「陰氣」通常是津液的功用。見：孫欣，〈《黃帝內經》水液名詞研究〉（遼寧：遼寧中醫藥大學碩士論文，2011），頁 17–34。另參看：谷峰，〈中醫學「津液」概念探析〉，《中國中醫基礎醫學雜誌》16 卷 6 期 (2010)，頁 445–446；于海亮、鄭楊、鞠海洋、桑希生，〈中醫學津液理論探析〉，《中醫藥信息》30 卷 4 期 (2013)，頁 3–5。《傷寒論》如葛根湯治律，遏制邪入陽明。參沈永勤，〈《傷

真詮。」[61]治療的原則在於「養液」。患熱病的病人要補充津液；津液代謝障礙，也會出現相關病變[62]。甚至，人體的活動有津液的「關涉性」(aboutness)：「人身的津液是構成人體、維持人體生命活動不可缺少的重要物質之一，其在體內奧妙『不測』的活動規律亦是整體生命活動的重要組成部分，因此有『津液相成，神乃自生』(《素問・六節臟象論》）之說。」[63]

手術與津液論（如血液）的關係比較密切。如張伯訥(1929–1994)指出，血液與其他津液的互生互化。人體外傷血液流失，引起整體津液不足[64]。因此，醫家講求「存津液」或養生之家[65]講求的「咽津」技術，

寒論》津液論治初探〉，《青海醫藥雜誌》39卷10期(2009)，頁65–66。津液辨證參見：魏鳳琴，〈五臟精氣血津液理論及其指導意義〉，《中醫藥學刊》24卷5期(2006)，頁897–898；鄭志永，〈病因及氣血津液辨證研究〉，《中國現代藥物應用》6卷5期(2012)，頁113–114。

[61] 蔣燕，《醫學三字經白話解》（北京：中國中醫藥出版社，2013)，頁225。方藥中(1921–1995)以為：「吐瀉汗出都可使人體津液受到重大的損傷」、「一切治療均以不損害人體津液平衡為基礎」。見方藥中，《醫學三字經淺說》（北京：人民衛生出版社，2007)，頁379。

[62] 孟慶雲，《孟慶雲講中醫基礎理論》（北京：中國中醫藥出版社，2013)，頁163–166。

[63] 張登本，〈論《黃帝內經》「神」的內涵及其意義〉，收入孫外主編，《黃帝內經爭鳴論壇》（沙田：香港中文大學中醫學院，2010)，頁148。

[64] 張伯訥，《張伯訥中醫學基礎講稿》（北京：人民衛生出版社，2009)，頁41。又，郭貞卿，〈津血同源對瘀血證治療的意義〉，收入氏著，《郭貞卿醫論集》（成都：四川科學技術出版社，1983)，頁190–195。

[65] 人體的津液，與「火」及炁（氣）在適當的時間可以搬運、產生變化，以資養生。明代後期學者李光縉以為：「所為津者，易漏亦易枯也，不如從心裏尋津，而取金之流於火之位。」又說：「大抵人身不過精神氣血，精屬腎為津，神屬心為焰，氣屬肺為炁，血屬木為液。」「炁自下而上，穿兩腎，導夾脊，過心經，入髓海，液化炁而往」。見李氏〈津焰解〉、〈液炁解〉二文。明・李光縉，《景璧集》（福州：福建人民出版社，2012)，下冊，頁924–929。

都是承認津液的重要。而臨床上，大汗、大吐或大瀉的耗傷，都會波及「氣」的生命活動現象[66]。

津液論與「氣論」在中醫學一樣重要。但宋以下氣論[67]更為全面化，或「道學化」[68]。氣的內涵並非一成不變。氣與津液的關係，前者是絕對的，津液是相對的。氣論壓倒津液論。舉例來說，前面提到《傷寒論》的主旨在調「津液」，但「氣化」派以六氣貫穿傷寒學說全部內容[69]。秦伯未 (1901–1970) 說「氣」及派生的人身火的病理想像：

> 按六氣惟火為盛，人身亦惟「火」為多，加之飲食色慾，人誰能免？火動則水衰，陰虛則陽旺。此為（朱）丹溪學說之所主，其戒人妄動相火。理極淵微，非滅相火，使之不動也[70]。

---

[66] 劉渡舟，〈談談人體的「津液鏈」〉，收入王慶國主編，《劉渡舟醫論醫話 100 則》（北京：人民衛生出版社，2013），頁 53–56。

[67] 氣論，如「五運六氣」學說，係中醫推步之學。范行準 (1906–1998) 以為：「尤以金元以後醫學為最，所以它支配中國病因學將近千年的歷史，造成中國醫學衰變的一個主因。」而且，也波及中醫的治療、藥理、方劑等。是說起於第十世紀。《素問》七篇運氣說也在這一時期出現。見范行準，《中國醫學史略》（北京：中醫古籍出版社，1986），頁 126–134。運氣說後有駢枝衍生，如清王丙《傷寒論說辨附餘》以運氣將歷代醫家學說對應起來。見蘇穎，《五運六氣探微》（北京：人民衛生出版社，2014），頁 125–128。運氣論與北宋邵雍、張載、二程等的學說有關。詳見：多田知子，〈運氣論と北宋の儒者たち——その相關關係への序說——〉，《中國哲學論集》11 (1985)，頁 16–35。

[68] 例如，中醫「先天」、「後天」的觀念即出自理學。孟慶雲說：「明以後醫學家在討論臟腑功效時，以肝腎為人體先天，以脾胃為人體後天，並形成趙獻可、孫一奎、張景岳重先天的一派和薛立齋、李士材等重後天的一派，兩派均用溫補，合為溫補學派。」見孟慶雲，〈宋明理學對中醫學理論的影響〉，《中華醫史雜誌》32 卷 3 期 (2002)，頁 134。

[69] 陳亦人，〈略論《傷寒論》注家中的氣化派〉，收入氏著，《傷寒論求是》（北京：人民衛生出版社，1987），頁 165–172。

「火」(氣) 做為人體的生理、病理活動的描述，「理」[71]、「慾」的作用(妄動、不動) 都有「道學」色彩。而「火動則水衰」[72]，這裡的火動[73]指的是飲食、色慾等不正常的活動，正常的津液 (水) 往往因此代謝障礙或失常。「火論」是中醫古典氣論進一步的表現。在臨床上，火論脈絡的人體之內津液變化的「量」及運動是必須注意的[74]。

二、女人舊布裹腳：以女性用品做為護理之具，應有祓除不祥的用意。這不是孤例。明申拱宸的《外科啟玄》(刊於 1604) 論及月經治箭毒，「凡箭頭有毒，……其患處必得婦人月水洗之，方解。」[75]

三、葱湯：「葱」為葱白。《傷寒論》的「白通加猪膽汁湯」、「白通

[70] 秦伯未，《中醫基本學說》(上海：中醫指導社，1933)，頁 56。本書是秦氏選擇中醫學重要的名作，並加以「評語」，見解甚好。

[71] 論者以為宋明理學的取向，係一種「本體觀的方式」。參見：蔣維喬，〈宋明理學家的本體論〉，收入光華大學中國語文學會編，《中國語文學研究》(上海：中華書局，1935)，頁 97–107。

[72] 中醫「水」、「火」的多義性，任繼學以為：「水火之所以為人體生理活動之能，是水火相互轉化為氣。」在明清水火之說與「命門」相關。「人生以水，為命之門」。水火之功用，致「津液，精微得以布敷于全身」。參見任繼學，〈略論水火學說〉，氏著，《懸壺漫錄》(北京：北京科學技術出版社，1990)，頁 102–107。

[73] 朱丹溪認為，人的生殖物質屬「肝腎」(相火)。「心動」觸發相火而導致「陰傷」。關於火論的討論：見劉時覺、林乾良、楊觀虎，《丹溪學研究》(北京：中醫古籍出版社，2004)，頁 126–128；頁 131–137。由臨床的角度談「上火」，參見梁嶸，《上火的舌診與調查》(北京：人民軍醫出版社，2013)，頁 4–8。

[74] 用鄧中甲的話：「中醫的量是密切結合它的運動態勢的」，他稱之為「量勢綜合」。參見：鄧中甲，《中醫學基本思維原理十講》(北京：人民衛生出版社，2014)，頁 22。

[75] 申拱宸，《外科啟玄》，收入胡曉峰主編，《中醫外科傷科名著集成》(北京：華夏出版社，1997)，頁 327。女性陰部及相關事物的法術效力，見李建民，〈「陰門陣」新論〉，《東華人文學報》21 期 (2012)，頁 45–76。

湯」、「通脈四逆湯」等，皆用葱白[76]。除內服外，葱湯亦外用。明末賈所學《藥品化義・風藥》：「葱頭同黃柏煎湯洗瘡毒，能去腫毒。」[77]

葱白是外傷常用之藥。北京密雲縣、一位名不見經傳的醫者陳杰編著的《回生集》（刊於1789），內容自稱扶乩而得。其中，葱白多用在外傷：

> 昔推官宋琢定驗兩處殺傷，氣偶未絕，急令保甲各取葱白放鍋炒熱，遍敷傷處，繼而呻吟，再換葱白敷之，傷者無痛矣[78]。

這是葱白「外治法」。

葱湯淋洗傷口，是為了「收口」癒合。清代醫者程鐘齡《外科十法》：「凡治癰疽最難收口者，由瘀肉夾雜，瘀膿不盡所致。」而「大法先用防風湯洗之。再上末藥。洗時須避風為主。」[79]

葱頭外敷傷口，與縫合手術一起進行。清代廣東南海冼瑞圃（生光緒年間，卒年不詳）《集驗救急良方・救自刎將絕》：

---

[76] 李心機，《傷寒論通釋》（北京：人民衛生出版社，2003），第314條、315條、317條。

[77] 賈所學撰，李延昰補訂，《藥品化義》（北京：學苑出版社，2011），頁128。這本書最核心的概念是「藥母」。按頸喉外傷用葱湯洗，有類似消毒作用。中醫沒有「致病菌」的觀念，但可能有「感染症」的一些觀察，如傷口化膿，或患者發燒的外觀 (general appearance) 評估。見張進祿，《臨床使用抗生素手冊》（臺北：合記圖書出版社，2005），頁38–48。黃僑、王旭東指出，1642年吳有性的《瘟疫論》，提出超越傳統「六淫致病」的說法。而且，「外科感染與傳染病屬於同一範疇」。見黃僑、王旭東，《醫史與文明》（北京：中國中醫藥出版社，1983），頁144。

[78] 清・陳杰，《回生集》（北京：中醫古籍出版社，1999），頁47。

[79] 清・程鐘齡著，宋洋、陳瑤主編，《外科十法釋義》（太原：山西科學技術出版社，2014），頁9。

> 或用葱頭和白蜜搗融敷之亦可。外用膏藥周圍連好肉一併粘貼，再用布條圍裹，線縫好(80)。

上法用於「割頸斷喉」。

四、膏劑：膏藥有外用、內服二種。陳實功所用膏劑為前者。這類外用軟膏，以藥物及油類等煎熬或搗勻，直接塗在傷口處；或塗在布上覆蓋於瘡面，再以絹布固定(81)。陳實功說：「用抿腳挑玉紅膏」；「抿腳」疑是一種工具，小匕杓之類。

玉紅膏又作「紅玉膏」，是外科常見之外用膏藥。清代佚名氏的《枕藏外科》（1827 年）紅玉膏：

> 龍骨　赤石脂　兒茶　血竭　沒藥　乳香各一錢　輕粉五分　冰片二分　右藥，先將麻油二兩，當歸五錢，煎枯去渣，再入骨、石、茶、竭四味。又煎一二沸入乳香、沒藥，煎片刻後入黃丹五錢，溶化冷定，入輕粉、冰片攤貼(82)。

上方的部份組成藥，與本書第三章中的「七厘散」相同。

五、川米：四川所產的稻米(83)。又稱糯稻。李中立《本草原始》

(80) 清・冼瑞圃，《集驗救急良方》（廣州：廣東科技出版社影印，2014），頁 73。

(81) 關於膏藥的歷史，初步見朱南孫，〈膏方的淵源及其發展簡史〉，收入氏著，《朱南孫膏方經驗選》（上海：上海科學技術出版社，2010），頁 195–200。中醫外科用藥，從《五十二病方》、《鬼遺方》，一直到《千金翼方》，其用藥法以外治膏劑佔大部份。見小林清市，〈劉涓子《鬼遺方》について〉，收入《解說・研究》（大阪：オリエント出版社，1996），頁 65–72。另，「玉紅膏」係生肌收口之藥，見趙尚華、鍾長慶，《中醫外科外治法》（北京：學苑出版社，2010），頁 114–115。

(82) 清・佚名，《新刻圖形枕藏外科》（北京：中醫古籍出版社，2003），頁 57。

(83) 明清江南是「缺糧區」。四川等地輸入大量米糧，及米糧販運的經營，見范金

(1612) 提及糯米「湖南李從事墮馬折傷，糯稻柴灰，以新熱酒連糟入鹽和淋取汁，淋痛處立瘥。其效如神。」(84)這裡主要是外用，而陳實功做為傷後的營養品。

川米用來煎成湯汁或稀粥，滋養患者成長肌肉。這種飲食療法建立在《黃帝內經》「脾主肌肉」的說法(85)。脾胃吸收營養，死肉潰、新肉生(86)。《黃帝內經》《素問‧太陰陽明論篇》，解釋手腳四肢的運動，與脾胃之臟有關，也與「津液」機制密不可分：「四支皆稟氣于胃，而不得至經，必因于脾，乃得稟也。今脾病不能為胃行其津液，四支不得稟水穀氣，氣日以衰，脈道不利，筋骨肌肉，皆無氣以生」(87)。人體四肢無法正常活動，是因肌肉得不到脾胃營養之津液的濡養。中醫的「肌」是體表可以直接觸及的「肉」(88)。一個醫家通過按壓等接觸與肌肉相關的骨、

民，《國計民生——明清社會經濟研究》（福州：福建人民出版社，2008），頁561–562；頁585。

(84) 李中立，《本草原始》（北京：學苑出版社，2011），頁402。

(85) 「脾主肌肉」的思想，見《素問‧太陰陽明論》、《素問‧痿論》等篇。

(86) 中國古典醫學的「肌肉」觀，吳棹仙 (1892–1976) 曾抄錄《內經》肌肉相關原文，並加以評述。見吳棹仙，《醫經精義》（成都：四川科學技術出版社，2013），頁21–25，〈肌肉章〉。另詳見李鼎，《針灸學釋難》（上海：上海中醫藥大學出版社，2006），頁17–19；趙京生主編，《針灸關鍵概念術語考論》（北京：人民衛生出版社，2012），頁126–127等。中醫經典有「肌肉」一詞。不過，古典的「筋肉」，應該更適用於現代所說的「肌肉」。余雲岫在1940年代即指出：「本書中所有『肌肉』字樣，照我近來考證，都應改做『筋肉』」。見余雲岫，《古代疾病名候疏義》（北京：學苑出版社，2012），〈凡例〉（張葦航、王育林點校本）。又，中醫補養脾胃的思想，應起於南宋太醫局教授張銳「安養胃氣」之說。見何紹奇，《讀書析疑與臨證得失》（北京：人民衛生出版社，1999），頁123。

(87) 山東中醫學院、河北醫學院，《黃帝內經素問校釋》（北京：人民衛生出版社，2009），頁320。

(88) 漢‧許慎著，清‧段玉裁注，《說文解字注》（臺北縣：項淵影印，2005），頁

筋等痛點。《黃帝內經》提及養生的最高境界：「獨立守神，肌肉若一」[89]。肌肉表裡達成高度統一，是中醫身體觀之主流。

明代抄本、無名氏的《黃帝內經始生考》「脾主身之肌肉」[90]，見於經典經文，並未晚出。陳實功以為——「瘡乃肌肉破綻之病」[91]。肌肉破綻如肌肉腐爛、瘡口久不癒口、流膿血等。傷瘡都有局部的外觀、範圍、顏色、異常分泌物等可供觀察。「瘡」者是中醫外科疾病的統稱。他認為外科療法以藥物補養脾胃乃第一義[92]：

> 蓋脾胃盛者，則多食而易饑，其人多肥，氣血亦壯；脾胃弱者，則少食而難化，其人多瘦，氣血變衰。所以命賴以活，病賴以安，況外科尤關緊要[93]。

整體而言，「外科的」核心身體觀可以稱為「肌肉的」身體觀。「肌肉——脾胃——氣血」三重關係 (Triadic relation) 的身體觀，係手術療法同時也是內科療法的核心。外科的肌肉觀與服用藥物密不可分。據考是傅山 (1607–1684) 的抄本《青囊秘訣》，這本外科專著〈背癰論〉以為：「消耗則損人真氣，寒涼則損人胃氣。真氣損則邪氣反盛，胃氣傷則穀氣全無，何能生肌長肉哉？」[94]中醫肌肉的身體觀，與外科「瘡口」復原有關。李梴《醫學入門》(1575) 以為外傷腐肉不除、肌肉不生：

167。「肌，肉也。」

[89] 山東中醫學院、河北醫學院，《黃帝內經素問校釋》，頁 10–12。

[90] 明・無名氏，《黃帝內經始生考》(北京：學苑出版社，2014)，頁 22。

[91] 陳實功，《外科正宗》，頁 11。

[92] 陳實功的外科學與中醫「脾胃學說」。見馮松杰，〈陳實功與脾胃學說〉，收入氏著，《松杰醫論醫話》(北京：中國中醫藥出版社，2010)，頁 165–167。

[93] 陳實功，《外科正宗》，頁 11。

[94] 何高民校考，《青囊秘訣》(太原：山西人民出版社，1983)，頁 27。參見：〈《青囊秘訣》的作者考〉，頁 1–13。

> 瘡口不斂，由于肌肉不生；肌肉不生由于腐肉不去；腐肉不去，由于脾胃不壯，血氣不旺。必以補托為主，而佐以行經活血之藥，則肌肉受毒者自生；死者自潰，又何待于點、割耶！[95]

「點」、「割」是放血、排膿之治法。李梴主張以藥物療法壯脾胃，長肌肉，瘡口自然收口。而患者肌肉腐爛，也以藥物如四君子湯「以理胃氣」。脾胃之氣衰弱，肌肉大脫者不治。清代沈鏡《刪注脈訣規正・九候雖調肌肉大脫者不治》:「蓋形肉者，脾所主也。脾為中土，土者萬物之母。觀其形肉脫，則知脾壞于內而根本喪矣。」[96]喻昌（約1585–1664）也說肌肉之疾：「脈風成為癘，言胃中之風醞釀既久，則榮氣腐而不清，肌肉之間漸至潰爛，以胃主肌肉也」[97]。胃風有各種「變證」[98]。因此有傷口，以補脾胃為先。肌肉腐爛，因為心肌的表膜先破則擴大。明代安徽歙縣醫家吳正倫《脈症治方・瘡瘍》:「心主受毒，神無所舍，元氣昏瞑，毒之始萌，傍腐肌肉，治若不早，毒氣透膜，膜透則元氣泄」[99]。去毒、生脾胃之元氣，腐肉重生。林珮琴 (1772–1839)《類證治裁・諸瘡》:「如果毒盡而脾氣壯，則肌肉自生，以脾主肌肉也。」[100]所謂補脾胃之法，飲食療法其一。

外科與飲食療法的關係密切，晚清醫家柳寶詒《柳選四家醫案評校》:「瘍證以能食為要，茲先和養胃氣。」[101]連建立湖南雅禮醫院的西醫胡美 (Edward H. Hume, 1876–1957) 都認為是一般手術恢復的關鍵：

---

[95] 明・李梴，《醫學入門》（北京：中國中醫藥出版社，1999），頁 467。
[96] 清・沈鏡，《刪注脈訣規正》（北京：中國中醫藥出版社，2015），頁 24。
[97] 清・喻嘉言，《寓意草》（上海：上海浦江教育出版社，2013），頁 67。
[98] 鍾新淵，《寓意草評注》（上海：上海科學技術出版社，1988），頁 96–100。
[99] 明・吳正倫，《脈症治方》（北京：學苑出版社，2014），頁 121。
[100] 清・林珮琴，《類證治裁》（上海：上海中醫藥大學出版社，1997），頁 519。
[101] 清・柳寶詒，《柳選四家醫案評校》（南京：江蘇科學技術出版社，2013），頁 49。

「我很快發現，病人的營養是康復的決定性因素，尤其是外科手術。」[102]

六、八珍湯：患者調理復原期間內服湯劑，為傷科補藥方。明代薛己 (1487–1559) 傷科著作《正體類要》八珍湯：「治傷損等症，失血過多，或因克伐，血氣耗損，惡寒發熱，煩躁作渴等症。」[103]

中醫用藥，自宋以下，大約十二世紀官府設立的藥局「太平惠民局」的成藥方，流傳較廣[104]。官設成藥稱為「局方」，隨證選方，包括外科疾病在內，其治療方法皆為內服方劑。羅美《古今名醫方論》(1675) 也說：「宋元豐（西元 1078–1085）以後，《局方》猥頤。蔓延今時，何有根柢，漫無指歸。惟薛立齋（按：即薛己）先生所用諸方，簡嚴純正，可為後法，是編多所采錄。」[105]外科用藥以明中葉薛己為一分水嶺。薛氏之書流傳極廣，甚至以強調家庭醫學書《家居醫錄》(1529) 叢書的形式流通[106]。而陳實功的外科用藥偏於溫補一路，即是與薛己是一脈的。陳氏的手術療法是「後薛己」時代藥物療法的一種發展[107]。

---

[102] Edward H. Hume 著，杜麗紅譯，《道一風同》(*Doctors East, Doctors West*)（北京：中華書局，2011），頁 52。

[103] 明・薛己，《正體類要》（北京：人民衛生出版社，2006），頁 90。八珍湯以人參、熟地為主。張魯峰《馤塘醫話》：「參、芪、白朮，陽分藥也，而古人多以治血，陽生則陰藉以長也。地黃、歸、芍，陰分藥也，而古人多以之治氣，陰滋則陽得所養也。」見張魯峰，《馤塘醫話》（上海：上海浦江教育出版社，2011），頁 100。

[104] 宋太平惠民和劑局編，《太平惠民和劑局方》（北京：人民衛生出版社，1985）。外科用藥見卷 8〈治瘡腫傷折〉。另《局方》的外科藥方，見王世民、韓仲成編，《局方別裁》（天津：天津科技翻譯出版公司，1992），頁 335–350。

[105] 清・羅美，《古今名醫方論》（北京：中國中醫藥出版社，1994），頁 2。另參見頁 40，薛己治外科病的思維：「先補胃氣」。這種思想較早起於南宋醫家張銳。

[106] 劉從明、王者悅、黃鑫編，《中醫古籍叢書綜錄》（北京：中醫古籍出版社，2011），頁 251。

[107] 薛己的外科治療原則，「以胃氣為本」。用藥溫補為長，患者身體壯實、瘡瘍初

「八珍湯」由四物湯與四君子湯合併而成，故曰「八珍」。方以智(1611–1671)《通雅・古方解》湯液之方，首即列五方：四物湯、四君子湯、六君子湯、八珍湯、十全大補湯等。其中，六君子係四君子湯加半夏、陳皮二味；八珍湯係四物、四君子「二湯合用」。而十全湯是八珍再加二味，專補虛損之疾。虞摶(1438–1517)的《醫學正傳》：「或問：虛損之疾，世俗例用《局方》十全大補湯以補之，其方實為諸虛之關鍵也。」[108]上述方以智引用薛立齋之說：「飲食勞倦，五臟虧損，一切熱症皆是無根虛火，但服此湯固其根本，諸症悉退。」[109]

程玠（1484年進士）論瘡瘍腐肉的處理有「用刀」等不同的方式：

> 俗人用刀割去腐肉，傷人只用拔毒丹末藥津調敷瘡口，外用烏金紙粘封，自然腐化矣。
>
> 須先用川椒湯或濃茶洗淨，然後敷藥，外用圍藥塗之，再洗如前圍敷。待膿盡腐去，方用生肌散外摻，內服十全大補湯[110]。

起也用寒涼藥。薛己批評當時患者「畏針而不用，醫者又徇患者之意而不針」(《外科心法》)。參見：張雲杰、劉淑娟，〈薛己診治瘡瘍病淺析〉，《四川中醫》14卷3期(1996)，頁6；蔚曉慧、劉桂榮、張成燕，〈薛己外科學術思想及診療特點探析〉，《時珍國醫國藥》24卷1期(2013)，頁184–185。至於「傷科」，薛己以為治傷「預補脾胃」的思想。「開創了用補益方劑治療脫位的先河」。見李禾、黃楓，〈從《正體類要》看薛己的治傷用藥特點〉，《廣州中醫藥大學學報》13卷3、4期(1996)，頁94–96。薛己處治新出現的外科疾病「梅毒」，也較汪機《外科理例》(1531年)、陳司成《霉瘡秘錄》(1632年)為早。薛己首創「母子同治」的方法，也第一次引進「土茯苓」。見姚文軒、劉桂榮，〈回顧明代醫家薛己對楊梅瘡（梅毒）的診治〉，《中國皮膚性病學雜誌》27卷1期(2013)，頁108–109。

[108] 明・虞摶，《醫學正傳》（太原：山西科學技術出版社，2013），頁21。

[109] 明・方以智，《方以智全書・第一冊通雅》（上海：上海古籍出版社，1988），頁1548–1549。

[110] 明・程玠，《松厓醫徑》（北京：中國醫藥科技出版社，2011），頁93。

相對於割切腐肉的「俗人」療法，服用十全大補湯更受官紳階層歡迎。徐大椿 (1693–1771) 直接將外科吃補方之風習，歸於明代薛己留下的惡習：「凡外症用補中益氣、八味、六味、十全大補諸內科之方，其藥味全與外科無涉者，皆薛立齋之惡習也。」[111]

八珍湯出自內科補劑，景仰山 (1855–?)《醫學從正論》也以為：「外科所用湯藥，皆竊取後世溫補邪說，不過八珍、十全等方，為托補之劑」[112]。早期中醫外科內服藥物則以清涼解熱為主，稍後一概用六君、八珍等補方。

七、猪膽套法：「套法」又稱導法、導便法。方法是將潤滑性的錠劑灌進患者肛門內，以通下大便。陳實功用的是「猪膽汁」導便法。他注意患者縫合後復原過程會有便秘，這應是經驗之談。

這種肛門納藥之法，以《傷寒論》最早，其後手術繁簡不一。葉勁秋提及中醫外科膽導法，無殊於西醫近代灌腸法：「其實施之方法以竹筒長三、四寸，以一半納穀道中，有以葦筒納入下部三寸，有用筒吹入肛門內，有用竹筒傾納下部，有以小竹筒擠入肛門，其實施法之最明確者，為清顧世澄《瘍醫大全》之膽導法：『用猪膽一枚，膽口中放鵝毛管一根紮緊，以一頭鵝毛管插入肛門，逞勢一捻，其膽汁衝入肛門，大便即行矣。』此與西醫之用橡皮球者二而一也。」[113]橡皮球類似猪膽的功能。

八、顙：生理器官。陳實功稱斷喉有「單顙」及「雙顙」兩種狀況。顙又稱為「喉」。宋代解剖圖畫三喉，後更正為二喉，也就是食管與氣管。沈括 (1031–1095)《夢溪筆談．藥議》：「人有水喉、食喉、氣喉者，

---

[111] 清・許楣訂，《徐評外科正宗》（北京：中國中醫藥出版社，2014），頁 249。

[112] 景仰山，《醫學從正論》，收入《景仰山醫學三書》（瀋陽：遼寧科學技術出版社，2012），頁 55。八珍湯以熟地滋腎陰等藥物為主。「熟地」明、暗藥性的討論，見江海濤，《藥性瑣談——本草習性精研筆記》（北京：人民軍醫出版社，2012），頁 13–16。

[113] 葉勁秋，〈中醫灌腸法考〉，《光華醫藥雜誌》1 卷 3 期 (1934)，頁 16。

亦謬說也。世傳《歐希範真五臟圖》亦畫三喉，蓋當時驗之不審耳。水與食同嚥，豈能就口中遂分入二喉？人但有咽有喉二者而已，咽則納飲食，喉則通氣。」[114]而托名華佗的《內照圖》則引用唐代吳歙縣尉楊玄操之說，喉與咽二管並行，分別接連肺與胃：「楊玄操云：『喉嚨與咽並行，其實兩異，而人多惑之。』蓋喉中為息道，咽中下水穀，其喉嚨下接肺兩葉之間，與今所繪者同。若吳簡序、宋景所畫（歐）希範喉中三竅者，非果喉中具三竅，則水、穀與氣各從一竅而俱下肺中，肺下無竅，何由轉道水穀入于下焦？」[115]可見中醫臟腑圖，喉中只有二管，而非有三管。所以人只有食喉、氣喉；明施沛《藏府指掌圖書》(1639) 所引述喉、咽各家之說相同[116]。

然而，南宋以後司法檢驗專書如宋慈 (1186–1249)《洗冤集錄》等，以為自刎「傷著氣喉即死」[117]。也就是自刎傷深及「氣管」立即死亡。而且在評估各種自殺的狀況，其中，食管、氣管均斷時，死亡最速。《洗冤集錄．自刑》論自殺：

> 凡自割喉下，只是一出刀痕。若當下身死時，痕深一寸七分，食系、氣系并斷。如傷一日以下身死，深一寸五分，食系斷，氣系

---

[114] 胡道靜，《夢溪筆談校證》（上海：上海古籍出版社，1987），頁 827。

[115] 見彭靜山，《華佗先生內照圖淺解》（遼寧：遼寧科學技術出版社，1985），頁 27。關於《內照圖》的年代，參見高文鑄主編，《華佗遺書》（北京：華夏出版社，1995），〈敘錄〉，頁 7–10。

[116] 施沛，《藏府指掌圖書》（日本內閣文庫藏本），頁 6–7。

[117] 姜麗蓉譯注，《洗冤集錄》（瀋陽：遼寧教育出版社，1996），頁 133。關於自刎的真實案例，可參見《宋提刑洗冤錄集錄》卷 4「註釋」所附的〈附考〉。詳見楊一凡主編，《歷代珍稀司法文獻．第九冊》（北京：社會科學文獻出版社，2012），頁 175–178。《洗冤錄》的若干記載，近乎外科手術。清儒錢大昕說：「《輟耕錄》記勘釘之事，以為創聞，然此錄已先有之矣。」見錢大昕，《十駕齋養新錄》（上海：上海書店，2012），頁 277。

> 微破。如傷三、五日以後死者，深一寸三分，食系斷，鬚頭髻角子散漫[118]。

按自刎者割喉深淺程度不一，略分三種傷害狀況；也可知食系在前，氣系在後。若割及氣系（喉）表示自刎用力之深。《洗冤集錄・殺傷》論他人行兇，「食系、氣系并斷」[119]，是為傷及人體要害而無救。但陳實功卻認為其縫合術「用之全活」，真神乎其技。元代王與 (1260–1346)《無冤錄》關於自殺檢驗條文，與《洗冤集錄》一模一樣。《無冤錄》的〈格例〉「顙」、「喉」兩者通，如「食、氣顙」、「揣捏得食、氣顙全或塌」[120]。王與撰〈食氣顙之辨〉指出，氣顙在前、食顙在後：「夫所謂食、氣系者，《結案式》中則名曰食、氣顙。予嘗讀醫書，夫人身有咽有喉，喉在前通氣，咽在後咽物，二竅各不相麗。」[121]無論如何，頸項食顙、氣顙皆斷，從司法刑偵角度而言「當下」即死，而陳實功卻認為可以急救？

---

[118] 姜麗蓉譯注，《洗冤集錄》，頁 134。現代的評注者，以為「氣管切破，空氣可以從破口進出，並不影響呼吸，只要傷後出血不堵塞呼吸道，一般不會致死。」又說：「有的在頸前正中切割，把喉頭氣管、食道切斷，卻未傷及兩側大血管，傷口很深卻未致死。」見高隨捷、祝林森，《洗冤集錄譯注》（上海：上海古籍出版社，2008），頁 106–107。

[119] 姜麗蓉譯注，《洗冤集錄》，頁 136。

[120] 王與，《無冤錄》，收入《沈家本全集》（北京：中國政法大學出版社，2010）第 8 卷，頁 651；頁 664。賈靜濤，《中國古代法醫學史》（北京：群眾出版社，1984），頁 186–188。

[121] 王與，《無冤錄》，頁 649。中醫食管、氣管前後位置有二說，應以王與之說近是。西醫「食道」(esophagus)，俗稱 gullet，通至胃部，分頸部、胸部及腹部三部份；腹部食道位於橫膈膜以下。頸部一段之食管可控制食物單向流動。「氣管」(trachea)，俗稱 windpipe，連接口鼻至雙肺的呼吸管道。氣管在前，食管在後。見鄧樹楨，《最新天星英漢百科醫學辭典》（臺北：天星出版社，2007），頁 422；頁 1024。

與陳實功同時代，托名「異遠道人」的傷科《跌損妙方》(1523) 一書，記載人體喉管「單管」斷裂之時處治原則：

> 食管雖斷，在飽食之後，延二日不死者，可治[122]。

食道斷裂，患者受傷前飽食，二天不死亡者，說明只要沒有頸動脈出血，或者胸腔其他臟器嚴重受損，大約可以治療。韋以宗解釋食道受損的各種情況：

> 食道外傷斷裂，則不能進食，在當時的醫療條件下，患者可因飢餓衰竭而死亡。所以，這裡強調了「在飽食之後……可治」。然而在今天的醫療技術條件下則可通過鼻飼、輸液等措施，解決因食道損傷不能進食的困難。所以，現代醫學對食道損傷的預後，取決于有否大動脈撕裂出血以及有否嚴重的氣、血胸，而與進食與否關係不大[123]。

也許，可將《跌損妙方》「延二日」的說法，理解為食道急救的黃金期。《跌損妙方・頭面門》又說：「食管斷，用桑白皮和絲密縫。」[124]陳實功的縫合手術法確有所本的。而且，由單管縫合更進一步成為雙喉斷裂縫合。

陳實功的雙喉急救手術相當罕見。清代胡青崑所編輯的傷科手抄本《跌打損傷回生集》即指出：「氣喉管斷即死不治」[125]。單喉斷裂即不可

[122] 韋以宗，《跌損妙方、救傷秘旨、救傷秘旨續刻校釋》(上海：上海科學技術出版社，1988)，頁 6。又，參見韋以宗，〈中國骨傷手術療法史〉，《中華醫史雜誌》11 卷 3 期 (1981)，頁 168。

[123] 《跌損妙方校釋》，頁 9。

[124] 《跌損妙方校釋》，頁 40。

救治。有的醫書更明言，喉管只有在「未斷」的情形才予以救治。佚名氏的《傷科秘書》說：「如咽喉割斷，左為氣喉，右為食喉，如三分中有一分未斷」的狀況[126]，可以急救。清代抄本、不著撰人的《接骨論‧看驗損傷》：「咽喉有二道，右為食喉，左為氣喉，二者割斷三分之一、二，尤可治，法用紅絹內藥內揣過縫處傷」[127]。

明清留傳的各種臟腑圖像或「內景圖」裡，食管稱「胃脘」，「氣系」指氣管及支氣管，各司飲食與呼吸，極其重要[128]。而十八世紀以降出現的「修真圖」及相關中醫內臟圖像，有著修練養生的特質，與解剖觀察無關。例如，食管、氣管主在表述不同內丹流派的「咽津術」、「吐納術」[129]。與本書相關的手術不能獨立發展，與之密切的解剖實踐牢守古訓舊說，不能求變求進。生理學家侯寶璋 (1893–1967) 的中醫解剖之開創作〈中國解剖史之檢討〉認為中醫沒有解剖學：

> 兩漢以來，吾國醫學完全操在儒生之手，其他雖有傑出之士，或因不能著書立說，或因儒生所擯棄，以至其道不傳者，當不在少。儒生之弊，又在「述而不作」，墨守舊說；且又謂醫乃仁術，不宜刳剝人體，以供實驗。於是乃承譌襲謬，不事檢點，兩千年間，解剖學終無成立之可能焉[130]。

---

[125] 朱付平、余艷蘭主編，《跌打損傷回生集釋義》（太原：山西科學技術出版社，2013），頁 23。

[126] 見陸拯主編，《近代中醫珍本集‧傷科分冊》，頁 222。

[127] 清‧不著撰者，《接骨論》，收入丁繼華主編，《傷科集成》（北京：人民衛生出版社，2009），下冊，頁 2366。

[128] 靳士英、靳樸，〈《存真圖》與《存真環中圖》考〉，《自然科學史研究》15 卷 3 期 (1996)，頁 280。

[129] Catherine Despeux 著，李國強譯，《修真圖──道教與人體》（濟南：齊魯書社，2013），頁 145；頁 160–166 等。

[130] 侯寶璋，〈中國解剖史之檢討〉，《齊大國學季刊》 新 1 卷第 1 期 (1940)，頁

上述引文的「儒生」，也可名之廣義的「儒醫」者流。手術非「仁術」。刳剝人體非治療之法，無需發展。

中醫的解剖與手術實踐無關。黃龍祥以為：傳統的中醫解剖實踐分二系，與內臟功能相關的「藏象學說」，另外與針灸等技術包括外科有關的「表面解剖學」。他說：

> 如果將中醫診療分為「內治」與「外治」兩大類，則前者理論基礎是「藏象學說」（或稱「經脈藏象學說」），而後者的理論基礎即表面解剖學。因此表面解剖學廣泛應用于針灸經穴定位、推拿按摩、骨傷科、外科臨床、人體測量的體表定位，乃至藝用解剖等一切涉及體表造型和定位的學科[131]。

手術「外治」，治療雙喉斷裂深及頸傷，「表面」解剖不足以廣泛應用。

我們再次回顧這一章陳實功的縫合手術全文，並無任何一字涉及「陰陽五行」的說法。手術實作，與陰陽、五行學說完全無關。中醫的陰陽五行之說，深入針灸、本草、診斷、藏象等各領域[132]，而中醫手術技藝，只是「純粹」技術。中醫與陰陽五行越遠離的技術或學術，才是值得發展的。

中國醫學的治療技術有兩大類型：一是陰陽五行型，這些技術往往與具有目的性學說如儒、道及其氣化宇宙論結合。二是純技術型，如手

16。

[131] 黃龍祥、黃幼民，《實驗針灸表面解剖學——針灸學與表面解剖學影像學的結合》（北京：人民衛生出版社，2007），頁 12。

[132] 討論中醫陰陽五行之學的論著多矣。我推薦以下兩文：印會河，《印會河中醫學基礎講稿》（北京：人民衛生出版社，2008），頁 8–25；何愛華，〈五行學說是形而上學與唯心論嗎——關于陰陽五行學說的幾個問題〉，收入氏著，《扁鵲、華佗、服石及其他》（北京：中國協和醫科大學出版社，2013），頁 289–299。

術、手法等。

陳實功的急救縫合術過程，沒有提及「麻藥」[133]。陳氏說患者受傷後養護時必「避風」，以及葱湯洗傷口後「自然再不疼痛」，可見患者確有疼痛的問題[134]。蘇天爵 (1294–1352) 為醫者韓公麟所作的碑傳，韓氏勸戒元成祖不可出獵勞動，理由是：「今疾新愈不可以風」[135]。若有風入傷口，肌肉不易生長。王子接《絳雪園古方選注．金簇科》(撰於 1732) 以為：「風濕去，陰陽和，瘡口收，肌肉生，此治金瘡之大要。」[136]有「風」(或濕) 入侵外傷，即轉成危證。全祖望 (1705–1755) 之兄即因受刀傷而「感風」，六歲殤亡。全氏〈殤兄壙銘〉，載其亡兄「是日，戲以小刀剪紙，傷其指，感風三日而篤，臨危猶張目曰：『阿爺來否？』家君聞兄病馳歸，已死」[137]。刀傷「感染」(風)，喉部斷裂可活乎？陳少海續筆的《紅樓復夢》(1805 年刊)，敘及祝家女奴紫簫外傷怕風：「紫簫道：『先前同彩姑娘在炕上頑笑，將刀傷口掙破出了好些血，手都發腫。』夢玉大驚說道：『讓我瞧瞧，別傷了風，是不當玩的。快些請外科來瞧。』」[138]這裡的「彩姑娘」是新版《紅樓夢》轉世的林黛玉。刀傷外科與「風」的病因密切。喉斷更是嚴重外傷。縫合手術「須救在早」；患

[133] 參見王吉民，〈中國麻醉藥〉，收入虎門鎮人民政府編，《王吉民中華醫史研究》(廣州：廣州人民出版社，2011)，頁 492–493。

[134] 關於「疼痛」的病理解釋，中醫有三假說。頸傷大約屬於「分裂則痛」。嚴健民以為，此說「相當于肌原性疼痛」。詳見嚴健民，《經脈學說起源．演繹三千五百年探討》(北京：中醫古籍出版社，2010)，頁 232。中醫三種疼痛說都與「風寒」連繫起來。

[135] 元．蘇天爵，《滋溪文稿》(北京：中華書局，2007)，頁 373。〈資善大夫太醫院使韓公行狀〉。

[136] 清．王子接，《絳雪園古方選注》(北京：學苑出版社，2013)，頁 236。

[137] 清．全祖望著，陳垣批注，《鮚埼亭集批注》(上)，收入《陳垣全集．第 19 冊》(合肥：安徽大學出版社，2009)，頁 622。

[138] 清．陳少海，《紅樓復夢》(北京：北京大學出版社，1988)，上冊，頁 323。《紅樓》續作共 13 部。《復夢》篇幅最長，共 100 回。

者奄奄一息之際，縫合刀口時未必有用麻藥[139]。有的傷科方書，則注明縫合手術使用麻藥。明代鄭之龍《金瘡跌打接骨藥性秘書》：深及食管無救「喉嚨有二管，氣管在外，食管在內，割喉者，右手持刀易治，左手持刀難治，食管斷不治，氣管斷先用麻藥、生半夏研細末摻上」[140]。手術所沒有記載的，是患者的顰蹙呻吟。

陳實功的手術，所用之藥多為內服補藥，如前述人參湯、八珍湯等。陳氏創造以溫補內服藥物調養的外科手術「混種物」(hybrid)[141]。我將這個獨特、謎一般的手術命名為「陳實功手術」。

第二節　手術「如劈柴」——手術認識觀

陳實功的自殺急救手術及護理在中醫急救法頗不尋常。中醫將自縊（上吊）、壓死、溺水、魘死、產乳死等[142]，稱為「五絕」，也就是五種最危險的狀況。上吊應是自殺最常見的方式。而自刎等外傷主要係自傷、他傷的方式 (harmful or suicidal “acting out” behaviors) 所造成的。因此，雙喉皆斷的縫合手術，在中醫手術史佔有核心之地位。

---

[139] 明末姚可成《食物本草》（1643 年）收錄「麻藥草」，有押不蘆一味「昔華佗能刳腸滌胃，豈不有此等藥耶？」（卷 19）見姚可成，《食物本草》（北京：人民衛生出版社，1994），頁 1205。「押不蘆」是宋代由阿拉伯傳入中國之西亞藥物，即曼陀羅花。參 Berthold Laufer 著，杜正勝譯，《中國與伊朗——古代伊朗與中國之文化交流——》（臺北：臺灣中華書局，1975），頁 308–309。進一步可參：Penelope C. Johnstone, “Yabrūḥ”, in *Encyclopaedia of Islam* (http://reference-works.brillonline.com/entries/encyclopaedia-of-islam-2/yabruh-SIM_79337)。

[140] 明・鄭之龍，《金瘡跌打接骨藥性秘書》，收入丁繼華主編，《傷科集成》（北京：人民衛生出版社，2009），下冊，頁 1302。

[141] Bruno Latour 著，余曉嵐等譯，《我們從未現代過》（臺北：群學，2012），頁 41–43。

[142] 關於「五絕」的記載頗多，參見龔廷賢在《萬病回春》（1587 年）的討論。龔廷賢，《萬病回春》（北京：人民衛生出版社，2011），頁 469–470。

陳實功《外科正宗》在明清外科技術流派中，特別強調「手術」[143]。而氣管「縫合」細節、技巧是不可見的 (trivially invisible)，言有闕書，固難描述。「手術史」為中醫史所罕知者；1940 年劉復 (1897–1960) 撰〈古醫割治紀事敘目〉一文，「割治」即以割為治療方法，也就是手術治療。他說：「考古割術不傳，即傳亦非典籍所能昭示者。……降及明季清初，絕學復傳。洛陽祝巢夫，杭州姚應鳳，松江奚鳳鳴，鄭州陳鳳典，群賢崛起，載諸地志，不可謂無其事也。」在主流儒醫系譜之外出現的外科高手，間或記載於壓抑的地方誌的奇人軼聞裡。「地方化」外科的用意，是要認定這個邊緣技術別有其不同的政經權力。例如，上述原籍河南的陳鳳典主要活動於雲南；人呼「老神仙」，道醫者流。劉氏又將中醫近世手術與外治針術並舉，「割術之不彰，正猶針術之散失」[144]。中醫手術史料零者不整，依托杜撰，懸斷遙擬，難取信人。

中醫史上不乏脈診、針術的神異記載；讀者多不懷疑有其術、甚至深信這些技術確有神奇之處。而中醫手術的記載，讀者每先疑其事，或否認為無，為鑿孔裁須之談；因此，劉復特別強調「不可謂無其事也」。他發現明末清初[145]，也就是陳實功的時代稍晚，這一類手術記載突然又

[143] 《外科正宗》涉及手術案例甚多，見頁 67；頁 84–85；頁 173；頁 185；頁 220；頁 253；頁 277 等。明清外科醫學流派，初步見《中國醫學百科全書‧中醫學》，〈明清外科三大學派〉一條，頁 112–113。

[144] 劉民叔，《劉民叔醫書合集》（天津：天津科學技術出版社，2011），頁 422。劉民叔將中國醫學分為六支，「割治家，俞跗學派是也」其一。他又說：「中醫約分湯液、針灸、導引、房中、祝由、割治六大學派。及于今日，惟湯液一派，用藥治病，為世之顯學。」（頁 398）劉氏的著作，最近引起了一些關注。

[145] 明末清初，最富想像力的手術是由李漁 (1611–1680) 在白話小說《肉蒲團》(1657) 所創造的。《肉蒲團》第七回描述生殖器移植手術：「先用快刀割斷，然後剖開雌狗之陰，取出雄狗之腎（建民按，即外腎，生殖器也），切為四條。連忙把本人的陽物用麻藥麻了，使他不知疼痛，然後將上下兩旁割開四條深縫」（頁 255）。這個手術是必須要應用縫合術的。李漁是很懂醫學的，這個人獸生殖器縫合術篇幅很長。他說手術後，可以行房、不能生育：「那先天的元

多了起來。陳邦賢 (1889–1976)《中國醫學史》即以較長的篇幅，描述清代湖南辰溪的一位骨傷科醫生張朝魁，「能以刀剖皮肉」，又說張曾為人「剖腹」開刀、患者全癒[146]。相對內科方脈，中醫手術高手更具有宣傳與「表演自覺」；他們所留下的手術充滿了神話、戲劇性的場面。在歷史上既定的內科舞臺上，誇張的演出有時候引人側目、稍稍挽回自己在邊

氣，割的時節卻未免洩漏了些，定然不足。生兒育女之事，就保不定了。」（頁 257）故事的主角是元代的一位儒生「未央生」。他手術後，還給他的友人「賽崑崙」細看（第八回）。Patrick Hanan 教授在討論李漁的作品，注意到這種手術；做手術的不是主流儒醫，而是「術士」。一般房中術，增強性能力是經由藥物，但李漁卻用「手術」；因此，他創造了比《金瓶梅》西門慶與《綉榻野史》東門生更厲害的男主角。見 Patrick Hanan 著，楊光輝譯，《創造李漁》（上海：上海教育出版社，2010），頁 124。未央生最後自我閹割，皈依佛門。見李漁，《肉蒲團》，收入陳慶浩、王秋桂主編，《思無邪匯寶》〔15〕（臺北：臺灣大英百科公司，1994），頁 469–502。《肉蒲團》第一回即引用《本草綱目》（頁 136）。李漁雅好醫道；他在另一本小說《十二樓》的〈萃雅樓〉有敘述細緻的閹割過程，包括上麻醉、「止血的末藥」及傷口「收口」等醫療步驟。見李漁，《十二樓》（北京：華夏出版社，2012），頁 149–152。關於中國古代性風俗，姚靈犀《思無邪小記》抄錄筆記、說部等，相關史料千餘種。體例類似梁廷楠《東坡事類》。不過，姚氏多一一抄書，各條史料之間沒有必然關係。少數史料加上作者按語。《思無邪小記》的史料，有些是摘抄，不是原文。如《梵天廬叢錄》（頁 169）、《臨清寇略》（頁 181）等「秘本」，嗜痂者可參看。此書有 1941 年天津書局本。我的影印本是《中國古艷稀品叢刊第五輯》（無出版地點、時間），1980 年代即可購買到。臺北廣文書局《中國近代小說史料彙編》有基本的小說，如《六合內外瑣言》，可參。

[146] 陳邦賢，《中國醫學史》（上海：商務印書館，1957），頁 305。就實際技術而言，趙學敏（約 1720–1805）收集「走方醫」的驗方，提及他們「用刀曰放紅」、「鉗取在速而不亂」，足見走方醫會刀、鉗等手術，與儒醫不同（見《串雅內編・緒論》）。《串雅》（內、外編，1759 撰）該書記錄大量的「外治法」，啟發了清代外治專書《急救廣生集》、《理瀹駢文》二書。又，魯照又作《串雅補》(1825)。以上四書，相關研究缺乏，值得注意。

緣的處境。

為什麼中醫手術「明季清初，絕學復傳」？是否受到西洋醫學的影響？日本科技史家藪內清 (1906–2000)〈西歐科學與明末〉，特別標示「明末」時期。藪內以為葡萄牙派別的「南蠻外科」，只有一些小手術在日本留傳。而中國同時期則沒有類似南蠻外科的業績存留[147]。他甚至進一步說：「中國在明末至鴉片戰爭期間，幾乎沒有受到西歐醫學的影響。」[148]同一時期的韓國傳統醫學，也沒有受西歐手術醫學的波及[149]。事實上，中國醫學內部仍有一些傳奇色彩的手術高手，有的改寫自華佗故事。

在陳實功展演他的雙喉斷裂縫合手術的同時，有一位擅長手術的遊方道人，其「反常手術」套用本書第一章的《三國志》華佗故事的用詞如「麻沸散」。接受手術的病人錢遵道。何喬遠 (1558–1631)《名山藏・方技記》：

> 道人無名氏，亦不知自何來。戴華陽巾，披鶴氅，自言能刳割湔洗，若華旉（按即三國時代的華佗）然。人不之信。過嵊縣長樂鄉（在今紹興），有錢遵道者，病噎不治，自念刳割死，不刳割亦死，等死，請道人試之。道人用麻沸散抹其胸，割之長七、八寸許，出痰涎數碗。遵道暈死，無所知。頃之甦，以膏傅割處。四、

[147] 藪內清，〈西歐科學與明末〉，收入劉俊文主編，《日本學者研究中國史論著選譯・第十卷科學技術》（北京：中華書局，1992），頁 68。董少新以為，清初來到中國的葡、法傳教士，「外科醫生占了絕大多數」。而西洋教士「在華所治療的疾病均以外科疾病為主」。不過，整體而言明末清初西醫的「影響範圍有限」。見董少新，《形神之間——早期西洋醫學入華史稿》（上海：上海古籍出版社，2008），第 3 章。

[148] 藪內清，〈西歐科學與明末〉，頁 74。

[149] 參見 Shin Dongwon, “Korean Medical Discourses on Western Medicine, 1720–1876,”《茶山學》15 號 (2009)，頁 181–218。感謝友人韓國科學文明史研究所申東源教授，解說其文及相關文獻。

五日差，噎亦愈，復能飲食。道人不受謝去[150]。

上述實錄，不在手術的可信程度。故事的重點：在形容手術技藝的高明獨特。手術的真正困難關鍵之處 (technical 'difficulty')，並不在技術本身[151]。事實上，無名道人的手術完全符合古代人方術、巫術對人體「刳割湔洗」技術的共同想像。也就是說，在古代手術史，手術的記載偏向神奇、誇張是必然的。手術實踐者必然具備一定技巧的內在悟性 (inherent intelligibility)，則是「手術」者的真實內涵。李濂 (1488–1566) 在其《醫史》，稱頌手術技術的奧妙神秘：「揮刀而肯綮無碍，其造詣自當有神，雖欲師之而不可得。」[152]

相對於藥物療法，手術療法具有一種神奇色彩，更能表現「技術」高超的手藝。例如，張子和 (1156–1228)《儒門事親》流傳一則故事：張子和取瘤以展演其醫技：

戴人（建民按，張子和之號）在西華，眾人皆訕以為吐瀉。一日魏壽之與戴人入食肆中，見一夫病一瘤，正當目之上網內眥，色如灰李，下垂覆目之睛，不能視物。戴人謂壽之曰：「吾不待食熟，立取此瘤。」魏未之信也。戴人曰：「吾與爾取此瘤何如？」其人曰：「人皆不敢割。」戴人曰：「吾非用刀割，別有一術焉。」其人從之，乃引入一小室中，令俛卧一床，以繩束其肵，刺乳中大出血，先令以手揉其目，瘤上亦出雀糞，立平出戶。壽之大驚。

---

[150] 何喬遠，《名山藏》（福州：福建人民出版社，2010），頁 2891。

[151] 借自英國人類學家 Alfred Gell (1945–1997) 的說法。見 Alfred Gell, "The Technology of Enchantment and the Enchantment of Technology," in Jeremy Coote and Anthony Shelton (ed), *Anthropology and Aesthetics* (Oxford: Oxford University Press, 1992), pp. 46–49.

[152] 俞鼎芬、倪法沖、劉德榮校注，《李濂醫史》（福建：廈門大學出版社，1992），頁 198。

戴人曰：「人之有技，可盡窺乎！」[153]

「人皆不敢割」這句抱怨，點出了割瘤手術的困難度。張子和以類似的針刺療法，施術於「乳中」與「瘤上」兩處。張氏的「演出」，一掃他只會內科的「吐瀉」藥物療法之恥。這則故事顯示，只會「吐瀉」的藥物技術是被眾人訕笑的。

「揮刀造詣」之技，屬於一種手感經驗[154]，或手術直覺。相對中醫核心經典或大量的書寫文本 (written texts)，手術則是演出文本 (performance text)，只存在醫者手術過程 (plot) 而難以言說、傳授。這是各別手術傳承必有「師」傳授卻「不可得」的張力所在。

每一個動手術的醫生，會產生自己的主導手性 (handedness)。他們經由實作，累積經驗的靈活性 (handiness)。而中醫書寫文本形成特殊的偏向。手術「其術不傳」。

明末清初，有一位「薜衣道人」，據說其外科得自仙傳，後無傳人。陳鼎 (1650–?) 的《留溪外傳》中明遺民的奇人軼事 (anecdote)：

> 薜衣道人祝巢夫，名堯民，洛陽諸生也。少以文名。明亡，遂棄制藝為醫。自號薜衣道人，得仙傳外科。凡諸惡瘡，得其藥少許即愈。人或有斷脛、折臂者，請治之，無不完若。刳腹、洗腸、破腦、濯髓則有華陀之神。
>
> 里有破賊者，頭已殊。其子知其神，謂家人曰：「祝巢夫仙人也。速為我請來。」家人曰：「郎君何妄也。頸不連項矣。彼即有返魂之丹，烏能合既離之形骸哉？」其子固強之而後行。既至，堯民

[153] 金・張子和，《儒門事親》（北京：人民衛生出版社，2005），頁 226–227。

[154] 林雨傳醫生曾使用「手下感覺」一詞，來形容傷科手法的經驗。他以為，人體若有「不可動」的骨頭、肌肉、筋膜；手法「把不可動的弄成可動」。見林雨傳，〈傷科手法解析〉，《黃庭中醫會刊》4 期 (2010)，頁 41–53。

撫其胸曰:「頭雖斷,身尚有暖氣。暖氣者,生氣也。有生氣則尚可治。」急以銀針紉其頭于項。既合,塗以末藥一刀圭,熨以炭火,少頃,煎人參湯雜他藥,啟其齒灌之,須臾則鼻微有息矣。復以熱酒灌之,逾一晝夜則出聲矣。又一晝夜則呼其子而語矣。乃進以糜粥。又一晝夜則可舉手足矣。七日而創合,半月而如故。舉家拜謝,願以產之半酬之。堯民不受。後入終南山修道,不知所終。無子,其術不傳[155]。

中醫「外科」治療方法,不只是手術外治;但上述的故事講的也只有「手術」,且斷頭頸可縫連。陳登原 (1900–1974) 論中、西醫學,以為中醫對後者似有「僅僅認識其技藝之所表演」的傾向。又說:中醫之缺失「蓋亦論技藝之表演而未重科學之本身焉。」[156]當時人基於好奇、而不是「合乎常理」相信「不傳」的技術。也就是這是為了表現祝氏比華佗更精巧的手藝,所謂「仙傳外科」的奇想細節,不僅會治瘡藥療而已。此為清稗筆記之一奇觀。

有的手術個案,是以事實為基礎有意誇大其技。如魏禧 (1624–1681) 筆下的醫生呂邦相。這位醫生即能「去敗肉」,治療廷杖之外傷[157]。魏氏的〈姜貞毅先生傳〉述及明末披鱗逆諫的姜貞毅上疏獲罪,「露股受杖」,壞爛體膚:

杖數折,公昏絕不知人。弟垓,時官行人,口含溺吐公飲之。名醫呂邦相夜視公,曰:「杖青痕過膝者不治,吾以刀割創處,七日

[155] 清・陳鼎,《留溪外傳》,收入《叢書集成續編》(上海:上海書局景印,1994)第 30 冊,頁 585。

[156] 陳登原,《中國文化史》(臺北:世界書局,1957)卷 4,頁 277–278。

[157] 莊練,〈明代廷杖制度溯源〉,收入氏著,《明清史事叢談》(臺北:學生書局,1972),頁 1–16。

> 而痛，為君賀矣！」半月，去敗肉斗許，乃蘇，邦相曾活黃公道周廷杖，京師號「君子醫」也[158]。

姜氏杖瘡，若傷勢擴大「杖青痕過膝」，將難以救治。陳實功的《外科正宗》即有處治「杖瘡」，「已破肌肉者，隨杖後以清涼拈痛膏敷之，疼腫即消。」[159]而醫者呂邦相竟以刀除去腐肉，相較慣用手術的陳實功更高明？

清初范少參晚年得子。這個小孩出生時就畸形沒有穀道（肛門閉鎖），無法用藥物療法等治療。葉天士 (1667–1746) 的父親葉朝采施用手術，小孩存活。接受手術者長大後為報恩撰寫一篇葉父的傳記以為流傳。沈德潛 (1673–1769)《歸愚文鈔餘集》收錄〈葉香岩傳〉：

> 范少參長倩無子，晚得伏庵太史，生無穀道，啼不止，延醫視之，皆束手。陽生翁至，曰：「是在膜裏，須金刀割之。」割之，而穀道果開。太史既長，為紫帆翁作傳以報焉[160]。

諸醫皆束手無策，足見有些病證唯一方法只有施用手術。這則肛門閉鎖手術如何理解？完全虛構？我們解讀個別的手術史史料，有時必須像修

[158] 清・張山來，《虞初新志》，收入《筆記小說大觀・23 編》（臺北：新興書局影印，1985），頁 1979–1980。

[159] 陳實功，《外科正宗》（北京：人民衛生出版社，2007），頁 266。

[160] 清・沈德潛，《沈歸愚詩文全集》，收入《清代詩文集彙編》編纂委員會編，《清代詩文集彙編》235 冊（上海：上海古籍出版社景印，2010），頁 178。葉朝采手術的個案，收入王吉民、伍連德的英文醫學史專著。這本近千頁的醫史，有關中醫手術史只有四頁而已。見 K. Chimin Wong and Wu Lien-teh, *History of Chinese Medicine: Being a Chronicle of Medical Happenings in China from Ancient Times to the Present Period*（臺北：南天書局影印本，1985）, pp. 232–234.

辭感覺的「默語」[161]。也就是給看似不可信的史料留更多的餘味，或者更謹慎地提問，而不直接否定手術的可能。

古代人相信神奇手術。清初理學家顏元 (1635–1704) 為外科世醫王廷秀寫的傳，所舉的病案都用「外治」。其中一則為危險的生殖器手術：

> 每療瘡瘍，輒出人意表。或遍身癰腫，秀視之曰：「可刺矣。膿豆許耳。」針兩乳下，果然，進數劑，大痊。
> 一婦人瘡起產門，秀以藥移之。有傅氏嫗患頤癰，連頭際，久不綻，秀刺其膝下，得膿兩碗許，愈。其尤驚人者，醫蠡武人李玄我睪丸毒，視之曰：「嘻！毒徹肌肉矣，稍遲不救，然須縛君凳上割之。」玄我曰：「無容，不聞華佗為關雲長刮骨乎？」侍者曰：「華佗、關雲長世曾幾見？」玄我笑曰：「彼丈夫也，我丈夫也。」大飲兩盂，仰卧張股呼割。秀刀剝皮肉殆盡，瑩瑩二顆，絲筋繫腹中而已，傅藥三日痊，如弗恙也[162]。

這位理學家說謊嗎？李玄我病案，二言人體的「肌肉」、「絲筋」，二言手術的「割」字。而患者勇於嘗試，是套用華佗「先例」。上述手術二顆睪丸將斷而未斷連在腹腔，皮肉殆盡。顏氏只是聽說這則特殊的手術傳聞。華佗與王廷秀的手術都是個別的事例。中國人的思惟傾向，尤其對極限個別之特殊者經常予以最大的注目[163]。

清代醫學史的手術傳記，都缺乏細節。從鞠寶兆、曹瑛《清代醫林人物史料輯纂》收集地方志、筆記、墓志銘中的手術故事極為雷同：

---

[161] 佐藤信夫著，蕭書文譯，《修辭認識》（重慶：重慶大學出版社，2013），頁 10–28。

[162] 清・顏元，《顏元文集》（石家莊：河北教育出版社，2009），下集，頁 414–415。〈瘍醫王廷秀傳〉。

[163] 中村元，《シナ人の思惟方法》（東京：春秋社，1988），頁 85。

1. 張臨豐（潤田），河北青縣人。「有靜海縣人混名王，長砍頭，以其枕骨下至兩腮前後，皮肉皆糜，筋骨備露，氣已待盡，閱醫多矣，皆言不治之症。(張) 潤田往治，先將浮筋用刀割斷扭出，又將浮肉洗淨，用針遍扎，然後敷藥，一月，平復如故」[164]。
2. 臧應詹，山東諸城人。其弟保壽亦通外科。「又有發背，潰成百餘孔，膿出不暢，病者神昏，已不覺痛。保壽令仰卧繩床，床下對瘡口熾炭，撒末藥取膿，烟熏之良久，病者覺痛，乃撤炭，另敷以藥。次日膿大出，漸次脫腐生新，半月全愈」[165]。
3. 許大椿，江蘇長洲人。「同治間，滸關朱朗如，自樓屋跌下，頭骨裂為數塊。醫家僉云無生理。大椿曰：腦蓋未碎，可為也。為洗瘀血、敷藥，不數時，漸有微息。治三月餘，果復原」[166]。
4. 李成舉，四川合川人。「街有患惡瘡者，愈治愈爛，有年矣，及是瀕危、僅餘殘喘。或薦成舉視之，為割去腐肉盈掌，膿血溢盤，限日而愈，果如其言」[167]。
5. 孟有章，江蘇靖江人。「一人患足腫，卧床久不起。有章知膿在膀骨內，令先服麻藥，挾利刃破膀肉見骨，則以舞鑽穿一孔，孔中插麥草管，吸膿而出，洗淨，傅藥于膀，漸愈」[168]。

以上五例，皆非中醫治療之常法。若干手術個案做為偽史料，是經由安排的一種「演出」(mise en scéne)。「浮筋（建民按，與力量、運動有關

[164] 鞠寶兆、曹瑛主編，《清代醫林人物史料輯纂》（瀋陽：遼寧科學技術出版社，2013），頁 149。本編收錄 421 位清代醫家原始史料。

[165] 鞠寶兆、曹瑛主編，《清代醫林人物史料輯纂》，頁 341。

[166] 鞠寶兆、曹瑛主編，《清代醫林人物史料輯纂》，頁 71。

[167] 鞠寶兆、曹瑛主編，《清代醫林人物史料輯纂》，頁 80。

[168] 鞠寶兆、曹瑛主編，《清代醫林人物史料輯纂》，頁 198。

的肌肉）用刀割斷扭出」、「挾利刃破膀肉見骨」等，提供讀者想像的功能。

演出文本是中醫手術史唯一類型的史料。徐珂 (1869–1928)《清稗類鈔》留下一則葉天士的手術。這位溫病學說[169]大師，竟然表演胸腔手術：

> 或患肺癰，委頓欲死，（葉）天士曰：「此非外治不奏功。」乃反接而縛之，令人取冷水一盆，當頭淋之，復以刀刺其心坎，膿血隨出，約斗餘，藥敷瘡口而愈。後詢其故，天士曰：「肺居心上，此人患癰，肺下垂包心，心不可見鐵，故以冷水驚之，使心上提，乘隙入刀刺肺也。」[170]

這是為了塑造「名醫」或華佗般的神醫形象所虛構的軼事，本不必刻舟膠柱。葉天士手術及上述的手術案例，是「非事件性」的，揭示一般民眾對名醫渴望的集體心態[171]。葉氏解釋其手術，其中「肺下垂包心」不見於任何醫學經典。取冷水淋患者使心上提之舉，彷如兒戲，不具備任何手術的規範性。但這則故事，手術出膿血後用藥敷創口等程序，與上

[169] 關於葉天士的溫病學說，章次公 (1903–1959) 以為來自羅天益，特別是「三焦氣血統馭伏氣溫病」。見：章次公，〈葉天士溫病學說之淵源〉，收入朱良春主編，《章次公醫術經驗集》（北京：科學出版社，2013），頁 21。鄧鐵濤的意見不同，見鄧鐵濤，〈葉天士先生問題三則〉，收入氏著，《鄧鐵濤醫話集》（廣州：廣東高等教育出版社，1991），頁 125–127。

[170] 徐珂，《清稗類鈔》（北京：中華書局，1996），第九冊，頁 4137。葉氏這個故事見清代采蘅子《蟲鳴漫錄》。見金公亮編注，《歷代名家筆記類選》（臺北：正中書局，1952），頁 267–268。在相關的研究，葉天士的醫案不包括這一則手術。見陳克正等編著，《葉天士診治大全》（北京：中國中醫藥出版社，1996）。

[171] Jacques Le Goff 著，周莽譯，〈歷史學家與日常的人〉，收入氏著，《試探另一個中世紀——西方的時間、勞動和文化》（北京：商務印書館，2014），頁 414–416。

述無名道人的胸腔手術相同。無名道人手術或可視為葉天士手術的先例。對演出文本的理解應不同於書寫文本，其辨有別於欺慊兩途。我們不採取本書第一章所引述葉夢得、陳寅恪的懷疑研究態度，而是對個案「暫時懸置懷疑」(the suspension of disbelief)。我們將懷疑之態度暫時懸置[172]起來，是為了充分地理解中醫手術的真實感達至最深。

葉天士父子都有手術的軼聞傳說。手術的「不傳經驗」如民國初年淩詠為清末淩奐 (1822–1893)《外科方外奇方》所寫的長篇序文。這位棄醫就商的中醫將開刀技術形容為匠人「劈柴」，真正重點是「勿妄用」手術的勸戒：

> （淩）詠自離（淩氏）師門後，經利藪名場五十年中，不彈此調者久矣。記有師承心得，習外科醫學者，應宜留心焉。蓋開刀如劈柴，須看縷理，宜直縷開刀，擠出膿血即合。若不辨明，誤開橫縷，截斷縷絲，一時翻口難合，收功不易。至于男子龜頭，婦女乳房，頭面手指間生瘡毒，勿得率爾奏刀，重待自潰，取膿斂口，幸勿妄用[173]。

開刀是手藝，順著人體肌肉的「縷理」、「縷絲」，否則動刀後傷口不能收口。動刀的開口方向、部位、大小，以及開口形態等細節[174]，皆有師授、心傳。

「劈柴」是很生動的手術比喻[175]。手術治療的重點在「動作」、不在

---

[172] 這個概念出自柯立芝 (Samuel Taylor Coleridge, 1772–1834)。帕慕克 (1952–) 有所闡釋。見 Orhan Pamuk 著，顏湘如譯，《率性而多感的小說家》（臺北：麥田出版社，2012），頁 182。

[173] 清・淩奐，《外科方外奇方》（太原：山西科學技術出版社景印，2011），頁 16–17。

[174] 夏少農，《中醫外科心得》（上海：上海科學技術出版社，1985），頁 38–39。

[175] 「比喻」做為歷史研究的課題，見 Peter Burke 著，豐華琴、劉艷譯，《文化史

語言、文字。認識手術不得不借助於比喻，而缺乏文字意識 (literal-mindedness)。動手術的細節內自證知不可記載。相對藥物療法，劈柴的比喻也說明手術是傷害較大的治療方法。

對中醫手術的認識論，宜採用「先例」(precedent) 研究法[176]。歷史上先例，對所有中醫史的分支的討論都是重要的。手術史因為其不連續、間接的特性，「先例」更是具有關鍵地位；繫鈴解鈴，此為發凡起例之法。

的風景》(*Varieties of Cultural History*)（北京：北京大學出版社，2013），頁202–205。

[176] Arnaldo Momigliano, *The Classical Foundations of Modern Historiography* (Berkeley: University of California Press, 1990), p. 136.

第三章

「先例」分析法及意義

一個人，只有通過實踐，才能學會如何做手術。做出的縫合，或者把傷口的邊緣縫在一起，或者不能縫在一起——非此即彼，這種事情是沒有商量的❶。

進入本書的第三章，我們追溯陳實功雙喉斷裂縫合手術的「歷史先例」。文獻所見，最早什麼時候有這種手術？先例不應是「慣例」；因為中醫手術並不常出現。先例，也不能直接被視為醫學相似情狀的可以重複模式。我們追尋先例，不是找「華佗敘事」，而是找到明確的手術「原則」。先例不具備《內經》、《傷寒論》成為學習的規範。手術的適用性與醫學經典之間且有一種微妙的「緊張狀態」。

第一節　縫合手術的「先例」

縫合術較早的記載，不在醫學經典，而是在一本急救方書。葛洪(281–341) 的《肘後方‧治卒金創血出中風腸出方》:「若腸已斷者方，以桑皮細縫合，雞熱血塗之，乃令入。」❷可見肚破腸子外出，而且已斷的狀況，有縫合之術令入腹腔。其手術，應不下於斷喉後縫合之難度。胡乃長解釋：

由于腹腔手術在當時是大手術，屬于「大方」或「大療」的範圍，而《肘後方》是一部急救方書，故于此語焉不詳，我們亦無從了

❶ Henry E. Sigerist 著，李虎等譯，《最偉大的醫生：傳記西方醫學史》(*The Great Doctor: A Biographical History of Medicine*)（北京：北京大學出版社，2014)，頁 115。

❷ 尚志鈞輯校，《補輯肘後方》（合肥：安徽科學技術出版社，1996)，頁 345。日本丹波康頓《醫心方》（西元 984 年）引《删繁方》:「取桑皮綖縫腹皮，用蒲黃粉之。」參見：王大鵬、樊友平、張曉慧校注，《醫心方》（上海：上海科學技術出版社，1998)，頁 731。此校本以「半井瑞策家」本為底本。是中文校注本之善本。

> 解更詳細的手術過程。考慮到腹壁損傷及腸損傷，是古代戰傷外科的常見病，近年出土的《武威漢代醫簡》即記有「治金瘡腸出方」的內容，而現存古典醫籍中也有處理這類損傷的零星記載，盡管限于當時醫學發展水平，施行腹部手術的盲目性很高，成功率也很低，但當時治愈腹壁損傷及腸損傷的可能是存在的❸。

這是一種盲目性很高的縫合手術。在成書西元610年的巢元方《諸病源候論・金瘡病諸候》涉及截除腹腔腸間脂肪之手術——

> 當以生絲縷繫絕血脈，當令一宿，乃可截之；勿閉其口，膏稍導之❹。

上述的「血脈」是可見的血管。結紮血管，等一宿之久再動截除手術。傷口暫時不要縫合，並用藥膏引流。引流之後應有縫合腹壁手術。

為數極少的縫合手術案例，與「神異」敘事有關。慧皎(497–554)的《高僧傳》記載一則胸腹大手術，宣揚釋僧富捨生救人義行：

> 時村人有劫，劫得一小兒，欲取心肝以解神。富逍遙路口，遇見劫，具問其意，因脫衣以易小兒，群劫不許，富曰：「大人五藏亦可用不？」劫謂富不能忘身，因妄言亦好。富乃念曰：「我幻䑛之軀，會有一死。今以濟人，雖死猶生。」即自取劫刀畫胸至臍，群劫更相咎責，四散奔走，即送小兒還其家❺。

---

❸ 胡乃長，〈《肘後方》的外科學成就〉，《中華醫史雜誌》11卷1期(1981)，頁27。

❹ 丁光迪主編，《諸病源候論校注》(北京：人民衛生出版社，2008)，頁1050。

❺ 梁・慧皎，《高僧傳》(臺北：廣文書局影印，1986)，頁661。

僧富自殺，傷口從胸至肚臍之深。結果，某人以針將其縫合，「此人悲悼傷心，還家取針，縫其腹皮，塗以驗藥。」❻術後竟不久復原。

縫合手術稍系統的講述見於九世紀中葉，託名「藺道人」所傳的《仙授理傷續斷秘方》。這本中醫最早的傷科❼手冊方書，論及骨破、筋斷等外傷的處治原則：「凡骨破打斷，或筋斷有破處，用風流散填塗，卻用針線縫合其皮，又四圍用黑龍散傅貼。」❽書中多處提及用「煎水」（煮沸過的水）清洗傷口，同時也利用「絹片」包紮護理❾。《理傷續斷秘方》又描敘骨傷的次第，由「腦骨」往下，並沒有涉及頸喉等傷。唐、宋相關醫方書，找不到雙喉斷裂縫合術的任何記載。

除了手術，隋唐時代的藥物療法以「內消」腫熱潰殰的方藥為主流。傅芳指出：「特別是大量應用清熱解毒藥使瘡瘍內消，更是隋唐時期瘡瘍內消法的特點，而兩晉以來用溫通藥物內消的方法也仍在臨床辨證地應用。」❿此時，外科治療湯液尚未全面化（方脈化）、大補之方亦未流行。由「消法」漸成為消、托、補因應不同階段病情內科療法完備。

---

❻ 梁・慧皎，《高僧傳》，頁 661。

❼ 傷科，在宋官方分科稱「金鏃兼折傷科」。折傷也包括「正骨」的技術。正骨在唐代官方屬於「按摩」。明代十三科，「瘡瘍」、「接骨」、「金鏃」獨立成科。「金鏃」是外傷專科，接骨也自按摩而獨立。清代與外科有關的官方分科，有「痘疹」、「瘡瘍」、「正骨」等。梁峻指出：「道光二年（公元 1822 年）以後，太醫院中分科繼續調整，曾一度廢止針灸科，但隸屬于上駟院的正骨科卻日益發展壯大。」見梁峻，〈中國古代正骨科發展概略〉，《中國骨傷》8 卷 5 期 (1995)，頁 28–29。

❽ 藺道人，《仙授理傷續斷秘方》（北京：人民衛生出版社，2006），頁 19。另參見：曹一林，〈《仙授理傷續斷秘方》研究〉，《中國骨傷》21 卷 8 期 (2008)，頁 639–640。又，韋以宗主編，《少林寺武術傷科秘方集釋》（上海：上海科學技術出版社，2008），頁 8。

❾ 藺道人，《仙授理傷續斷秘方》，頁 17，頁 21，頁 38–39。

❿ 傅芳，〈隋唐時期外科學的成就和歷史經驗的探討〉，《中華醫史雜誌》1982 年 3 期，頁 130。

特別值得一提的，唐代對「手術」的實踐並不像南宋以降保守。不僅表現在上述的傷科，連治療小兒有時候也不避忌。例如，小兒病「無辜」，這一類疾病有外科症狀如腦後兩邊長小結，像瘰癧[11]。武則天時代，鄴郡太守王燾 (690–756)《外臺秘要方》載「割無辜」的手術：「俗法多用刀子頭割者，謂之割無辜，比來參詳，殊不如針之以絕根本。」[12]手術割法與針法不同。手術部位在頸部似不能算小手術。唐代仍出現各式各樣的大、小手術[13]。而上述的手術，據說是「俗法」即民間療法，可見一般人民甚至對小兒並不忌避用手術的。俗法不只是一般人民的療法，「手術」也是下層民眾的療法——相較於後世外科好用補藥療法。補藥療法是明清「士宦」之家偏好的療法（詳下討論）。

手術療法在宋代[14]以前使用的場合雖不多，但刀針應用仍保有一定地位。宋代「外科」，如嚴世芸指出的外科「手法愈益豐富」[15]。北宋[16]太宗時的翰林醫官王懷隱等編輯的大型方書《太平聖惠方》，主要總結這之前的各種方劑[17]。其中，涉及外治或手術，要看時機。《太平聖惠方·

[11] 高文柱，《外臺秘要方校注》（北京：學苑出版社，2011），頁 442。

[12] 馮漢鏞，〈唐代的一些外科記載〉，《醫學史與保健組織》1957 年 3 號，頁 205–206。

[13] 參見李建民，《華佗隱藏的手術——外科的中國醫學史》（臺北：東大圖書公司，2011），第二章。

[14] 以金刃引起的外傷來說，全以藥物療法。余瀛鰲收集宋代以前治「金瘡」藥方，一共 26 例。外用 6 方，餘皆內服方。金瘡方主治出血、瘀血及疼痛最多。見：余瀛鰲主編，《宋以前醫方選》（北京：中醫古籍出版社，2007），頁 641–645。

[15] 嚴世芸主編，《宋代醫家學術思想研究》（上海：上海中醫學院出版社，1993），頁 103。

[16] 劉伯驥，《宋代政教史》（臺北：臺灣中華書局，1971），下冊，頁 1465–1483。北宋醫學重在古醫經典之校勘。劉氏說：「醫學師承所聚之地，河北路為衛州，皆本高若訥之學，孫兆、杜壬之徒，始闡其緒餘，猶足名一世。」（頁 1478）此為古學復興之期。北宋醫學與「南宋」醫學不同。

辯癰疽宜鍼烙不宜鍼烙法》以為，炎症肌肉腐敗「蝕其膏膜，為之腐爛，肌肉為之敗潰，內通貫臟腑。若不鍼烙，決潰然毒無從而解，膿瘀無從而洩」，因此手術是必要的，「或過時不鍼，即及（毒）攻於內，內既消敗，欲望其生，豈可得乎？」⑱不過，相對政府官方的藥局，無論內外科以「成藥」的發售為主，不提供任何形式的手術治療⑲。趙佶《聖濟經》（約撰於 1111–1118 年），提及各種治療「內、外之法」，外治之法不涉刀針手術，而提倡「湯液」⑳。在各種治療方法，內治特別是湯方的比例宋以降增加。而且，對手術專科的批評也出現。陳自明（約 1190–1272）

> 今之名外科者，多是膠柱，不善交通，立性粗率，惟以針、刀為快，始用毒藥塗搽其外，內施冷藥以虛其胃，外以塗藥，閉塞毛竅，致使毒氣無從所出，內外交攻，血氣溷亂，則正氣愈污，邪氣滋盛，其瘡腫彆，根腳散闊，而患者疼痛昏迷。
>
> 恣其所措，毒氣爛漫，卻云痛者易療，操心剛狠，輕視人命，以規徼利，卻以軟言慰諭病者，殊不興念人之痛楚，頃刻難堪，反以毒藥麻痴好肉，務施刀剪，云去蠹肉，惻然寒心，與屠劊何異哉？㉑

可見外科也善用「刀」、「剪」等器械。但患者有「疼痛昏迷」等手術的

⑰ 章健，〈宋代官刊方書和個人方書特點探討〉，《中華醫史雜誌》2001 年 2 期，頁 75–77。

⑱ 宋・王懷隱等，《太平聖惠方》（臺北：新文豐影印本，1980），第⑽冊，頁 5929–5930。

⑲ 陳元朋，〈兩宋的醫事制度及其社會功能〉，《史原》20 期 (1997)，頁 307–311。

⑳ 宋・趙佶，《宋徽宗聖濟經》（北京：學苑出版社，2014），頁 170–173。〈表裡深明章〉一節。

㉑ 盛維忠主編，《陳自明醫學全書》（北京：中國中醫藥出版社，2005），頁 263。

後遺症，並無法解決。

元代㉒危亦林《世醫得效方》（刊於1345年）收錄傷科史料較全，但只有腹部腸創傷縫合術㉓。與前述《肘後方》的縫合術雷同。較早以桑皮縫合自刎傷口的記載，見宋人郭彖（南宋初舉進士）的《睽車志》；這是一本短篇志怪㉔：主角傅霖「淳熙庚子任臨安監，嘗建請于北關創立新倉，攘取民居八十餘家」，而受到報應，其女遂病。「又欲大營備戽水車之具，官無餘鏹。其家素富，乃從妻丐五百緡，妻拒不與。霖窘迫，以刃自裁，救之不死。醫者以桑皮縫合其創，傅藥雖愈，而頷頸攣不復伸，俯首不能仰視，神識沮喪」㉕。傅氏自殺部位應在頸部。很遺憾，我們在宋代醫書找不到斷喉縫合類似的記載。

傅霖的自刎故事，純屬虛構；然斷喉「以桑皮縫合其創」符合外科手術的想像，有其所本。安金藏、張瓊的案例可佐證。安金藏是唐武后時的太常樂工，常侍東宮太子左右；東宮太子被告謀反，武則天下詔來俊臣查處，安金藏以死明太子不謀反。《新唐書・忠義・安金藏傳》：金藏「引佩刀自剚腹中，腸出被地，眩而仆。后聞大驚，輿致禁中，命高醫內腸，褫桑祔紩之，閱夕而蘇。」㉖這裡的「桑祔」即是桑白皮㉗。

㉒ 陳垣(1880–1971)〈總論元文化〉可參。見陳垣，《元西域人華化考》（上海：上海古籍出版社，2014），頁117–120；元之醫學見頁109；頁126。清代錢大昕(1728–1804)的《元史藝文志》的〈醫書類〉一共收錄此期醫籍177種。所收元代醫書最全。以上，見陳文和主編，《嘉定錢大昕全集・第5冊》（南京：江蘇古籍出版社，1997），頁49–52。另，錢大昕〈元藝文志〉有補正。見錢大昕，《十駕齋養新錄》（上海：上海書店，2012），頁291–293。

㉓ 許敬生主編，《危亦林醫學全書》（北京：中國中醫藥出版社，2006），頁468。

㉔ 魯迅，《中國小說史略》（香港：新藝出版社，1976），頁106。

㉕ 郭彖，《睽車志》（臺灣商務印書館影印文淵閣四庫全書本）第1047冊，頁229–230。宋代另一本志怪小說，徐鉉(916–991)的《稽神錄》有一則手術，「處士蒯亮言，其所知額角患瘤，醫為割之，得一黑石碁子。」見徐鉉，《稽神錄》（北京：中華書局，1996），頁125。可參看。

㉖ 歐陽修、宋祁，《新唐書》（北京：中華書局，1975）卷191，頁5506。唐長孺

紩，即縫合、補綴。另外，《資治通鑑·後周紀四》西元 956 年條下，後周世宗出兵攻擊南唐，張瓊為趙匡胤的麾下心腹：「太祖皇帝乘皮船入壽春壕中，城上發連弩射之，矢大如屋椽；牙將館陶張瓊遽以身蔽之，矢中瓊髀，死而復蘇。鏃著骨不可出，瓊飲酒一大卮，令人破骨出之，流血數升，神色自若。」㉘此類似關雲長的故事。張瓊中箭深入及骨。取箭的過程，縫合皮肉，使創口癒合。所謂「破骨」應指「死骨剔除術」㉙。

對武則天殺李家皇室、長孫無忌集團的人，持正面評價。見唐長孺，《魏晉南北朝隋唐史》（北京：中共中央高級黨校歷史教研室，1964），頁 243。安金藏事亦見《大唐新語》卷 5 記載。後唐玄宗追封安氏為代國公，制書詳《全唐文》卷 23。此事應為實錄。見馮漢鏞，《唐宋文獻散見醫方證治集》（北京：人民衛生出版社，1994），頁 73。論者或以安金藏為粟特人，剖腹係「祆教法術」。見雷聞，〈割耳剺面與刺心剖腹——從敦煌 158 窟北壁涅槃變王子舉哀圖說起〉，《中國典籍與文化》2003 年 4 期，頁 95–104。

㉗ 桑皮線，在東漢《神農本草經》作「桑根白皮」。北宋蘇頌的《本草圖經》（1058–1062 年編成）說桑根「白皮作線，以縫金創腸出者，更以熱雞血塗之。唐·安金藏剖腹用此法，便愈。」見尚志鈞，《神農本草經校注》（北京：學苑出版社，2008），頁 126–127；唐慎微，《證類本草》（北京：華夏出版社，1993），頁 373。《證類本草》提及採收桑根白皮的禁忌「出土上者殺人」。意思是，桑樹根不用露出在地面的部份的白皮。有一則關於程顥 (1032–1085) 的故事：「明道主簿上元，謝師直為江東轉運判官。師宰來省其兄，嘗從明道假公僕掘桑白皮。明道問之曰：『漕司役卒甚多，何為不使？』曰：『《本草》說桑白皮出土見日者殺人。以伯淳所使人不欺，故假之爾。』」伯淳是程顥的字。桑白皮採收易見其「毒」；採取之人也應該具有某種稟賦（「不欺」）足以抗毒。程顥、程頤，《二程集》（北京：中華書局，2004），頁 660。

㉘ 司馬光，《資治通鑑》（北京：古籍出版社，1956）卷 293，頁 9545。關於後周世宗三征南唐，及趙匡胤不同於世宗的「統一」決策，見鄧廣銘，《宋史十講》（北京：中華書局，2009），頁 3–13。

㉙ 韋以宗主編，《中國骨傷科學辭典》（北京：中國中醫藥出版社，2001），頁 208。又，唐人劉餗的小說，記錄一則「鑿骨」手術，與戰傷有關，可參。見

成書於 1331 年，李仲南的《永類鈐方》涉及斷喉的縫合手術。在〈唇口喉齒腮傷〉一節首次揭示了縫合傷喉的原則：

> 凡割喉者，用腳騎患人頭項，以絲線先縫內喉管，卻縫外喉管，用封血藥。或喉被人打葉了，以手掐圓之。吊項見急濟方中。若喉結傷重，軟喉斷不治。結下食喉管斷，以湯與之，得入腸可治，若并出不可治[30]。

「封血藥」即為止血。所謂「吊項」，是上吊、自縊，與自刎割喉的處理方式不同；前者是自殺行為的常態 (routinization)。《永類鈐方》將兩者分別對待。上述文字，與緊接著下文王肯堂的說法，一模一樣。相關的手術內容，我們稍後一併討論。《永類鈐方》另記載腹腔縫合術，「卻用桑白皮為線，打曲針向皮內縫合，後用斷血、合口藥同濟，用絹袋縛定，再貼絹上再縛。」[31]從縫合所用的「曲針」，可以推測手術按不同狀況而使用不同的針具。

李仲南《永類鈐方》記錄醫者實踐手術時「用腳騎患人頭項」的獨特姿勢，顯示縫合手術的真實性。元代末，文人吳海 (?–1386)《吳朝宗先生聞過齋集》論外科：「瘍醫世稱外科，謂與內科不通。執是技者，不過辨其腫潰金折之屬，制其祝藥劀殺而已。於切脈實證，湯飲醪醴之用不與焉。」[32]可見內外科之區別，治療方法如「切脈」與「湯飲」是內

劉餗，《隋唐嘉話》(北京：中華書局，1997)，頁 24。

[30] 李仲南，《永類鈐方》(北京：人民衛生出版社，2006)，頁 825。本書記載腹腔胰肉摘除手術，值得注意 (頁 827)。足見中醫認識胰臟。另參見王育學，〈《永類鈐方》在骨傷科學術上的貢獻〉，《中華醫史雜誌》12 卷 3 期 (1982)，頁 153–154。

[31] 李仲南，《永類鈐方》，頁 826。

[32] 元・吳海，《吳朝宗先生聞過齋集》(上海：商務印書館，1936)，頁 8。〈贈醫師郭徽言序〉。吳海的生平、著作，參錢仲聯主編，《歷代別集序跋綜錄：元

科之特色，而元明以下外科由外治手術轉為內科治法。

李仲南《永類鈐方》所載，喉「兩管」(內喉管、外喉管) 縫合術，是否受同時代《回回藥方》的影響，不得而知。撰寫於十四世紀 (1368)，由元代醫療行政組織「廣惠司」所編纂的《回回藥方・說傷損從身外著透人身內及因跌磕有傷並治法》有縫合的細節：「縫的法：插針時，先將連筋肉傷處，用針頭從所縫之人這邊向外穿過，卻倒其針從外將外皮並浮肉向裡插入來，要針頭對所縫之人後」[33]。此外，《永類鈐方》上述有「或喉被人打葉了 (『葉』應作『歪』)，以手掐圓之」的記載；《回回藥方・說脊梁骨脫出者》有類似的手法：「若脖項骨節脫了，其治法：令病人俯臥，一人扯其頭向前，一人于骨節上緩令而軟，然後入本處。」[34] 不過，《回回藥方》一書深秘宮廷，作用不大[35]。

雙喉斷裂縫合手術最早出自元代之《永類鈐方》，有一佐證。在「漢字傳統醫學圈」[36]的韓國醫學，世宗朝金禮蒙 (1429–1469) 的《醫方類聚》也見這一類縫合手術[37]，全文一字不改也抄自元代《永類鈐方》。韓醫學文獻是否有這一方面手術可信的醫案，有待研究。陳實功的手術實踐並沒有直接抄襲 《永類鈐方》 手術原文 ， 而 1801 年日本丹波元簡

——明代卷》(南京：江蘇教育出版社，2005)，頁 796–798。

[33] 《回回藥方・折傷門》，收入湯耿民編，《秘傳傷科方書八種》(北京：中國中醫藥出版社，2013)，頁 17。關於蒙醫學的一般概況，見伊光瑞主編，《內蒙古醫學史略》(北京：中醫古籍出版社，1993)，頁 25–37；張俊峰，〈《回回藥方》「折傷門」對骨傷科學術的貢獻〉，收入牛陽主編，《回回藥方研究》(銀川：陽光出版社，2010)，頁 139–143。

[34] 《回回藥方・折傷門》，頁 56。

[35] 范行準，《中國醫學史略》(北京：中醫古籍出版社，1986)，頁 151。

[36] 參考真柳誠編，《越境する傳統、飛翔する文化——漢字文化圈の醫史》論文集 (水戶：第 111 回日本醫史學會事務局，2010)。

[37] 參見方聖惠、車雄碩、金南一，〈韓國韓醫學文獻中有關縫合手術小考〉，《韓國醫史學會誌》Vol. 23，No. 2 (2010)，頁 47–56。本論文承韓國世明大學韓醫科大學吳在根教授示知，並為解說。

(1755–1810) 編《救急選方・金瘡攧仆門》卻抄自陳實功的《外科正宗》[38]原文，同時也沒有任何醫案。大致來說，漢字醫學圈包括傳統越南醫學[39]在內，雙喉斷裂手術的出現時代應該不會超過西元十四世紀；主要來自中國醫書，朝鮮、日本等醫書都抄自中國醫書。

外傷縫合手術，應是特殊狀況才施用。出血不止，或者瘀血脈中，或血留在臟腑中以致血流不暢，一般多用內服藥方。元代孫允賢《醫方大成論》：

> 或為刀斧所刃，或墜墮險地，打撲身體，皆能使血出不止，又恐瘀血積于臟腑，結而不散，去之不早，恐有入腹攻心之患。治療之法，須外用敷貼之藥，散其血，止其痛，內則用花蕊石散之類化利瘀血，然後款款調理生肌[40]。

外用貼藥，內用花蕊石（花乳石）研末化瘀止血。這是常規的外傷治療。

外傷治療「必先以養胃氣為本」（所謂補土學說），金代張元素——李東垣師弟的學說指導手術的治療。劉因 (1249–1293) 論及河北易州（今

[38] 丹波元簡編，《救急選方》，收入李順保、王自立、蒲朝暉主編，《古代中醫急救醫書全集》（北京：學苑出版社，2011），頁 700。《救急選方》有關外科療方，與日本寬政元年 (1789) 的《良方匯選》相同。

[39] 「越南醫學」稱為南醫、南藥，或東醫學等。真柳誠認為，越南醫書的作者多為進士等出身為其特徵之一（傳統越南進士的意思，與同時代中國相同？）。另外，在系統化、本土化的貢獻，以黎有倬 (1724–1791)《醫宗心領》為代表。見真柳誠著，郭秀梅譯，〈越南醫學形成之軌跡〉，收入氏編，《越境する傳統、飛翔する文化——漢字文化圏の醫史》，頁 274–283。參見：真柳誠，〈ベトナム國家圖書館の古醫籍書誌〉，茨城大學人文學部紀要《人文學科論集》45 號 (2006)。我曾請教真柳教授有關越南醫學縫合手術的歷史，相關的史料有待進一步發掘。

[40] 陳仁壽、曾莉主編，《台北故宮珍藏版中醫手抄孤本叢書・六》（上海：上海科學技術出版社，2014），頁 33。

河北易縣）的張元素「不治病」的醫學：「近世醫，有易州張氏，學於其書，雖無所不考，然自漢而下，則惟張機、王叔和、孫思邈、錢乙，為得其傳，其用藥，則本七方十劑而操縱之。其為法，自非暴卒，必先以養胃氣為本，而不治病也。」㊶易州張氏學的流傳，在醫學史家宋向元(1905–1966) 被忽略的論文〈試論宋元學派產生的原因〉，指出「北方醫學學術內部」的各種矛盾的文化背景。而張元素「把前人重視內因發病作用的優良成果加以系統總結，成為『養胃氣』的『家法』」㊷。金元外科也受到「重視內因」及補養胃氣的風氣。我們以下可以參看張元素弟子羅天益㊸的病案。

相對於藥物療法，手術療法預後變數較多，並不安全。元代名醫羅天益 (1220–1290) 曾任軍醫，其所留下的醫案不少是隨軍旅往來中原及幽燕各地的經驗。1258 年，據羅氏自述：「予從軍住冬于成武縣。有賈倉使父，年逾六旬，冬至後數日，疽發于背，五七日腫勢約七寸許，不任其痛。瘍醫視之，曰膿已成，可開發矣。公懼不從，越三日，醫曰：不開恐變證生矣。遂以燔針（建民按：火針）㊹開之，膿泄痛減。以開

㊶ 元・劉因，〈內經類編序〉，收入氏著，《靜修先生文集》(《叢書集成新編》第 66 冊，臺北：新文豐影印本)，卷 2，頁 88。《內經類編》係羅謙甫著作。

㊷ 宋向元，〈試論宋元學派產生的原因——對章巨膺先生「宋以來醫學流派和五運六氣之關係」提出幾點意見〉，收入朱世增主編，《章巨膺論傷寒》(上海：上海中醫藥大學出版社，2008)，頁 179。又，劉炳凡，《脾胃學真詮》(北京：中醫古籍出版社，1993)，頁 24。

㊸ 參見：李大鈞、吳以嶺主編，《易水學派研究》(石家莊：河北科學技術出版社，1993)，特別是頁 52。此書對張元素「學派」研究甚詳。

㊹ 《內經》稱火針為燔針、焠刺，是用燒紅的針迅速刺入人體肌肉的治療方法。《傷寒論》曰「燒針」。《千金要方》首次將火針應用在外科，又稱為「白針」。明代高武《針灸聚英》(1529 年) 有〈火針〉專篇。高武以為：「凡行火針，一針之後，疾速便去，不可久留。」又說：「火針者，宜破癰毒、發背，潰膿在內，外皮無頭者，但按腫軟不堅者以為潰膿。闊大者按頭尾及中，以點記，宜下三針，決破出膿，一針腫上，不可按之，即以指從旁捺之，令膿隨手而

遲之故，迨二日變證果生。」㊺這裡的「瘍醫」實另有其人，不是羅天益。六旬患者開刀之後，另生別證。因此，羅氏改用藥物療法：「與瘍醫議，急作清涼飲子加黃連，秤一兩五錢，作一服服之，利下兩行，痛減七分。翌日復進前藥，其證悉除，後月餘平復。」㊻羅天益與「瘍醫」合診，可見此時瘍醫專科仍然被看重。而羅氏用藥方偏涼，與明中葉以後愛用補藥，或以《傷寒論》各方治內、外科疾病的風氣不同（詳下）。背疽在古代是外科重疾，手術風險尤大。這裡所謂的「變證」，以下有一例，患者最後成為廢人。

針、刀治療外疾，強調其神奇易被觀察、記錄。元代陶宗儀筆記中的傳聞，一人墜馬後舌出不入，諸醫罔知，回回官醫「遂剪去」；手術後舌又生，「亦剪之」，塗藥而癒㊼。但外治潰膿不易療治，甚至有人將外科疾病視為「冤業」。1358 年，孔子的後代、山東曲阜人孔齊因戰亂逃至四明（浙江寧波），以下是他從陳仁壽耳聞的親身經歷：

> 嘗言一日過江西，舟中遇漏雨，醉卧濕蒸之所，遂患骨節疼軟，逾年尤甚，因往杭（州）求醫，醫用針法治之，一針竟不能步，疾倍于前時，怒而舁歸，自此不得痊矣。
>
> 其疾甚怪異，手足指縫間始患腫毒，久而潰膿，膿盡微露白塊如骨，以手捻之即出，稍軟，見風堅，白如粉色，若此者不知其幾也。凡肘膝有骨節處皆患遍，筋骨拘攣不能舉動，終身廢疾。每恨無名醫，不治猶可，因治而成廢人。蓋其幼時曾酒色過度，風

出。或腫大膿多，針時須側身回避，恐膿射出污身。」火針用於外證出膿。詳見明．高武，《針灸聚英》（北京：北京科學技術出版社，2013），頁 117–118。

㊺ 元．羅天益，《衛生寶鑒》，收入許敬生主編，《羅天益醫學全書》（北京：中國中醫藥出版社，2006），頁 109。又，羅天益，《羅謙甫治驗案》（太原：山西科學技術出版社景印，2012），頁 40–41。

㊻ 元．羅天益，《衛生寶鑒》，頁 109。

㊼ 元．陶宗儀，《南村輟耕錄》（北京：中華書局，1980），頁 109。

濕侵之久矣，亦是冤業所致如此㊽。

這是一起醫療事故。患者有外疾常見的潰瘍外顯症候。孔氏雖兩次用中醫常見的「風」來理解，終歸之於「業」。這類醫療事故，又例如明代楊儀《高坡異纂》所載，一跛老翁，「自言少瘡瘍，有庸醫誤折針膝中，今杖行二十年，莫能愈。」㊾此例亦因針刺外科之疾而成廢人。元代王珪認為，人之百病，其因有五大類型，「癩」、「瘡」等等外疾是為「果報之病」㊿。自刎傷喉也是冤業吧。

人的頸項不同部位，佈有不同的脈管(51)。若是割損外傷時，血管暴露，易於觀察。元曾任建昌太守的沙圖穆蘇《瑞竹堂經驗方》（成書於1323年）論外傷止血：「被傷血流太多，恐傷斷脈絡、血筒，急急揩去血，用藥乾貼之，立止。」(52)血筒應是可目視的大「血管」（如動脈），不是不可見的經脈。而李仲南所謂的「割喉」，只提到斷裂之兩喉，不涉及頸部的血管。

「頸項」創傷是人及動物致命之處。外傷大量流血，在頸項處都無法有效控制。王清任(1768–1831)觀察到屠割動物速死都是在其頸項而

㊽ 元・闕里外史，《靜齋至正直記》（臺北：世界書局景印，1972），頁194–195。

㊾ 宋・周守忠原撰，邵冠勇、邵文、邵鴻等注釋，《歷代名醫蒙求》（濟南：齊魯書社，2013），頁194。本書收集中醫名醫原始史料共456人。

㊿ 元・王珪，《泰定養生主論》（北京：學苑出版社，2003），頁27。

(51) 第八世紀末的藏醫《華丹據悉》，第三部第八十四章為〈頸部創傷治法〉，即區分頸部不同脈管的受傷情況而治療。宇妥・元丹貢布等著，《四部醫典》（上海：上海科學技術出版社，1987），頁205–206。李經緯指出，藏醫以為：「氣管橫斷者死，而氣管劃裂者，可用熊膽腱索縫合，再復以『薄膜膠水麵糊毡片彌』，似為氣管縫合術。」參見：李經緯、傅芳，〈《四部醫典》之創傷外科成就〉，《中華醫史雜誌》16卷2期(1986)，頁122。

(52) 沙圖穆蘇，《瑞竹堂經驗方》（北京：中國醫藥科技出版社，2012），頁75。當歸草堂本，血筒作「血管」。另參見，劉時覺，〈元代醫籍年表〉，《中華醫史雜誌》33卷1期(2003)，頁47。劉氏相關醫史研究，很值得注意。

不在心：

> 試看殺羊者，割其頸項，不刺心，心內亦無血。又曰：不刺心，何死之速？余曰：滿腔血從刀口流，所以先流者速，繼而周身退還腔子，所以後流者遲。血盡氣散，故死之速。如人鬥毆破傷，流血過多，氣散血亡[53]。

這是王氏一家之言。他觀察到被宰動物的心臟無血，也在小兒屍體的下腔靜脈入心處及胸腔肋膈竇中發現血液（他稱之「血府」）。王氏也以為心是行氣的[54]。異常流血比逐漸「氣散」，死亡更快。

元末明初的學者宋濂 (1310–1381) 即以為手術不實，「刳腹背，湔腸胃而去疾，則涉及神怪矣」[55]。而神怪之術，又做為高明醫者的一種「宣傳」手法。〈贈醫師周漢卿序〉提及外治法：

> 虎林黃氏女生瘰癧，環頸及腋，凡九竅，竅破白瀋（按瀋即液汁也）出，右手拘攣不可動，體火熱。家人咸憂，趣匠製棺衾。周君為剔竅母，長二寸，其餘以火次第烙，數日成痂，痂脫如恒人。於越楊翁項有疣，其鉅類瓜，因醉仆階上，疣潰，血源源流。凡疣破，血出弗休，必殺人。他醫辭不進，周君用劑糝其穴，血即止。
>
> 烏傷陳氏子腹有凷隱起，捫之如罌，或以為奔豚，或以為瘕，周君曰：「脈洪且芤，癰發於腸。」即用燔針如筴者刺入三寸餘，膿

[53] 清・王清任，《醫林改錯》（北京：人民衛生出版社，2012），頁 18。

[54] 李定一，〈王清任《醫林改錯》臟腑解剖考〉，收入錢超塵、溫長路主編，《王清任研究集成》（北京：中醫古籍出版社，2002），頁 248。

[55] 羅月霞主編，《宋濂全集》（杭州：浙江古籍出版社，1999），第一冊，頁 53。宋氏文集收有不少論醫之文。

隨針射出，其流有聲，愈[56]。

以上三例，都屬外科病例。其中兩例接近頸項要害。兩例皆使用「烙」、「燔（火）針」手術。

雙喉斷裂縫合手術見於西元十四世紀醫學文獻，除了學者指出的「由于多年的戰爭，客觀上促進了金創外科、骨傷科的長足發展」[57]。而元、明、清醫學一體化[58]。如元代醫者葛雍[59]、馬宗素[60]對宋代醫學的批評，由用藥改變外科的治療取向。

總的來說，外科以藥物療法為元明醫學整體趨向。自裁身亡的元遺民戴良 (1317–1383) 為醫者呂復撰寫的長篇傳記〈滄洲翁傳〉，收錄內、外科病案，其中外科病案三則都以藥物療法。而且戴氏口中的「瘍醫」（俚醫，即俗醫）外治都為負面教材：

副樞張息軒病傷寒踰月，既下而內熱不已，脇及小腹偏左滿肌肉色不變。俚醫以風矢所中，膏其手摩之，浹四旬所，其毒循宗筋流入於睪丸，赤腫若瓠子，瘍醫刺潰之，而左脇腫痛如故。既選醫之尤良者在門，更召翁診。翁以關及尺中皆數滑而且芤，因告之曰：「脈數不時，則生惡瘡；關內逢芤，則內癰作。季脇之腫，癰作膿也。」經曰：「癰疽不得頃時回。」下之慎勿晚。乃用保生

[56] 《宋濂全集》，第一冊，頁 496–497。

[57] 朱建平，〈元代交相輝映的各民族醫學〉，收入氏著，《中國醫學史研究》（北京：中醫古籍出版社，2003），頁 73。

[58] 岡田英弘 (1931–) 稱為「蒙古化」。岡田史學與京都派桑原騭藏 (1870–1931) 相近。見岡田英弘著，陳心慧譯，《世界史的誕生》（新北市：遠足文化，2013），頁 222。

[59] 李茂如，《醫籍敘錄集》（北京：中醫古籍出版社，2009），頁 110–111。葛氏所編《傷寒直格》，託名劉完素。「其對後世溫熱學說之興起，影響頗巨」。

[60] 李茂如，《醫籍敘錄集》，頁 112–113。

> 膏作丸，衣之以乳香，而用硝黃作湯以下之，下膿如糜可五升許[61]。

這則病案引用的「經曰」出自《黃帝內經》，其治療以針刺，而呂復以藥治。戴氏又自述其慢性病，服補方：「余得亡血病，服藥經年，碧山視之曰：『此陰虛證也。徐補之則愈，急止則大害。』從之」[62]，徐補而愈。「補」法又以李東垣 (1180–1251) 補脾胃之法為主。元好問 (1190–1257)〈脾胃論序〉：

> 《內經》說百病，皆由上中下三者。及論形、氣兩虛，即不及天地之邪。乃知脾胃不足，為百病之始。「有餘」、「不足」，世醫不能辨之者，蓋已久矣。往者遭壬辰之變（建民按，1232 年，蒙古軍亡金國，汴京受圍），五、六十日之間，為飲食勞傷而沒者將百萬人，皆謂由傷寒而沒。後見明之（李東垣字）《辨內外傷及飲食勞倦傷》一論，而後知世醫之誤[63]。

「不足」之證是為「虛」證，得之飲食、倦勞等的「內傷」（相對於傷寒）。故治療不用烈藥取效，原因如許衡 (1209–1281) 所說的，「劫效目前，陰損正氣，遺禍于後者多矣」[64]。速效後遺症多，不如徐徐而補之養之，無傷正氣。外傷治療亦然。

---

[61] 元・戴良，《戴良集》（長春：吉林文史出版社，2009），頁 310–311。戴良寫過〈丹溪翁傳〉（頁 119–123）、〈懷滑攖寧〉（頁 288）。

[62] 元・戴良，《戴良集》，頁 150。〈贈醫師朱碧山序〉。

[63] 周烈孫、王斌校注，《元遺山文集校補》（成都：巴蜀書社，2012），下冊，頁 1278–1279。關於壬辰之變，見方滿錦，《元好問之名節研究》（臺北：天工書局，1997），頁 148；頁 120–121。

[64] 元・許衡，《魯齋遺書》，收入《景印文淵閣四庫全書》（臺北：臺灣商務印書館，1973），第 1198 冊，卷 8〈與李才卿等論梁寬甫病症書〉，頁 408。

事實上，如創傷外科專家 Asher Hirshberg 等指出：「損傷的頸部恰如虎穴 ， 中心部密布著關聯生命的重要器官」、「稍有不慎就會釀成大錯」[65]。頸部手術無疑盡量避免為之，以免無法挽救。

明清外科有「內科」轉向之發展。明初廣東石龍縣令烏斯道（1314–1390 後）不同意內科難、外科易的成說。他說：「至正已亥夏，袁仲良之娘疽發背，獲至剛療而瘥，人徒見其藥之易，不審夫疽發於外而係於內，其療之功，等於疾醫之用心也。」[66]馮至剛治外疾疽，以「係於內」的內科（藥物）療法。因此，外科也少用任何形式的手術。與陳實功同時的醫家王肯堂 (1549–1613)《證治準繩・瘍醫》抄錄李仲南書中的斷喉縫合術，但稍改動以為食管斷即不可治：

> 凡割喉者，用腳騎患人頭頸，以絲線先縫內喉管，卻縫外頸皮，用封口藥塗傅，外以散血膏敷貼，換藥。或喉被人打歪，以手搖正，卻以前膏敷貼。若結喉傷重，軟喉斷不可治。以湯與之，得入腸者可治，若并出者不可治[67]。

上述二條引文，很難得提到醫者正在施行手術的姿態。縫合人體部位具體指出，包括「內喉管」及「外頸皮」（李仲南作「外喉管」）。也就是只處治單喉斷裂的狀況。這種縫合術能縫斷裂的內喉，可說極盡精巧。其中，上文又論及「結喉」、「軟喉」的情況，按《洗冤集錄・論沿身骨脈及要害去處》：「頸之前者顙喉，顙喉之上者結喉」[68]。結喉，或是喉節，

[65] Asher Hirshberg、Kenneth L. Mattox 著，胡海地譯，《頂尖刀法：創傷外科的手術技巧與藝術》（北京：人民軍醫出版社，2011），頁 203。

[66] 明・烏斯道，《烏斯道集》（杭州：浙江古籍出版社，2012），頁 183–184。〈贈醫者馮至剛序〉。

[67] 王肯堂，《六科準繩》（臺北：新文豐出版公司影印明刻本，1979），頁 429。

[68] 姜麗蓉譯注，《洗冤集錄》，頁 119。

在頸正前突起處。而所謂「軟喉」即食管[69]。王肯堂也認為，食管斷是「不可治」的。例如餵食病人湯水，飲水由刀口溢出不能入腸胃即表示食管斷裂。王肯堂承襲李仲南的做法，而較陳實功的手術保守。稍晚於王肯堂的明代醫家龔居中 (?–1646) 也主張單管斷裂或可救治，而「氣管斷，即死不治」[70]。

王肯堂將雙喉斷裂縫合手術改為單喉縫合，在他的著作另有「割喉」的縫合手術。王氏《證治準繩．瘍醫》有所謂外傷處治的「封口藥」（疑即「封血藥」），為外用之藥方：

> 封口藥　治刀斧傷，割喉、斷耳、缺唇、傷破肚皮，跌破陰囊皮等證，大效。乳香、沒藥、兒茶、當歸、杉皮炭各一錢、麝香五厘、片腦一分、猪豨䕡葉一錢（如無此葉，用葛葉、毛藤子葉，亦可）上各另研細末，秤合和勻。入麝碼細，次入腦碼勻，瓷器收貯。
>
> 如缺唇，先以小氣針作三截針之，用絹線一條，兩頭搓猪毛，以唾蘸濕，抹封口藥于線上，將藥線三截穿定，卻以麻藥抹缺處，以剪刀口抹封口藥，薄剪去些皮，以線即縫合就。以雞子黃油搽患處，以金毛狗脊毛薄鋪于上，卻以封口藥末掞于上，每日用藥水輕洗去，搽油換藥，每日只換一次，待八日，剪去線搽藥[71]。

這則縫合手術，同時通用幾種不同的外傷及外科等證。王肯堂以「缺唇」手術為例[72]，有針、刀等器械，也提及麻藥。其中，傷破肚皮的縫合已

[69] 劉再朋主編，《瘍科古論選讀》（北京：人民衛生出版社，1987），頁 58。
[70] 明．龔居中，《外科百效全書》（臺北：新文豐出版公司景印，2002），頁 362。
[71] 明．王肯堂，《證治準繩》（北京：中國中醫藥出版社，1997），頁 1240。
[72] 缺唇手術，在中醫史的起源甚早，但卻得不到發展。王吉民 (1889–1972) 以為：「補唇手術頗簡單，並無危險，不可與剖腹同日語。此技兆自晉代，乃歷

見於前例。手術過程以「雞子黃」塗抹傷處，而類似的代替療法，即以雞皮（雞清等）更為簡便方法更廣為流行。封口藥是一種外治藥方，並不內服。

同樣活動於萬曆年間的孫一奎，他是明代外科大家汪石山 (1463–1539) 的再傳弟子。孫氏在吳興一帶為人治病，曾留下一則為七十三老人治外科疾病的案例。患者吳天威騎馬墜傷，半年後左胯腫傷，延請了多位醫生治療，無奈各說各話。「聞歙（即安徽歙縣）外科洪氏能，且識雜病，迓以為治，居數日，視為疝氣」，投以熱藥又無效[73]。再找了孫一奎重新診療，孫氏認為不是疝氣而是「便癰」（大小二便），大概長在生殖器附近的外瘍。孫一奎對前位外科醫者的診斷並沒有批評，可見專科醫生還有一定的地位：

> 予曰：此便癰也，洪係外科專門，胡獨忽此？蓋渠素慎重，見患者年高，烏敢認為便癰治哉！此殆千慮一失，毋足恠[74]。

孫氏稱讚洪氏外科千慮一失，不足為過。他認為專科醫者的確有一技之長，並非刻意討好。這則醫案，是孫一奎與另一位外科聯手治好的。先動手術，次用「大補」藥物：

> 觀其（患者）色，青中隱黑，濃已成腐，必須外用鑱針，引而出之，內用《千金》托裡，庶可排膿生肉。但予生平心慈，不能用針。予弟警吾，外科良手，可延而決之。至，即以鑱針深入寸餘，

千餘年而未見精進。今之兔缺者，仍比比皆是，求諸瘍醫，鮮能補之。中國外科退步，可謂達於極點。」見王吉民，《中國歷代醫學之發明》（臺北：新文豐景印，1976），頁 55–56。可見中醫外科整體衰落。

[73] 明・孫一奎，《孫文垣醫案》（北京：中國中醫藥出版社，2009），頁 151。

[74] 明・孫一奎，《孫文垣醫案》，頁 151。

> 出青黑膿五、六碗許，臭穢難近。即語諸郎君（建民按，患者諸子）曰：使早決三日，可免一月之苦，今即日大補之，非百日不能痊，此俗名石米瘡也[75]。

孫氏在手術後，接著使用「人參」等補益之方，與陳實功的治療思路相同。孫一奎說自己不能用針，因為「生平心慈」之故，是否只是藉口托詞？而孫氏之弟稱讚所謂「外科良手」，是指可動手術的醫者。反映當時一般之人包括內科醫生對外科專門之看法。手術的器械「鑱針」是古代針具「九針」之一種[76]。從孫一奎對外科的議論，可略知萬曆年間外科（專科）地位之一二。論者或批評傳統中醫之手術似不足觀，可謂數典忘祖[77]。

孫一奎的同時代醫生，李梴對「專科」有不同看法。《醫學入門》（1575 年刻本）〈習醫規格〉:「如欲專小科，則亦不可不讀大科；欲專外科，亦不可不讀內科。」[78]各科之間有層次差別。而外科要求必須讀內科之經典，也表示內科地位高、技術較深。李梴說：「惟經涉淺深生熟，故有分科不同。」[79]外科為「淺」初階，內科登堂入室、為醫學之進階。

中醫外科與內科的差別，表現在治療用方。明末文人張岱 (1597–1679) 為其友人外科醫生魯雲谷所撰的傳記，敘雲谷「術擅癰疽」外科；「醫不經師，方不襲古，每以劫劑臆見起死回生。人終疑其遊戲歧黃，不尊不信。」[80]劫劑，係求速效之猛藥。這一類外科無法獲取病患的信

[75] 明・孫一奎，《孫文垣醫案》，頁 151–152。

[76] 錢真良、李正明主編，《中國針灸器械學》（南京：江蘇科學技術出版社，2001），頁 123–124。

[77] 廖育群、傅芳、鄭金生，《中國科學技術史・醫學卷》（北京：科學出版社，1998），頁 156。

[78] 明・李梴，《醫學入門》（北京：中國中醫藥出版社，1999），頁 635。

[79] 明・李梴，《醫學入門》，頁 635。

任。張氏也不信急效之方：「偏鋒劫劑，活人什三，殺人什七者；有以大方脈、官料藥，堂堂正正而手到病除者」[81]。大方脈、內科之治療，「堂堂正正」，不走奇偏之路。而手術刀法為「偏鋒」，外治為絀。

「外科」、「內科」淺深不同，能治內者為根本。袁枚 (1716–1797) 為外科醫生韓宗海撰寫的〈送醫者韓生序〉，表彰其治外疾，「或疕瘍，或宿瘤，或嗌疾而腰急，或創未合而陷焉以深，或申旦呼謈嗷嗷然目不得一瞚，君治之，脫手愈」[82]。而且，韓氏之外科：

> 古之醫者，皆刀錐鍼砭、撟引毒熨之為，非徒恃湯藥也。故藥瞑眩而效亦易徵。今轉科而別之，內治為優，外治為絀。是何異為政教者抱黃圖赤縣為兢兢，而遺視九寰八陔耶？君之術能治內，而專以治外名，是則君之所以取效致功，即其所以探本扼要也[83]。

古代治療有外治（刀錐鍼砭等）諸法，後轉變以內治如湯藥為優。韓宗海兼通內、外，如古之醫者。而其「治外」有功，主要在湯藥。

與王肯堂、陳實功同時代而稍晚，陳士鐸的《洞天奧旨・金刃瘡》(1694) 以內治、湯劑治療為主，完全不提及手術。陳氏認為自殺的原因是「激忿」衝動造成的。陳士鐸說：「惟涕泣而刎頸，郁怒而斷指，其症皆重也。」又說：「必須勸其解怒以平肝，消愁以養脾，寬懷以安心，然後用補氣、補血之藥，而佐之止痛生肌之味，始可奏效。」[84]陳士鐸的

[80] 明・張岱，《瑯嬛文集》（北京：故宮出版社，2012），頁 220。〈魯雲谷傳〉。
[81] 明・張岱，《瑯嬛文集》，頁 15。〈昌谷集解序〉。
[82] 清・袁枚，《小倉山房詩文集》（上海：上海古籍出版社，1988），頁 1366。
[83] 清・袁枚，《小倉山房詩文集》，頁 1367。
[84] 陳士鐸，《洞天奧旨》，收入胡曉峰主編，《中醫外科傷科名著集成》，頁 719。陳士鐸由情志、內因入手，有其時代背景。參見張會卿，〈八情考〉，收入清・沈時譽編，《醫衡》（鄭州：中原農民出版社，2012），頁 142–144。沈氏之書刊於 1661 年。

解怒消愁之法，似只能對尚未自刎的人進行道德勸說。不同的治療方法，如藥物療法或手術療法，顯示了對疾病不同的了解。

陳士鐸特別強調對患者「情感」的治療，並以藥物療法佐之；自殘如上所說刎頸、斷指，調解情感是必須的。英國科學思想史家 Geoffrey Ernest Richard Lloyd 臚列了一個中國醫學「情感」治療清單：「喜、怒、憂、思、悲、恐、驚。在其他地方我們發現有五分法，雖然不總是與五行相聯繫，認為在這個問題上有一個唯一的教條是錯誤的。喜、怒、恐、憂出現在大多數理論中，但是有時『哀』取代了『思』，在有些擴展的清單上，愛、惡、和欲與樂和惡同列。其中一個通用詞『志』，強調了意動和意向（在其他語境中這個詞解釋為『意志』），但是也有其他詞表達作為總的情感。情感常與性連用表達人類作為整體的本質，但是它們都沒有貶損的意味。」[85]過度的情感無疑傷害生命，甚至危及道德。但是，自殺或自殘做為一種合理的抗議形式，如本書第一章開頭所揭示的，因而縫合手術有時沒有必要的積極介入。

陳士鐸對外科的治療方法是整體「內傾」藥治。不過，他的醫著也有外傷的縫合手術，例如，「跌損唇皮之類，以桑白皮作線縫之，後以生肌散糝之自合。」[86]二種外治之法，治唇皮破損等外傷。而若干手術案例，也是用藥治來襯托動刀的危險：

> 如人有背上忽然疼痛，裂開一縫，竄出蛇一條，長二尺者，頗善跳躍。予親手治之而驗。其症必先背脊疼甚，而又無腫塊，久則腫矣，長有一尺許一條，直似立在脊上。予乃用刀輕輕破其皮而蛇忽跳出，其人驚絕。
>
> 予乃用人參一兩，半夏三錢，南星三錢，附子一錢，治之忽蘇。

[85] G. E. R. Lloyd 著，池志培譯，《認知諸形式：反思人類精神的統一性和多樣性》（南京：江蘇人民出版社，2013），頁 70–74。

[86] 清・陳士鐸，《石室秘錄》（北京：人民軍醫出版社，2009），頁 74。

生肌散敷其患處而愈。予問其何故而背忽痛耶，偶興雲雨之思，頓起脊背之痛，今三月以來，痛不可忍，若有蛇鑽毒刺光景。余心疑生怪物，見其人又健壯，故用刀刺開皮肉，不意蛇出，而人竟死也。

予隨用三生飲救之而愈。可立醫案，以見病之奇而神道之不可玩也87。

這則醫案起因事涉「神道」怪物，應有虛構想像的成分。陳士鐸說理求深反晦。患者背處有「蛇」（蟲？），陳氏「親手」（刺開皮肉）開刀取蛇。然而病人後來治癒是得助於「人參」、「三生飲」等方藥。陳士鐸有意誇張藥治之效、並不虛構另一個「華佗式的手術」。

上述醫案先用手術，患者「死亡」，後用藥方竟然而救活。當時能動刀者不乏其人，病人信任專科手術。陳士鐸批評刀針療法：「鐸執方療之，病家懷疑，棄而不用，反信任世醫刀針割裂」88。手術誠不得已之法。陳士鐸雖詳述「療瘍刀針法」的細節，但更注重「內服湯劑調理」89。這是外科療法藥物「內服化」的持續過程。

明末清初是中醫外科史的轉變期。明社既屋，通儒慕古之士廁身醫林。以儒從醫，醫學專科荏弱。技庸術劣，癰養終潰。雖懷奇負異輩間出其中，然多務方脈。與陳實功同時的文人袁中道 (1575–1623) 以為：「按古方雖未必活人，決不殺人，是宜壽。」90這種說法由「不殺人」，轉變為醫「亦不活人」。博通醫藥的方以智 (1611–1671) 在《冬灰錄》以

87 清・陳士鐸，《石室秘錄》，頁 209。

88 柳長華主編，《陳士鐸醫學全書》（北京：中國中醫藥出版社，1999），頁 1015。參見：凌雲鵬，〈陳士鐸外科學術思想探討〉，《中醫雜誌》1982 年 5 期，頁 4–6；李志更、劉艷，〈《洞天奧旨》中的瘡瘍治療思想〉，《遼寧中醫藥大學學報》13 卷 10 期 (2011)，頁 171–172。

89 柳長華主編，《陳士鐸醫學全書》，頁 1115。

90 明・袁中道，《珂雪齋近集》（上海：上海書店影印，1982），卷 3，〈唐醫序〉。

為：「庸醫殺人可憐」[91]、又說：「只為庸醫醫不得」[92]；醫學「以苟簡為易簡，以不學為絕學，殆通弊矣。」[93]十七世紀顧炎武 (1613–1682) 指出，明末清初這一時期庸醫特別多、濫用補藥，以致病人不死不活：「今之時，庸醫不殺人，亦不活人，使其人在不死不活之間。」原注：「所論四君子湯，其意亦略似此。」[94]四君子湯是中醫有名常用的補方之一。我們在第二章引述薛己的醫論涉及；這是明代中晚期以來的風氣。歷史學家謝國楨 (1901–1982) 抄錄顧氏上述庸醫之議論並評說，其「自居勝代遺臣」，而有「改新之制」[95]。明遺民傅青主 (1607–1684) 父子兩人皆以醫自隱。王士禎 (1634–1711) 以為傅氏「有司以醫見則見，不然不見」[96]。此時期的庸醫之多，略與顧氏同時的阮葵生 (1727–1789) 有完全相同的感嘆，即這一批醫生「稍識藥性，略記湯頭，懸壺立方，病者危急之際，以性命相托，而動手輒誤，立擠于死，經年累月，殺人如麻」[97]。上述幾段對中醫歷史進程的評論帶有轉折意味，不僅于「治亂」[98]的暗示。至於為何如此，本書的第四章，引述出生在萬曆年間的醫者張璐有一觀察（詳下）。儒風彬彬，專科手術地位也日益衰退。

清康熙年間，供職於太醫院的顧松園（生卒年不詳）批評明代中晚以降，「腎虛補火之藥，舉國信用而不惑」[99]。而且所謂庸醫之名銜，是與這些喜用溫補熱藥的作風有關——「使我半百而殺于庸醫之熱藥乎？

---

[91] 明・方以智，《冬灰錄》（北京：華夏出版社，2014），頁 12。
[92] 明・方以智，《冬灰錄》，頁 13。
[93] 明・方以智，《冬灰錄》，頁 251。
[94] 黃汝成，《日知錄集釋》（鄭州：中州古籍出版社，1990），頁 108。
[95] 謝國楨，《顧寧人先生學譜》（上海：商務印書館，1930），頁 64。
[96] 清・王士禎，《池北偶談》（臺北：正文書局，1974），卷上，頁 122–123。
[97] 清・阮葵生，《茶餘客話》（上海：上海古籍出版社，2012），頁 363。
[98] 瞿林東，〈讀史當觀大治亂得失——史學批評的一條重要標準〉，收入氏著，《中國古代史學批評縱橫》（北京：中華書局，1994），頁 85–92。
[99] 張景捷，《顧松園醫鏡校注》（河南科學技術出版社，1986），頁 4。

嗚呼！」[100]不僅內科好吃補，外科疾病亦然，且大量使用「人參」類的方劑：

> 今因諸醫斥白虎湯而崇桂、附，故不得已而先為梓行。余思三吳為人文之藪，豈乏高賢，無容餘贅，在偏執之流，倘見是說，而肯為留心焉，未必不少補于世爾。
>
> 或謂子既不行道，又非爭名角利，而何貶人褒己之深，毋乃為眾所怒乎！是吾子喜用白虎，而惡人用附、桂也。附、桂亦有起死回生之功，而白虎亦未必非殺人之劑，何子過之深也。余曰：唯唯，嘗聞景岳（建民按，明代醫者張景岳）云，余但知有軒岐，而不知有諸子，知有好生，而不知有避諱。此余之所以有是辨，知我罪我，所不計也。若子喜言白虎而惡附、桂則非矣。古云：藥不拘方，合宜而用。故有是病則用是藥，病千變而藥亦千變。寧有症屬虛寒，可舍附、桂而投白虎乎？故附、桂原非殺人之藥，亦顧用之何如耳。
>
> 吾宗叔小謝公老孀得外科症，百日間而參十餘斤者，是將又謂喜用人參矣[101]。

顧氏長篇大論，淋漓甜暢，主旨是藉涼藥「白虎」湯[102]，批評偏用熱藥（附子、桂枝等）之時弊。鳧脛鶴膝，無法互易。頹風積習已深，難以救治，連「外科症」都好服人參溫補之方。

對腐肉、膿血的處治，藥物溫補療法與手術療法依病人情況運用。清代太醫院院判吳謙等編纂的《醫宗金鑒》(1742)，提及：「內膿不出，

[100] 張景捷，《顧松園醫鏡校注》，頁 7。

[101] 張景捷，《顧松園醫鏡校注》，頁 16–17。

[102] 關於「白虎湯」類方的討論，黃杰熙，《傷寒金匱方證類解》（太原：山西科學技術出版社，1999），頁 180–192。

瘀肉堵塞瘡口者，用刀開割之。軟漫無膿，不腐潰者，陽虛也，助以溫補之劑以生其陽。」[103]而爛肉「如遇氣實之人，則用刀割之攻效；若遇氣虛之人，則惟恃藥力以化之。」[104]

中醫外科藥物療法，涼方與補方二系並行。同一種病證，往往兩種不同性質的藥方並用。王忠孝 (1593–1666) 敘其用藥經驗：「補則動火不能寐，冷藥不敢服，聽之耳。」[105]流傳較廣的汪昂 (1615–1699) 的《湯頭歌訣》，有〈癰瘍之劑〉專章，外科之陽證以清涼消散；外科之陰證以溫經通陽。而「真人活命飲」為首方，用於一切癰疽、瘡瘍初起者[106]。外科治療分初、中、末，早期治療使用「消法」，「用藥消化有形的東西」[107]，內癰、外癰皆然。不過真正屬於外科的方劑不多。清初醫家黃元御 (1705–1758) 中醫早期外科無藥物治療。後世外科家無從由古典找到方藥：「《靈樞》義晳而無方，《金匱》法略而未備，後世外科之家，仰鑽莫入。」[108]清初名醫王子接的《絳雪園古方選注》(1742) 選錄內、外

[103] 清・吳謙等編，《御纂醫宗金鑒》(太原：山西科學技術出版社，2011)，頁614。《醫宗金鑒》外科之部，卷61至76共16卷。相關討論，如謝海洲，〈毒藥以供醫事——讀《醫宗金鑒・外科心法要訣》的啟示〉，《天津中醫藥》21卷4期 (2004)，頁265–267。外科多「劇毒藥」。又，閻景東、鄒存清、楊素清，〈《醫宗金鑒・外科心法要訣》皮膚病方劑應用探討〉，《吉林中醫藥》32卷8期 (2012)，頁853–854；辛琨、劉歡、周銘心，〈《醫宗金鑒》不同科屬臨證處方用藥特點分析〉，《新疆中醫藥》27卷2期 (2009)，頁5–8。

[104] 清・吳謙等，《御纂醫宗金鑒》，頁630。

[105] 明・王忠孝，《王忠孝公集》(福州：福建人民出版社，2010)，頁43。王氏為明遺民，死於臺灣臺南。

[106] 參高體三、曹健生、王文忠，《湯頭歌訣新義》(河南科學技術出版社，1983)，頁457–477；朱良春、繆正來，《湯頭歌訣詳解》(北京：中國中醫藥出版社，2013)，頁337–348。

[107] 姜春華、沈自尹，《中醫治療法則概論》(上海：上海科學技術出版社，1960)，頁94。

[108] 清・黃元御，《四聖心源》，收入《黃元御醫書十一種》(北京：人民衛生出版

科「古方」，其中抄選《傷寒論》方高達113方。而書中〈外科〉一節，錄有外科藥方只7首[109]。所謂的外科「古」方，是宋代的「真人活命飲」應是「近方」。王子接說，外科方相對傷寒經方「無深義」可循，兩者不同：

> 瘍科之方最繁，初無深義，難以類選，茲取其通用者繹之。如活命飲，行衛消腫，和營止痛是其綱領也。……甘草、銀花解熱散毒。治腫毒之法畢備矣，故瘍科推為首方[110]。

這首外科首選之方，偏涼，可以「解熱」。

社，1996)，下冊，頁138。關於黃氏的「四象」醫學，及「圓運動」原理，參見：姜亦農，〈黃元御學術思想淺析〉，《中醫文獻雜誌》1997年1期，頁14–16；高長玉、杜鵑、王秀珍、毛穎、李冀，〈黃元御扶陽抑陰學術思想探析〉，《中醫藥信息》28卷3期(2011)，頁9–10；楊徐杭、汶醫寧，〈黃元御《四聖心源》學術思想探討〉，《中醫藥信息》31卷4期(2014)，頁35–36；趙文舉，〈黃元御象數醫學特色初探〉，《國醫論壇》1994年2期，頁9–10；侯北辰、張其成、周曉菲，〈黃元御基本醫學理論思維模型探析〉，《中國中醫藥科技》19卷3期(2012)，頁287–288；林秀華、胡學軍，〈黃元御中氣升降理論闡析〉，《廣州中醫藥大學學報》30卷3期(2013)，頁430–432。論者將黃氏的身體感名為「一氣周流」。見：劉志梅、蕭長國，〈《四聖心源》「一氣周流」理論探討〉，《山東中醫雜誌》30卷6期(2011)，頁365–366；張彥輝、雷磊，〈從「一氣周流」思想淺析陰陽辨證〉，《湖南中醫雜誌》29卷9期(2013)，頁4–9。另外，歷來各醫家批評黃氏之說，見王正山、張其成，〈清代諸家駁黃元御醫說舉要〉，《中華中醫藥雜誌》29卷8期(2014)，頁2407–2409。

[109] 王子接之《古方選注》，另名《十三科古方選注》。王氏不只單論一方，而是同類方劑之比較，另有變方，及另製新方如「安胃湯」。參見：趙小青，〈傷寒方論的又一部力作——《絳雪園古方選注》評介〉，《國醫論壇》1992年6期，頁35–36；武丹丹，〈《絳雪園古方選注》述要〉，《國醫論壇》22卷3期(2007)，頁48–49。

[110] 清・王子接，《絳雪園古方選注》(北京：學苑出版社，2013)，頁211–212。

王子接所說的藥「銀花」即金銀花一味，可解外瘍熱毒。李綠園 (1707–1790) 撰寫的浪子回頭故事《歧路燈》，官宦子弟譚紹聞受幾個換帖兄弟引誘而墮落，損友之一夏鼎來找譚氏：

> 見前門也閉著，少不得坐在姚杏庵藥鋪櫃台外邊，說道：「我取味藥兒。」姚杏庵送了一杯茶，說道：「取出方兒好攢。」夏鼎說：「只要金銀花五錢。」姚杏庵道：「就不要些群藥兒？」夏鼎道：「賤內胳膊上腫了一個無名腫毒，取些金銀花兒煎煎吃，好消那腫。」姚杏庵道：「既是無名腫毒，這一味怕不濟。外科上有現成官方兒，攢一劑吃，不拘已成形，未成形，管保無事。」[111]

這裡的醫生姚杏庵，即治死譚紹聞父親譚孝移[112]的兩位醫者之一。醫病都以成方（包括官方）治病。姚杏庵外科主官方湯劑，夏鼎以金銀花一味涼藥消腫。

寒涼藥治外科病證，是中醫外科用藥主流之一。經學大師程瑤田 (1725–1814) 自述其病史〈異脈記〉。程氏有痢疾，大便頻、腹痛等：「余病恒在手足陽明。手陽明大腸，大腸者，傳導之府也。自余十八、九歲時，每如廁，所傳導處，輒沉沉下，數年而劇。下必扶之而後納，然日習為常，弗苦也。庚寅八月鄉試畢，大作滯下病，日數十。行既瘥矣，一日如廁，沉下甚劇，於是不納者凡五十日，飲苦寒藥亦五十日。五十日中七發瘧疾，最後發癰疽，右胯下瘍。」[113]程瑤田長期腹瀉，引起大

[111] 清・李綠園，《歧路燈》（鄭州：中州書畫社，1980），中冊，頁 340。參見：欒星校注本，甚詳。

[112] 《歧路燈》詳述譚孝移病死過程。譚氏是表裡不一的「君子」。見吳志達、陳文新，〈封建末世統治階級的正統派人物——論譚孝移兼與賈政比較〉，收入《歧路燈論叢》第 1 集 (1982)，頁 114–128。

[113] 清・程瑤田，《程瑤田全集》（合肥：黃山書社，2008），第三冊，頁 188。

腿潰瘍。

補方事實則較受民間歡迎。明萬曆年間的戲曲作家鄧志謨，創作以中藥名為主角、闡述藥性的劇作。現存幾種的戲曲劇本，內容有時重複。郭秀升編的《藥會圖》，以「梆子腔」的形式，藉由兩味中藥「冬瓜」與「梔子」間的對話，道出外科的補風：

> （冬瓜白）：黃醫生在那裡。黃醫生是我一個老鄰居，他與朋友何首烏，同去治瘡去了。
> （梔子白）：他會治瘡，你怎曉的？
> （冬瓜白）：他作了一篇《外科賦》，甚是通明，我雖不能全記，亦曾記的一二。待我念來你聽：豈無陰疽，亦有陽瘡。腫疼由于外感，輕重關乎內外。所喜的紅浮高腫，可畏者氣血虛尪。先事解散兮，十全八九，臨時區處，反費張皇。
> 腫硬時艾灸為要，潰破後紅升最良。然僅消陰疽以艾火，去腐肉由升丹，又不若十全兼補氣血而有益，不數日長肌肉而非常。你聽此《賦》，豈非治瘡的名手麼？[114]

何首烏是外科要藥之一。在上述冬瓜所轉述的外科幾種治療方法，雖提及火灸外治法，但仍以內治而且以服補方「十全」大補方最為「有益」。

吃補方溫劑不啻杯水車薪，動手術無異暴虎馮河。

第二節　「陳實功手術」的改寫

接受陳實功縫合手術的傷患，是中國醫學史上的無名英雄；陳氏之後找不到類似的病例。十七世紀的外科學家申拱宸主張：「夫代針者，乃以藥代其針也。」[115]不得不動刀針及手術，以藥方代之。申氏發明「賽

[114] 賈治中、楊燕飛，《清代藥性劇》（北京：學苑出版社，2013），頁 108。

[115] 明・申拱宸，《外科啟玄》，收入何清湖等編，《中華醫書集成》（北京：中醫古

火針藥物」、「代針藥」、「賽針散」、「畏針散」等，代替外治[116]。外傷病人因而不必受苦。而陳實功雙喉縫合手術也出現代替療法。

1724年，由年希堯(1671–1738)與梁文科(1660–1723)收集、編輯的《集驗良方》，旨為個人養生、自療之「急用」，其中〈救自刎斷喉方〉一段，全部改寫自上一章陳實功之書，可視為陳書的「縮寫本」：

> 自刎者，乃迅速之極，須救在早，遲則額冷氣絕，必難救矣。初刎時氣未絕，身未冷，急用熱雞皮貼患處，安穩枕臥；或用絲線縫合刀口，摻上桃花散，多搽為要。急以棉紙四五層蓋刀口上，以女人舊布裹腳周圍，五六轉扎之，頸項郁而不直，刀口不開；三日後即手解去前藥。再用桃花散撒刀口，仍急纏扎過；數日再用玉紅膏敷患處，外用生肌長肉大膏藥貼之，外用絹帛圍裹，針線縫緊，後期肉長收功[117]。

斷喉縫合術，本來是像陳實功這一類「專科」醫生的個人獨門手藝。在上述《集驗良方》「手冊」式的小方書，則改成「急用熱雞皮」也就是活體雞皮[118]貼在傷口上（不知會不會引起感染？）的治療方法。

年希堯、梁文科都是朝廷命官，前者之弟係年羹堯；因此熱雞皮貼

籍出版社，1999)，第13冊，頁15。

[116] 申氏的著作，外治、手術極多，不亞於陳實功。參見：譚國俊，〈申拱宸與《外科啟玄》〉，《湖南中醫學院學報》8卷1期(1988)，頁36–38；易道龍，〈淺析申斗垣《外科啟玄》的學術思想〉，《中醫藥學報》1991年6期，頁14–16。申氏另有舌診專書，是中醫第一本將舌診與傷寒學結合的。參梁嶸，〈明末清初時期的舌診研究特徵分析〉，《江西中醫學院學報》17卷3期(2005)，頁14–15。

[117] 年希堯、梁文科，《集驗良方》(瀋陽：遼寧科學技術出版社，2012)，頁12。本方書有清・曹寅家藏版(1710)，可見係家用之醫書。

[118] 此為南京中醫藥大學沈澍農教授告之。2014年7月4日。

自刎患處法，不宜視為一種「民間療法」。《集驗良方》對縫合術則以「或用」表達其疑慮、可代替的態度，同時不提單顙、雙顙斷裂不同情況。而且貼熱雞皮法，方是穩妥之法[119]。此法創治斷喉之另一種先例。以下另一本小方書可證。

在若干「傷科」著作，喉管等之外傷也是以雞皮外貼法。例如，清代抄本、不著撰人的《少林寺跌打損傷奇驗全方》：「若氣管斷破，整其患口，合其皮，仍用繞法縫之，再用活新母雞，活拔去毛，活拍雞肚下血，連皮肉帶熱血一塊貼患處」[120]。這裡的處治是先縫，再用雞肚皮及血貼患口之處。另外，清代汪鳳來《汪鳳來先生秘傳傷科》抄方一則：「治脇破腸出：內用金槍藥，外罨用活雞割下皮貼」[121]。兩例都強調用活雞皮外貼。

江蘇無錫的儒生華岫雲(1696–1773)所編的《種福堂公選良方》，為一般人「以備救急」之用；這本方書在他死後由兩位徽商資助下印行。該書〈治自刎斷喉方〉全文與上書《集驗良方》一模一樣：「自刎者，乃迅速之症，須救在早，遲則額冷氣絕，必難救矣。初刎時，氣未絕，身

[119] 這種方法，可能利用雞皮的熱及血。唐陳藏器(713–741)認為「雞」主治外傷：「主馬咬瘡及剝驢馬傷手。熱雞血及熱浸之。」見尚志鈞輯，《本草拾遺輯釋》(合肥：安徽科學技術出版社，2003)，頁410。另外一種雞「卵殼中白皮」，曾用來連接斷舌。李時珍(1518–1593)說：「按《仙傳外科》云：有人偶含刀在口，割舌，已垂未斷。一人用雞子白皮袋之，摻止血藥于舌根。血止，以蠟化蜜調沖和膏，敷雞子皮上。三日接住，乃去皮，只用蜜蠟勤敷，七日全安。」見明・李時珍，《本草綱目》(北京：人民衛生出版社，1991)，下冊，頁2613。〈雞子〉(即雞卵)條下。另參見：朱盛山、辛年香、鍾瑞建編，《本草綱目用藥實例傳記》(北京：學苑出版社，1997)，頁38。舌斷不以縫合手術，而以雞卵白皮等貼合。

[120] 清・不著撰人，《少林寺跌打損傷奇驗全方》，收入丁繼華主編，《傷科集成》(北京：人民衛生出版社，2009)，上冊，頁1083。

[121] 清・汪鳳來，《汪鳳來先生秘傳傷科》，收入丁繼華主編，《傷科集成》(北京：人民衛生出版社，2009)，下冊，頁1813。

未冷，急用熱雞皮貼患處，安穩枕臥，或用絲線縫合刀口」[122]。華岫雲的斷喉急救法，沒有注明出處來源。在陳實功原版與年希堯「修訂版本」之間，華氏選擇後者。這是處治斷喉醫治方法的一個重大變化。不同的「修訂」版，成為以下斷喉治療法的主流。

如何理解年希堯、華岫雲等對陳實功《外科正宗》原文的「改寫」(patchwriting)？借用劍橋大學 Frank Kermode (1919–2010) 的說法，年希堯等的改寫是一種對經典「佔用」(appropriative) 形式。Kermode 將「經典」的研究與「變遷」(change) 連繫起來。舊有典籍修正意味著，改寫者本身及其文化的變化 (Changes in the canon obviously reflect changes in ourselves and our culture. It is a register of how our historical self-understanding are formed and modified.)[123]因此，年氏的「改寫」，另以貼雞皮甚至稍後以內補藥物來代替，反映中醫外科「內科化」的傾向。這種種治療方法的改變，為了食管急救法有更為普遍的適用性。

我們比對同時期朝鮮時代儒生李景華 (1629–1706) 私撰醫書《廣濟秘笈》(1790 年刊) 自刎急救亦由縫合手術，改為內服藥物療法：

> 救自刎方：一人被咊拘，賊憤悗自刎，斷其喉嚨，氣血迸出，以桑白皮合縫，試之飲水，則流出縫罅，人謂必死。外用石灰溫水

[122] 華岫雲，《種福堂公選良方》(北京：中國醫藥科技出版社，2012)，頁 130。華氏的貢獻，是收集葉桂的著作而加以改編、刊刻，如《溫熱論》、《臨證指南醫案》等。按華岫雲有關「治自刎斷喉方」直接抄自年希堯書，或另有所本，並不清楚。陸以湉 (1801–1865) 的《冷廬雜識》收錄大量醫藥知識。如治療瘋狗、毒蛇咬人的「五聖丹」，並不是得自醫者；而是有一個私下授受的管道：「韓氏」→親戚→汪睦齋→鄭拙言。陸以湉說此方「秘不傳人」；他大概得自鄭拙言，並公佈示人。見陸以湉，《冷廬雜識》(北京：中華書局，1984)，頁 288。古代醫方傳抄的模式，是值得留意的。

[123] Frank Kermode, *Pleasure and Change: The Aesthetics of Canon* (Oxford and New York: Oxford University Press, 2004), p. 36.

和付，內服芎、歸湯十餘貼，數十日得差。歷驗[124]。

「歷驗」表示藥物療法有效。而手術縫合，「人謂必死」，因而有代替療法。

貼雞皮外敷法是中醫外傷代替外治法的主流之一。乾隆年間，江蘇無錫沈金鰲的《雜病源流犀燭》（1774 年刊）系統說明金瘡外傷的治療方法，也以「從外塗抹」的外治為多。然外傷時深及人內部氣血，故有「內科化」的治療傾向，而沈氏特別推崇明中葉薛己之外科「大補」療法：

（外傷）其治法，則大約相彷。自古治金瘡多從外塗抹，所留傳方劑大約非敷即摻，雖未嘗不見功效，但一切金傷之人，呼吸生死，且既受傷，神思不免昏亂，若出血過多，因至憒瞀者，往往而是，其為傷及氣血也必矣。……然立齋（建民按，即薛己）云：人之膽氣有勇怯，稟賦有壯弱，懷抱有開鬱，或敷藥雖可同，而調理之藥則少異，然亦不外乎大補氣血[125]。

外科之「敷藥」是外治之藥，而「調理之藥」則為內科之藥，偏補益氣血。張廷玉 (1672–1755) 甚至認為外科疾病，「無醫藥」不必積極治療亦可為。不論富貴、貧賤，病人聽天由命：「文端公常言仁和顧山庸先生，曾患疽發背，醫藥敗百金而愈。同時有鄰居貧人，亦患此病，無醫藥，日飲薄粥，亦愈。其愈之月日與公同。以此知命有一定，不繫乎療治也。」[126]外科疾病療治不一定有效。例如，桐城派大家戴名世 (1653–

[124] 朝鮮・李景華，《廣濟秘笈》（關北觀察營藏本，1790 刊本），卷 1〈五絕〉，頁 62。另參三木榮編，《朝鮮醫事年表》（京都：思文閣，1985），頁 474。

[125] 清・沈金鰲，《沈氏尊生書》（北京：中國中醫藥出版社，1997），頁 514–515。

[126] 清・張廷玉，《澄懷園語》，收入《筆記小說大觀・九編》（臺北：新興書局景

1713) 敘述其父罹患外科足瘡，瘡瘍病毒轉移，「瘡發於項偏左」而死[127]。明末清初擬話本小說，故事的疾病包括外科疾病，其治療之法多以「善行」，有宗教報應的強烈色彩[128]。而外傷難治，也鼓勵患者及其家屬「自療」，因此明清有不少「經驗方書」，提供另類的治療模式。元好問 (1190–1257) 撰〈少林藥局記〉以為病者自擇：「取世所必用、療疾之功博者百餘方以為藥，使病者自擇焉。」[129]元氏此文，值得研究。

「自療」由患者自主（自擇），甚至連名醫也無能置喙。據聞，徐光啟（1604 年進士）、周延儒（內閣首輔，1643 年賜死）每天服食有毒之藥。明末楊士聰（1631 年進士）《玉堂薈記》記載：「宜興師（即周延儒）每日服附子五錢，徐元扈（即徐光啟）相君每日服大黃五錢，皆是異事。一名醫告余曰：『二人此時不覺，後來須一總算賬。』元扈尋卒于任，病不一二日，了無他異；宜興師又不得以附子死也。嗚呼，醫言亦不驗矣。」[130]自療原因之一係因「草木金石，不能益人」[131]。對醫方有涉獵的曆算家梅文鼎 (1633–1721) 自述罹病消極的態度，「則就醫者取一兩劑服之，病稍退，即不復進，唯謝絕一切，掩關高臥而已」[132]。不信醫言之風，在急救方法更甚。清代監生鄒存淦所編的《外治壽世方》（1877 年刊）提及自刎之傷：建議「如不能動手縫，只以雞皮貼之亦

印，1975)，頁 4797。

[127] 清・戴名世，《戴名世集》(北京：中華書局，2000)，頁 175。〈先君序略〉。此書為王樹民教授精校本。

[128] 楊宗紅，〈明末清初擬話本小說疾病敘事的理學隱喻〉，《明清小說研究》2013 年 2 期，頁 71–80。

[129] 周烈孫、王斌校注，《元遺山文集校補》(成都：巴蜀書社，2012)，下冊，頁 1186。

[130] 明・楊士聰，《玉堂薈記》(北京：北京燕山出版社，2013)，頁 134。

[131] 清・梅文鼎，《績學堂詩文抄》(合肥：黃山書社，1995)，頁 68。〈《病餘雜著》序〉。

[132] 清・梅文鼎，《績學堂詩文抄》，頁 68。

佳」[133]。這位編者非醫者，鼓勵患者自救，尤以貼雞皮代替縫合手術。

在僻壤地方，自療型方書提供大部份患者應用。徐中行 (1517–1578) 為四川士人白士偉撰寫的外科方書《中流一壺》（已佚），長於「疽」症；其書流行楚地，「其方布境內，庶幾不脛而走四裔，即僻壤貧民，猶然療治之耳。」[134]十五世紀，另外一本外科方書《不自祕方》，係直隸廣平府知府秦民悅所傳。據秦氏自述：「家君梅山逸叟樂道之暇，尤嗜醫術，遇有奇方，必手錄之，濟人利物之心，唯恐不及，故嘗以外科知名京師。一日，簡授民曰：『此外科祕方，余久畜以行世者也。汝往治郡，公餘能據方製藥，以療民之有疾，亦可補汝才識之不足也。』民悅受教惟謹。」[135]同一時期的儒生艾應期，收集各科方藥包含〈外科〉金瘡藥，「仁人達者倘遇症，依方采用，必有神效，即不時修合。」[136]患者不依賴像陳實功之類的外科名醫，自求多福。

治療頸喉外傷的貼熱雞皮法，普遍應用於其他的外傷。1778 年刻本的李文炳《經驗廣集》記載熱雞皮貼法，「若腸肚外努，膏爬不住，擠妥急扯熱雞皮爬貼，切勿啼哭，常食稠粥調理而愈。」[137]這裡是腹腔腸及脂膏外露，治法與喉斷完全相同。明清醫書「驗方」之類的小冊子極多。小方書多不診斷，按病證提供各種治療方法，多方選擇。例如，孫偉 (1635–?) 的《良朋匯集經驗神方》：「治刀傷及刎頸未斷喉者：白腊為末，敷傷處即止血，數日如初。」[138]白腊是為礦物藥可止血。刊於 1665 年的王夢蘭《秘方集驗》提供許多藥方給讀者參考：兵器所傷，「急用自己小

[133] 清・鄒存淦，《外治壽世方》（北京：中國中醫藥出版社，1996），頁 152。

[134] 明・徐中行，《徐中行集》（杭州：浙江古籍出版社，2012），頁 253。〈中流一壺敘〉。

[135] 徐乃昌，《積學齋藏書記》（上海：上海古籍出版社，2014），頁 296。

[136] 明・艾應期，《新刻經驗積玉單方》（北京：學苑出版社，2014），頁 2。是書係 1603 年刻本。

[137] 李文炳，《經驗廣集》（北京：中醫古籍出版社，2009），頁 295。

[138] 孫偉，《良朋匯集經驗神方》（北京：中醫古籍出版社，1993），頁 223。

便淋傷處，口必渴，切不可飲水，但食肥膩之物，解渴而已。」[139]驗方小冊子有「成方化」的傾向。讀者可以方試病。這一類型的經驗方書，民間傳播極廣。梁廉夫的《不知醫必要》則建議讀者，有病翻書擇方：「得某病，即翻某病所論，反復細閱，閱畢，又將各方逐一看之。先擇平劑煎服，若未愈，熱症則服微涼，寒症則服微熱，由漸而進」[140]。這仍是遵守「安全」(微涼、微熱及漸進) 優於有效的治療原則。方書有許多安全但無療效的各種方法。明清除了換醫之風，同時存在「不知醫」(不需要醫生)，也就是患者自己看方書並擇方療疾的風氣。驗方小手冊，病家可自救。盛景雲收集的《益世經驗良方》(1803)，〈治刀傷杖瘡門〉臚列各種方法，編輯者講得更為直接：「諸方俱效，各隨其便。」[141]病人各隨其便，沒有醫患糾紛。在代替縫合手術的療法中，貼雞皮法最為方便。民國初年姚惠安編的《經驗各種秘方輯要》切刃傷「以活雞皮貼護」[142]，是一種日常生活醫學。

明清時期的驗方手冊，為下述各類讀者使用。如四次被罷免的官吏彭維新 (1680–1769) 指出驗方之功能：「吾願僻壤無所致醫藥與窶人不能致醫藥者得是編可以自堅，尤願耽恃醫藥者時時留心是編，庶知無妄之藥不可嘗試」[143]。可見這一類方書，相較醫學經典，其閱讀階層更廣，特別是「窶人」下層的病人自療之用。

這一「類型」接近日常生活的小方書，編者多為學士薦紳之家。方書所提供的各種治療方法，隨患者自助。例如，明末清初的戲曲家尤侗

[139] 王夢蘭，《秘方集驗》(北京：中醫古籍出版社，1997)，頁 52。
[140] 梁廉夫，《不知醫必要》(北京：中醫古籍出版社，2012)，頁 2。
[141] 清・盛景雲，《益世經驗良方》，收入《明清驗方三種》(北京：中國中醫藥出版社，1995)，頁 142。
[142] 民國・姚惠安，《經驗各種秘方輯要》(上海：上海科學技術文獻出版社，2013)，頁 101。
[143] 清・彭維新，《墨香閣集》(長沙：岳麓書社，2010)，頁 65。〈勿藥自壽編序〉。

(1618–1704) 為友人編輯的醫方寫序：

> 吾友蔣虎臣太史嘗著《蔣說》，其所鈔禁方，居十之五，皆世所不經見者。予既奇而錄之，復詰之曰：「予之方，其得之傳聞乎？其有所試乎？」蔣子笑曰：「吾非有所試也，往予善病，多從人乞方，以方告者日來；予喜其說之可以救人也，故筆之於書，其驗與不驗，則未可知也。」予曰：「若然，則自成其為《蔣方》而已夫。」[144]

蔣虎臣 (1624–1672) 是順治四年 (1647) 進士，留心醫方。他收集的禁方，即秘方，不見於經典。在古代醫病關係，病人的自主權往往較大，但也自負責任。「急」救、無法延醫的情況，病人及其家屬，能醫則醫，「其驗與不驗」，並不可知。有些學者的筆記雜著大量抄錄藥方，也是為了自療的目的。舉例來說，明李詡 (1505–1593) 的《戒庵老人漫筆》以為狗、蛇所咬外傷：「凡有風狗毒蛇齩傷者，只以人糞塗傷處，極妙，新糞尤佳，諸藥不及此。」[145]以人糞治療外傷多見傳統外科書。又例如，趙翼 (1727–1814) 的《檐曝雜記》收錄內、外科各方[146]以備用參考。而一些自療醫方可在日常生活中取得。何夢瑤（1730 年進士）編的《樂只堂人子須知》認為「自醫」可用他編的手冊：「通《靈》、《素》及仲景諸經之旨，藥到病瘳，曰名醫。講求唐、宋以後方書，按證施治，功多過少，曰時醫。摽掠前醫，套談模稜以文其過，迎合而得其名，曰市醫。醫之不同如此，熟讀是書，輕病能自醫，重病不為市醫所悞。」[147]名醫、時

---

[144] 清・尤侗，《尤西堂雜組》（臺北：河洛圖書出版社，1978），頁 53。

[145] 明・李詡，《戒庵老人漫筆》（北京：中華書局，1997），頁 300。

[146] 趙翼，《檐曝雜記》（上海：上海古籍出版社，2012），〈爛眼邊單方〉、〈神效洗眼方〉、〈桑葉洗眼方〉各條下。

[147] 清・何夢瑤，《樂只堂人子須知》（廣州：廣東科技出版社影印，2011），頁

醫其實不多。讀驗方「自醫」，也可知道市醫之斤兩，這是患者充分「自覺」的表現。李慈銘 (1829–1894) 的《日記》:「合肥張楚寶士瑜，李傅相之甥也，以道員居江蘇，喜刻醫方書，以藥施人。」又說:「曾君表同年送來《瘍科心得集》一冊。」[148]知識階層以外也不難取得自療的手冊。如清龔自璋編輯《家有良方》之類的方書[149]。出身世醫的謝家福 (1847–1896) 在其《日記》裡抄錄:「秀才學醫如作菹，自家有病自家知，求人不如求自己」[150]，便強調自助自療的精神。馮客指出，這一時期醫學的普遍傾向:「醫學知識並不只停留在有教養的階層:家庭百科全書和廉價的手冊使醫學知識被識字階層中的絕大部分人——包括女性——所利用。」[151]而在「安全」的原則下，陳實功手術出現激烈反對的批評。

自療醫方手冊，如上所說簡便好用，不必求醫。也有普及醫學知識之功能[152]。例如，王文選編輯的《外科切要》(1847)，全書以七言歌訣表述:

首著脈訣藥性詞，諸科奇方各一見;
惟有外科最浩繁，纂成《切要》誦讀便。
本由《正宗》與《全生》，御纂外科名《金鑑》;
悉依歌訣集成篇，內中經絡明如電。
癰疽治法與方藥，或附於後或內串;
惟願我輩業醫者，熟讀默會可融貫[153]。

54。〈醫有三貫〉。

[148] 張桂麗，《越縵堂書目箋證》(北京：中華書局，2013)，頁 89；頁 105。

[149] 清・龔自璋，《家有良方》(北京：北京燕山出版社，2010)。

[150] 蘇州博物館編，《謝家福日記》(北京：文物出版社，2013)，頁 174。

[151] 羅伊・波特主編，方在慶主譯，《劍橋科學史：18 世紀科學》(鄭州：大象出版社，2010)，頁 607。

[152] 梁其姿著，蔣竹山譯，〈明清中國的醫學入門及普及化〉，收入《法國漢學》第 8 輯 (北京：中華書局，2003)，頁 155–179。

此書以《外科正宗》等三書為主流，改編為歌訣。內容全以方藥湯劑，不推薦手術、外治。這本手冊，不只為醫生默會學習之備，「又冀同人多印送，窮鄉僻壤一能遍。」[154]醫方手冊歡迎有錢的人印送，廣為流傳、使用。急救之法特別需要自救。

陳實功《外科正宗》一書，至十八世紀徐靈胎 (1693–1771) 即出現「評」本 (1767)。徐氏評本後又有批注本。徐氏另評點葉天士的醫案。葉天士、陳實功分別為內、外科大家。中醫內科、外科對「經典」的看法不同；前者引述言必稱《內經》、《傷寒論》，後者不必然。《外科正宗》的經典地位，在外科甚至超過《內經》；由徐靈胎評陳實功書肯定的態度可見。然徐氏對陳書的針法、手術等外治法相當謹慎[155]；並對陳氏的雙頦斷裂縫合術則未贊一辭[156]。徐靈胎在評本〈敘〉論肯定《外科正宗》的重要：但指責：「後人讀此書，信以為然，事事效法，殺人無算，全無悔悟」[157]。殺人者，當包括不確定的手術治療。這是對醫者慎不可孟浪從事之勸戒。與徐氏同時代的醫生尤在涇（約 1679–1749）治療項間外瘍，「病雖在外，其本在內，切不可攻，攻之則愈甚矣。」[158]外瘍不可用攻，包括手術。雙喉斷裂是危證，也不宜用手術。而刊於 1760 年、乾隆時醫者顧世澄《瘍醫大全・救自刎門主論》亦全部抄錄陳實功書全文，

[153] 清・王文選，《外科切要》（善成堂梓本，1847 年），〈外科切要目序〉，頁 1。

[154] 清・王文選，《外科切要》，〈外科切要目序〉，頁 3。

[155] 戴祖銘，《徐評外科正宗校注》（北京：學苑出版社，1997），頁 209–210。參見，徐慎庠，〈許楣《校正外科正宗》事考〉，收入氏著，《學醫隨筆》（北京：人民軍醫出版社，2011），頁 122–127。袁枚曾作〈徐靈胎先生傳〉，敘徐氏醫治其左臂傷。見清鄭澎若編，《虞初續志》（鄭州：中州古籍出版社，1989），頁 180–181。

[156] 戴祖銘，《徐評外科正宗校注》，頁 485。

[157] 戴祖銘，《徐評外科正宗校注》，頁 1。

[158] 徐衡之、姚若琴主編，《宋元明清名醫類案續編》（天津：天津古籍書店，1988），上冊，頁 334。

但以為：「斷食顙者可治，斷氣顙者難治。」[159]程國彭《醫學心悟・自刎》(1733)也只是處理喉管「未斷」的情況：「凡自刎喉管未斷者，不可見水，急用麻線縫之，外以血竭細末搽之，隨用天下第一金瘡藥厚塗之。」[160]到了許克昌、畢法同輯《外科證治全書》(1831年）說法一樣，刎傷「不傷氣嗓易治，如二嗓皆斷危險之證也。」[161]書中也不像陳實功書載有任何成功病案的記錄[162]。事實上，後於陳氏的食管縫合的相關記載，多宣示原則，具體案例極少見。

同樣傾向內治有申拱宸《外科啟玄・金刀自刎》(1604)以藥物療法為主、不見任何手術的建議：「夫刀刃之傷，重則斷頭刎頸，輕則割肉成瘡，此皆激忿所致，非血氣使然也。內服補中益氣加止痛乳、沒之類，外以三七湯洗之，其血自止，更上刀瘡藥則愈。」[163]

上述的乳香、沒藥、三七都是外科常用之藥[164]。另成書於乾隆年間

[159] 顧世澄，《瘍醫大全》（北京：中國中醫藥出版社，1994），頁763。

[160] 程國彭，《醫學心悟》（北京：中國中醫藥出版社，1999），頁226。程氏另有《外科十法》一書，「乃治癰疽、發背之大綱」。

[161] 許克昌、畢法，《外科證治全書》（北京：人民衛生出版社，1966），頁131。

[162] 如何理解陳實功手術的成功案例？沒有失敗的手術？黃宗羲(1610–1695)有一文〈張景岳傳〉值得注意，他認為「醫案」這種文類有「自傳」的性質；而其源來自「名醫」傳記的寫作：「自太史公傳倉公，件繫其事；後之儒者，每倣是體，以作名醫之傳，戴九靈、宋景濂其著也。而名醫亦復自列其事，存為醫案，以待後人，遇有病之相同者，則倣而治之，亦盛心也。世風不古，以醫負販，其術無異於里閭俗師也。而不肯以里閭俗師自居，雖復殺人如草，亦點綴醫案以欺人。」因此，醫案作用是雙重的，可做為教學示範，也可用來「自我宣傳」（或所謂「欺人」）。見黃宗羲，《南雷文定》（臺北：臺灣商務印書館，1970），頁154。張景岳之著作如《新方八陣》，其中外科在「因陣」（卷四），多用熟地。陳修園(1753–1823)有《景岳新方砭》可參。

[163] 申拱宸，《外科啟玄》，頁326。

[164] 陳桂陽、錢加華，《骨傷本草》（北京：人民軍醫出版社，2011），頁288–292；頁301–305。三七，或作山漆、人參三七等，是明代以後中醫傷科要藥。見章

(1739–1742) 的官書《醫宗金鑒・金瘡》，這本書的體例先有歌訣、次注釋：「金瘡須宣驗傷痕，輕傷皮肉重傷筋，外撒如聖桃花散，血多八珍湯獨參。」這首歌訣裡的桃花散、八珍湯皆見於陳實功書。注解部份，只提到腹破腸出的縫合術、沒有斷喉縫合術的記載[165]。可見氣管縫合術似乎較之腸斷裂縫合術更為危險。

與《醫宗金鑒》大約同時成書，1740 年王洪緒的《外科症治全生集》，直接嚴厲批判陳實功的手術療法，及外治法有腐蝕性的藥物：

> 醫可寄生死，閱坊刻外科，妄稱《(外科) 正宗》，載云：症現七惡即死。又載：以桐油燒紅衣針，針入痰塊（按即腫塊）半寸，用降藥為條，插入針孔，七日塊自開裂，再以條插七日，其核自落。又稱毒在皮裡肉內，刀割深要寸許，傷透內腑，病人何能堪此極刑，七惡之現頃矣。世之宗其法者，盡屬劊徒。此集惟疔用刺，其外概不輕用刀針，並禁用升、降二丹，令人痛爛[166]。

王氏以藥物療法完全取代刀針等外治療法。因此，《外科症治全生集》的治療藥方大受歡迎。清代陶階臣說：「是《集》流行已久，縉紳之家，幾于家置一編。每遇外症，照方抄服」[167]。這裡的「縉紳之家」，是當日所謂的社會性權力。梁章鉅 (1775–1849) 的理解：「今人呼鄉宦之家居者為縉紳，其實當作搢紳。」[168]搢紳包括退休鄉間的官員及擁有科舉功名的

靜、方曉陽，〈中藥三七在明代得以傳播的歷史條件〉，《中華醫史雜誌》34 卷 1 期 (2004)，頁 16–20。

[165] 吳謙，《外科心法要訣》(北京：中國醫藥科技出版社，2012)，頁 388–389。

[166] 王洪緒，《外科症治全生集》(北京：中國中醫藥出版社，1999)，〈凡例〉，頁 16。《外科症治全生集》問世以來，版本多達百餘種，有不同的改編本。見王曉宇、趙毅，〈《外科症治全生》版本體系研究〉，《中醫文獻雜誌》2012 年 5 期，頁 16–18。

[167] 王洪緒，《外科症治全生集》，頁 18。

官僚。他們的活動不只在城市、也在地方；借用吉田伸之的說法：「對其周圍的地域社會有著一定的私人控制力的社會階層」[169]。他們的醫療好惡多少決定了外科的治療傾向。清康雍年間浙江湖州的醫者林之翰有一段論及醫病糾紛的文章，並提出醫者「自保」之道。他以為病人家屬好「從旁指示」醫者，及醫者臨床時的種種弱點。其中，最要提防的是「縉紳」階層，若醫者不見機進止，最終必招謗獲罪。林氏以為：「而惟縉紳之間，尤當加意，蓋恐其不以為功，而反以為罪，何從辨哉？」[170]江南的搢紳的經濟基礎主導治療方式的喜好。醫學風氣的轉移，責任在病人、不在醫者所能背負。例如，光緒年間的醫家王明德《醫學心傳・不納善策悮事論》，引用一般醫者慣用的各種拖詞，主在質疑病人：「原未嘗冀其必效也。病家如此，而醫者猶曰：此症涉虛，非三旬、兩旬不能愈。此症屬虛中有實，非先攻後補不為功。或曰：先醫其藥之悮，而後及其本病。或曰：病變雜出，非朝暮易方，不能相機以施治。」[171]醫者朝三暮四，原因是病人就醫態度不可信任。江蘇吳縣的儒醫陸懋修 (1818–1886) 也感喟：「甚矣哉，醫道之壞也！人謂壞自醫家，吾謂壞自病家。人謂當責醫家，吾謂當責病家。蓋醫有不得不然之勢焉，實病家迫之使然也。」[172]見本書第四章所述，馬文植 (1820–1905) 說法極為相似。

家庭醫學以親人、友朋彼此推薦治療方法為主。歷任清同治、光緒

---

[168] 梁章鉅，《浪跡續談》（福州：福建人民出版社，1983），頁 132–133。

[169] 吉田伸之著，熊遠報等譯，《成熟的江戶》（北京：北京大學出版社，2011），頁 29。另，岸本美緒，〈明清時代の鄉紳〉，收入氏著，《明清交替と江南社會》（東京：東京大學出版會，1999），頁 27–58；徐茂明，《江南士紳與江南社會：1368–1911 年》（北京：商務印書館，2004）。

[170] 清・林之翰，《四診抉微》（北京：人民衛生出版社，1981），頁 71。是書成書於 1723 年。

[171] 清・王明德，《醫學心傳・歷年醫案》（北京：中醫古籍出版社影印，2014），卷 2，頁 21。

[172] 王璟主編，《陸懋修醫學全書》（北京：中國中醫藥出版社，1999），頁 91。

兩任帝師的翁同龢 (1830–1904) 的書信，即留下大量翁氏家族內的醫療記錄[173]。例如，友人交換醫療知識：「錄示妙方，感切，感切。客來言者三事：曰瘸生於時，此急證也；又曰：極欲決去外毒，此極危之候也，何兩者皆寂寂；又曰：雜鈎吻參甘並煮之，別為部署，此方何無傳刻耶！治病以元氣為主，小小進退不繫憂喜，走欲得兄者禁方耳。」[174]又說：「連沖叔傳一方，極效。」[175]雖然翁氏也延請醫生，但以自療較多：「手教以茯苓丸治臂，感紉之至。衛醫亦云濕痰也。茯苓丸想同仁堂可買。」[176]翁同龢也懂醫理，能開藥方。他得知鄉間流行喉病：「鄉間頗有喉症，周耕安甚重。予藥予方，彼疑信參半也。」[177]而且，知識階層自修醫書，掌握醫藥知識：「所患膿淨否？不滋否？《全生集》一本似送看」[178]。又，翁氏讀醫書有得，與家人試藥討論：「汝之虛氣或亦此藥（按人參）所致，然未敢決。曩看徐靈胎書，故有此疑耳。」[179]要之，自療莫於節慾：「孟子曰：『養心莫善于寡欲。』不特營營於俗務也，即書畫亦添病，戒之。」[180]

官紳之家對於醫者的治療方式是決定性的。晚清誕叟的官場狹邪小說《檮杌（按：一種惡獸）萃編》形容醫生沒有定見，「惑于眾論」[181]。書中的主角之一官場敗將范星圃即外傷，「傷口總不合」而死[182]。作者描

[173] 李紅英，《翁同龢書札繫年考》（合肥：黃山書社，2014），頁 25、27、42–43、69、78–79、112、118–119、163、167、177、215、287、331、355、357 等。

[174] 李紅英，《翁同龢書札繫年考》，頁 370。

[175] 李紅英，《翁同龢書札繫年考》，頁 25。

[176] 李紅英，《翁同龢書札繫年考》，頁 331。

[177] 李紅英，《翁同龢書札繫年考》，頁 167。

[178] 李紅英，《翁同龢書札繫年考》，頁 177。

[179] 李紅英，《翁同龢書札繫年考》，頁 27。

[180] 李紅英，《翁同龢書札繫年考》，頁 114。

[181] 清・誕叟，《檮杌萃編》（天津：百花文藝出版社，1989），頁 332。

[182] 清・誕叟，《檮杌萃編》，頁 325。

述醫者看病的情況：

> 看起病來，你說：「是肝旺罷？」他說：「不錯，是肝旺。」你說：「是氣虛罷？」他說：「不錯，是氣虛。」開起方子來，你說：「怕的要用附桂。」他說：「附桂是必要用的。」你說：「能不能用生軍？」他說：「生軍很可用得。」總是順著口風的[183]。

醫者「順著口風」，無非揣摩患者及家屬的心意。而患者的自體感受「肝旺」、「氣虛」，醫家只是附合他們的期待。這種醫病關係，全受病人主導，有其普遍性。小說家誕叟諷刺，以為不做醫生「未始非積德之一道也」[184]。

明清江南搢紳之家不愛服用「外科之方」。例如，徐大椿 (1693–1771) 以儒醫口吻教訓外科醫生不太讀書，可以想見指的是外科醫生不讀醫學經典：「凡外科之方，往往如此，皆因習外科之人，不甚讀書，只記某藥能治某病，因而湊合，互相傳習，所以全無法度，學外科者，宜知之。」[185]其實外科專在技術手藝，不在用藥方。徐氏批評外科之方「全無法度」，是相對於內科經方而言，特別是推為眾方之祖的《傷寒》。

以《醫宗金鑒》、《外科症治全生集》等「內治」的原則為治療外傷主流。外科的內治有從「攻利之藥」，回歸傷寒古典的傾向，有別於潰潦無源之學。清初名醫張志聰 (1619–1674) 即以為：「古來瘍醫，咸以為痈癤瘡瘍，皆屬於火，惟以寒涼之藥治之。或毒反冰伏而不起者，或始終用攻利之藥，致正氣虛脫而後成不救者，噫！為兒醫瘍醫者，能潛心於《靈》、《素》、仲景諸書，功德無量矣。」[186]同樣是生於清初的傷寒學家

[183] 清・誕叟，《檮杌萃編》，頁 333。
[184] 清・誕叟，《檮杌萃編》，頁 333。
[185] 清・許楣訂，《徐評外科正宗》，頁 145。
[186] 清・張志聰，《侶山堂類辯》(北京：人民衛生出版社，1983)，頁 27。

程郊倩，則看出來金代李東垣補脾胃說的傷寒論為正統：「紹仲景之傳，而不以傷寒作傷寒治者，（李）東垣一人而已。」[187]而張仲景之書，柯琴（大約 1662–1735 年）主張傷寒治法可應用其他「雜病」（含外科）。柯氏說：「經曰：外者外治，內者內治。然外病必本于內，故薛立齋（建民按，即本書第一章之薛己）于外科悉以內治」[188]。薛己的外科補法，「不失仲景心法」[189]。這一時期，晚年右脇也曾生一瘡瘍的名醫陳修園 (1753–1823) 的外科治法，甚至主張以《傷寒論》的治法為主：

> 內外原不分科，分之者，以針、砭、刀、割、熏洗等法，另有傳習諳練之人，士君子置而弗道，然而大證斷非外科之專門者所能治也。薛氏醫按（建民按，即薛己，見本書第二章），論之最詳；然以六味丸、八味丸、補中益氣湯、十全大補湯、歸脾湯、六君子湯、異功散、消遙散等劑，出入加減，若潰後虛證頗宜，其實籠統套法，于大證難以成功。《金匱》謂浮數脈，當發熱而反惡寒者，以衛氣有所遏而不出，衛（氣）有所遏，責在榮（氣）之過實。止此數語寥寥，已寓癰腫之絕大治法。再參六經之見證，六經之部位，用六經之方，無有不效。外科之專門，不足恃也[190]。

陳修園長篇的外科議論，不只是他個人的意見。費許 (Stanley Fish) 的「解釋群體」[191]，也就是如陳氏等流的「儒醫」群體，以自己的語言及信奉的價值觀對醫療市場的特定解讀。陳修園兩次批評所謂的「外科之

[187] 李平、楚更五，《傷寒論後條辨整理與研究》（北京：中醫古籍出版社，2012），頁 21。另參見頁 478–483 的討論。

[188] 清・柯琴，《傷寒來蘇集》（北京：中國中醫藥出版社，1998），頁 292。

[189] 清・柯琴，《傷寒來蘇集》，〈凡例〉，頁 7。

[190] 陳修園，《金匱要略淺注方論合編》（北京：學苑出版社，2012），頁 260。

[191] Stanley Fish, *Is There a Text in This Class? The Authority of Interpretive Communities* (Cambridge: Harvard University Press, 1980), pp. 147–174.

專門」，甚至對補益派的外科薛己亦有微詞。如薛己偏好用「六味丸、八味丸」等補方，只能治療外科小證。徐靈胎 (1693–1771) 也批評明代末年趙獻可一脈的《醫貫砭》，即趙氏好用六味、八味等補方。徐氏沈重地說：「吾謂《醫貫》者，亡明之妖書也。」[192]他又批評說：「讀者亦不必終帙。只記二方（按六味、八味），而千聖之妙訣已傳，濟世之良法已盡，所以天下之庸醫，一見此書，無不狂喜」[193]。這種只以二補益之方通治百病，也波及外科的治療。因此陳修園主張，以古典《傷寒論》的辨證、用藥思維來糾正簡易泛濫的「溫補」歪風，未嘗沒有角立門戶之見。任旭即認為中醫整體觀無波及手術：「以整體觀念為指導的醫學理論也沒能對手術實踐以具體指導，使它的許多經驗不能上升為理論，因而手術療法不能廣泛的開展與提高」[194]。手術療法發展有限並被以下各種內科的代替療法取代，後者成為醫療市場主流。

中醫外科「專門」，借用韋伯 (Max Weber, 1864–1920) 的話，並不具有外科「專門化」的組織。中醫外科包括手術獨占技術，而「帶有世襲祖傳秘訣 (Charisma) 所決定的氏族工業」的色彩[195]。不像歐洲手工業的「基爾特」，中醫專門的技術與「市場特許」沒有關係。如陳實功手術無師徒傳承可循，只有書籍的流傳。十六世紀中葉，在北京發起中醫第一個「醫會」的醫家徐春甫，說醫生多有「竊世醫之名」[196]的風氣。何淵 (1372–1432) 即是南宋以來何氏世醫之第六代 。明初重臣楊士奇 (1366–1444) 為何淵寫的序文：「彥澄（何淵字）世丹徒儒家，其于醫能推明本

[192] 徐靈胎，《醫貫砭》（北京：中國中醫藥出版社，2012），頁 121。

[193] 徐靈胎，《醫貫砭》，頁 140。

[194] 任旭，〈中醫學術思想對手術療法的影響〉，《中華醫史雜誌》 16 卷 2 期 (1986)，頁 103。

[195] Max Weber 著，鄭太朴譯，《社會經濟史》（臺北：臺灣商務印書館，1991），頁 163。

[196] 陳希寶主編，《中國古代醫學倫理道德思想史》（西安：三秦出版社，2002），頁 265。

源，不獨善于一科」[197]。何淵雖是世醫，但不專於一科。明末江蘇名醫李中梓 (1588–1655) 也以為：「世醫矜家傳之秘，時醫夸歷症之多，悻悻賣俗而不知其非」[198]。世醫是相對儒醫另一股最主要的醫學職業的流品。中國的氏族醫學也只是攀附「世醫」。

除了外科「世醫」，也有自學、不可靠的瘍醫。舉例來說，十八世紀山東臨清清水教教主王倫的出身，「倫，陽穀人，貌魁岸，性狡譎，多力有拳勇。嘗為縣役，因事責斥，無以為生，遂抄撮方書，為人治癰瘡，頗驗。」[199]大約同一時代，西周生的《醒世姻緣傳》第 67 回，狄希陳因受刀傷，貼了外科艾前川的膏藥病情惡化。作者透過陳少譚的口：「這外科十個倒有十一個是低人」[200]。外科尤不講醫德，「貪心如壑是瘡科」[201]。瘡科之醫整體素質不良。本書第一章徐大椿以為外科之學「必有傳授」，技藝不致參差不齊。

清代抄本《接骨方書五種・嵇氏家訓》以為世醫內部傳授，「口到心授目識手到，俱是子看父，弟看兄，見到患人來家，看是某樣病症，怎麼醫法，怎麼樣用藥，何樣說話，立在櫃桌之傍記熟在心。至長大冠巾，卻如此依規蹈矩。」[202]另清末金倜生《陳氏傷科真傳秘抄》也強調手法（含手術）在「傷科」治療的重要性：「傷科在外科中，亦占重要地位，惟以受傷者，往往斷筋折骨，皮肉破裂，甚至喉斷腸出，凡此種種，因非全仗藥物之力，所能收其效，故于藥物之外，猶重手法」[203]。這裡也

[197] 明・何淵，《傷寒海底眼》（上海：學林出版社，1984），頁 5。〈贈醫師何彥澄先生敘〉。

[198] 見包來發主編，《李中梓醫學全書》（北京：中國中醫藥出版社，1999），頁 64。

[199] 方南生等校注，《夢庵雜著》（北京：文化藝術出版社，1988），頁 208–209。

[200] 清・西周生，《醒世姻緣傳》（濟南：齊魯書社，1994），頁 898。

[201] 清・西周生，《醒世姻緣傳》，頁 896。

[202] 清・撰人不詳，《接骨方書五種》，收入丁繼華主編，《傷科集成》（北京：人民衛生出版社，2009），下冊，頁 1277。

論及「喉斷」等治療，其「縫合創口等，全在敏捷二字」[204]，主在傳授手法。

而「世醫」有時成為「庸醫」的代名詞。公安派文人江盈科 (1553–1605)《諧史》一則將病人醫死的故事：「一庸醫治一肥漢而死，其家難之，曰：『我饒你，不告狀，但為我家葬埋。』醫人貧甚，率其妻與二子，共抬至中途，力不能舉。乃吟詩曰：『自祖相傳歷世醫，』妻續云：『丈夫為事連累妻。』長子續云：『可奈屍肥抬不動。』次下續云：『這遭只選瘦人醫。』」[205]庸醫治病兼理後事，在清代戲曲家黃圖珌(1699–? 不詳)《看山閣閒筆・技藝部・醫》有一雷同笑話：「有一醫，無人延請，乃出奇思，購得一山木植，遂改其招牌曰：『精理大小方脈，兼辦後事。』其門如市。不數月，一山木植俱完，維剩一不成材之曲木。」[206]這則故事反映患者的心態。整山的樹木被伐用盡製成棺木，言外之意是「兼辦後事」的醫者將病人都治死。黃氏所說笑話未完。庸醫撤下招牌後，一天來了駝背的病人，「因驚喜曰：『子必看想吾所剩之曲木邪？』」[207]也就是駝背患者可用曲木為棺。

外科 (專科) 多幾代相傳，秘其所學。也有的醫家對瘍醫「專門化」表達異見。江蘇淮陰的名醫吳鞠通 (1758–1836) 以為：「醫學果可專門，就醫者來，宜先擇病；且儒理兼賅，非瘍醫可分業。況外證脈絡，亦內科可應通。」[208]內科通治外科之病證，而瘍醫之業「儒理化」。別風淮

[203] 清・金倜生，《陳氏傷科真傳秘抄》，收入丁繼華主編，《傷科集成》(北京：人民衛生出版社，2009)，下冊，頁 1835。

[204] 清・金倜生，《陳氏傷科真傳秘抄》，頁 1835。

[205] 明・江盈科，《江盈科集》(長沙：岳麓書社，1997)，頁 889。這個外科笑話有數個版本。

[206] 清・黃圖珌，《看山閣閒筆》(上海：上海古籍出版社，2013)，頁 96。

[207] 清・黃圖珌，《看山閣閒筆》，頁 96。

[208] 嚴冰、嚴曉楓編，《吳鞠通醫書合編》(北京：中醫古籍出版社，2007)，頁 621。

雨，依樣葫蘆。

陳修園批評六味丸、八味丸等補方，這二首「籠統套法」都有補藥「熟地」一味。大量食用熟地，不符合古典《傷寒論》的用藥原則。陳煥堂《仲景歸真》（成書 1829 年或更早）有〈論熟地〉一文，認為明清服食熟地之風：

> 今人不拘內傷、外感，常恃熟地以之為君（藥），將謂其有大功用也。依愚計之，不多見其功也。即據《金匱》三百餘方，獨於「腎氣丸」用之；《傷寒》百餘方未之用也。顯見傷寒外感與熟地不相宜也[209]。

外感傷寒，用熟地為主藥其實「不多見其功」；那麼，外科諸病用熟地有效用？《傷寒論》並無熟地為君藥的慣例。服用熟地等複方未必有效療，但合乎「安全」的治療原則。

陳修園主張以「六經之方」治外科之疾。產科（女科）與手術原本密切，陳氏也持《傷寒》療法[210]：

> 外科書向無善本，無怪業此者，只講內消、內托、內補、艾灸、神照、針砭、圍藥、薰洗、開口、收口諸小技。儒者薄之而不言，所以愈趨而下也。余少年遇險逆之證，凡外科咸束手而無策者，必尋出一條大生路，為之調理，十中可愈七八。

---

[209] 清‧陳煥堂，《仲景歸真》（廣州：廣東科技出版社景印，2009），頁 205。

[210] 以比較史的角度，十七至十八世紀左右，東亞幾個醫學傳統，朝鮮醫家形成以《東醫寶鑒》（1610 年成書）的「傷寒醫學」傳統。同一時期，日本也形成獨特的漢方醫學。但這一時期的朝鮮醫書並沒有形成如徐靈胎、陳修園等大家的傷寒學說。詳見：Chaekun Oh, “The Cold Damage Medicine in 17th and 18th Century Korea: Comparison through the Medical Records of China, Japan, and Korea,” *Historia Scientiarum* Vol. 24–1 (2014), pp. 1–24.

> 非有他術，蓋從《傷寒論》中體認十二經之經氣標本，而神明乎三百九十七法，一百一十三方之中也[211]。

陳氏所列外科十法，前三法的消托補都是藥物療法。他以為各法是「諸小技」。而所謂的外科「大生路」，即回歸古典經方。

以《傷寒論》古典為治則，是中醫外科（含傷科）發展的倚伏。例如，陶節庵 (1368–1445) 的《傷寒全生集》即有「類傷寒」的說法，也就是將「跌扑損傷」等傷科也放在傷寒的治療脈絡，同時使用脈診、湯劑：

> 凡跌扑損傷，或被人踢打，或物相撞，或取挫閃，一時不覺，過至十日或一、二、三日而發者有之，十數日或半月、一月而發者有之……或一時傷重，或發寒熱，瘀血上沖則昏迷不省，如死之狀，良久復蘇，輕則當歸導滯湯，重則桃仁承氣湯加蘇木、紅花、牛膝、桔梗、薑汁，量其元氣，下其瘀血則愈[212]。

上述的外傷，稱「類傷寒」，也就是類似傷寒的病證。清初名醫徐大椿稱之為傷寒「別症」：「別症者，其病與傷寒相類而實非傷寒是也」[213]。欣用五（約 1795–1850?）的《增訂傷寒秘要便讀》也指出，外科瘡瘍「初起寒熱，全類傷寒」[214]。這本傷寒作品列有〈類傷寒證〉一章，包含外科；傷寒學介入中醫外科，而外科、專科的地位益不足道。

外瘍的治療納入傷寒辨證，有同有異。鄒澍 (1790–1844) 以為「嘗

[211] 黃杰熙，《女科要旨箋正》（太原：山西科學技術出版社，1995），頁 149。黃氏對陳修園此段議論是批評的，對「中醫外科」也評價不高。

[212] 明・陶節庵，《傷寒全生集》（鄭州：中原農民出版社，2012），頁 241–242。

[213] 清・徐大椿，《傷寒論類方・傷寒約編》（北京：學苑出版社，2013），頁 76。

[214] 清・欣用五，《增訂傷寒秘要便讀》（北京：學苑出版社，2013），頁 131–132。

聞之治瘍猶治傷寒也」，「是故瘍之始治，自有條理，與傷寒迥殊；若其初作已挾虛，方膿而挾實，與夫內搏而傳陰，外開而不闔，種種與傷寒同，即以傷寒法治之可也。」[215]而外傷所引起的「血出」、「疼痛」、「斷折而刃留」、「中風」、「水入」等情況，不可照搬，「參病情之究異，俾求治法于他門」[216]。要之以內科治法為主。任外瘍與傷寒有主而異、或次而相近之證，醫能諦審表裡不一，此為外科傷寒化之殿理。

「傷寒」之法，在邵成平的《傷寒正醫錄》成為治療各科包括外科之本。他說：「一切內外科、兒科、女科俱可灼其何經、何病，宜何藥，而一無舛錯。」[217]邵氏之書有〈類傷寒〉，以外科「內癰」如腸癰等化膿性疾病為主，講究脈診[218]。

外科「內癰」。源於《傷寒論》殘文，據清初醫家陳堯道考證，「止於三句」。1678年，他在《傷寒辯證・類傷寒七證》說：

> 諸瘡發熱惡寒。狀類傷寒，發於外而見形者，人人得而知之。若發於內者，如肺癰、腸癰之類，庸工何足以辨之？
> 浮數之脈，主邪在經，本當發熱，病人當一身盡痛。今脈既浮數，反多惡寒，而痛偏著一處，其為內癰無疑。如胸膈隱隱痛者，肺癰也。兼之心胸甲錯、振寒、脈數，時出濁涕腥臭，尤易辨也。如小腹重而強按之則痛者，腸癰也。兼之便數以淋，時時汗出復惡寒，身皮甲錯，腹皮急如腫狀，脈滑而數，尤易辨也。若不審察，誤作寒傷治之，其殺人也必矣。
> 按《傷寒論》之論「內癰」止於三句中。即以三證辨內癰為極確，文法精練，不可不細玩之。第一句諸脈浮數當發熱，而灑淅惡寒，

[215] 清・鄒澍，《本經序疏要》（北京：學苑出版社，2009），頁157。
[216] 清・鄒澍，《本經序疏要》，頁149。
[217] 清・邵成平，《傷寒正醫錄》（北京：中醫古籍出版社，2012），頁1。
[218] 清・邵成平，《傷寒正醫錄》，頁19。

謂脈數本當發熱而反多灑淅惡寒者，內癰也。諸瘡多振寒惡寒，脈雖數而熱反輕，故東垣輩俱解作浮數之脈，應發熱；其不發熱而反惡寒者，瘡疽之謂也。《金匱要略》灑淅惡寒上，原有「反」字。第二句若有痛處謂浮數之脈，主邪在經，當病一身盡痛，而痛偏著一處者，內癰也。第三句飲食如常，謂病傷寒當不欲飲食，而飲食如常者，內癰也。嗚呼！讀仲景書者，可不於一字一句，求其義哉？[219]

上文論外科「內癰」最多。判定內癰以脈診，而外科隱藏的規律是外瘍（「發於外而見形者」）也要遵循脈診。陳氏稱讚《傷寒》古典，如儒家經書，顯示與陳修園一系相同的守舊意識。

「類傷寒」的範疇似在明清傷寒病不斷擴大深入。自南宋以來第二十二代的世醫、江蘇青浦的何元長 (1752–1806)，在其《傷寒辨類》，列有各章〈內傷似傷寒病〉、〈瘡瘍發熱類傷寒〉、〈痰症類傷寒〉、〈腳氣類傷寒〉等。外、傷科疾病，也以相似傷寒病的思路來理解：

經曰：諸脈浮數，當發熱而洒淅惡寒，若有痛處，飲食如常，畜積有膿也。又曰：脈數不時，則生惡瘡。凡病人寒熱交作，不可便以傷寒治之。須視其頭面脊背有無瘡頭，若有小紅白瘡頭，須辨之[220]。

又傷科之病「狀類傷寒」：

凡內傷寒熱，狀類傷寒，但起於跌打朴踢打，閃朒努力為異耳。

[219] 清・陳堯道，《傷寒辯證》，收入《續修四庫全書》（上海：上海古籍出版社影印，1997），卷一，〈類傷寒七證〉，頁 657–658。

[220] 清・何元長，《傷寒辨類》（上海：學林出版社，1984），頁 32。

> 凡內傷有瘀血作痛者，脈必芤濇或數。其症發熱自汗，小便利，大便黑，心胸、脇下、小腹滿痛，按之手不可近，此內有瘀血也[221]。

上述外、傷瘀血諸病以脈診、湯劑來診斷、治療。「傷寒」像是所有寒熱證的籠統之稱。雷豐 (1833–1888)：「嘗聞專治傷寒家，有溫病傷寒、熱病傷寒、痧證傷寒、瘖瘍傷寒等名。不知溫病、熱病，皆屬伏氣，痧因沙穢，瘖因濕熱，豈可混稱為傷寒乎？……後見吳中戈存橘先生《傷寒補天石》中，果有以上諸證之名，始知其有自也。」[222]這裡的「瘖瘍傷寒」雖名「傷寒」，是江南醫者的「發明」，其實晚出。別出旗鼓，以開來者。

「傷寒類證」是明清傷寒學的發展之一。晚清張泰恒專作《傷寒類證解惑》(1888 年)，即提及「與傷寒相似者」的其他病證：

> 曰：傷寒與各種外感既有別矣。然內傷之症，亦有發熱、惡寒、頭痛與傷寒相似者，又何以辨之乎？曰：此東垣老人辨之詳矣[223]。

「東垣老人」即前述第二章的名醫李東垣。其「內傷」的學說，也波及中醫外科治療。張泰恒又以為：「至傷寒而變雜病，又須隨方而就圓。」[224]明清外科藥物治療的系譜：(金) 李東垣──(明) 薛己──(明) 陳實功──(清) 朱費元 (詳下節討論)。

《傷寒論》的內治法，包括對藥物原本的認識、使用，也因著傷寒學的擴及外科而產生變化。例如，桂枝湯解表，其中有一味「芍藥」。曹

---

[221] 清・何元長，《傷寒辨類》，頁 34。

[222] 清・雷少逸著，《重編時病論集注》(北京：學苑出版社，2013)，頁 246。

[223] 清・張泰恒，《傷寒類證解惑》(北京：人民軍醫出版社，2011)，頁 5。

[224] 清・張泰恒，《傷寒類證解惑》，頁 11。

穎甫 (1866–1938) 認為：「肌理為孫絡滿布，風襲肌理，營氣凝閉而不解，故用芍藥以泄之。婦人腹痛及瘡癰腫皆用之，亦以解血絡之凝閉也。」[225]外瘡係肌肉之病，陳實功已明言；芍藥解肌通絡，外科亦可使用。

張仲景的《傷寒雜病論》，其中「雜病」部份包括外疾，早已亡佚不全。而各種傳本、版本的《傷寒論》[226]，「雜病」的內容是不清楚的。今人姚廷周輯佚作《雜病論輯校》，其中，外科篇目為「血證瘡癰病」[227]。外、傷之疾病確與「血證」密切有關[228]；但斷雙喉引起的外傷出血，只以《傷寒》治法處理無異於緣木求魚。

外科由傷寒又一轉為「溫病」內治的思路。晚清醫家沙書玉明白地說：「溫熱病與外瘍大同而小異。余治外瘍，多從《經》旨溫熱發明其義」[229]。這裡的《經》是《傷寒》經典。因此，晚清天津醫家張際和便評論，中醫外科治法「不過為內科之附屬物，其不足為專家也明矣。」[230]這是強調外科專門的重要。

傷寒學引進中醫「外科」致使手術發展的困境 (aparia)。如高秉鈞在《瘍科心得集》(1805 年成書) 說：「瘡瘍之部位，其經絡氣血之循行，

[225] 曹穎甫，《傷寒發微》(北京：學苑出版社，2011)，頁 43。

[226] 今人以「宋本傷寒論」為《傷寒》之定本。其實《傷寒》無定本。桂林抄本也有「可信」之處。宋本的「大字本」、「小字本」早已亡佚。所謂古本，是明萬曆年間藏書家趙開美的復刻本。趙本來源，系譜欠明。參見李順保，〈《宋本傷寒論》考〉，收入氏編，《傷寒論版本大全》(北京：學苑出版社，2006)，頁 428–434。

[227] 姚廷周，《雜病論輯校》(北京：中醫古籍出版社，2002)，頁 108–119。

[228] 中醫的「瘀」，並不是現代醫學靜脈血液循環障礙的瘀血。中醫廣義的瘀證，包括出血、外傷等。人體血流行而不居。留滯不行則為鬱、瘀。初步討論，見張問渠主編，《論活血化瘀》(北京：中國環境科學出版社，1989)，頁 1–8。

[229] 嚴世芸主編，《中國醫籍通考》(上海：上海中醫學院出版社，1993) 第 4 卷，頁 4642。此說出自沙書玉《瘍科補苴》(1877) 一書。

[230] 嚴世芸主編，《中國醫籍通考》第 4 卷，頁 4665。

即傷寒之經絡也。傷寒無定形，故失治則變生。外證雖有一定之形，而毒氣之流行亦無定位。」[231]然所有外證皆以傷寒湯方治療，並不切實際。陳修園的外科傷寒取向，誠梁玉瑜《醫學答問》（1895 年刊）質疑：「言不顧行」[232]。

不過，傷寒論系的「外科」，借用艾西莫夫 (Isaac Asimov, 1920–1992) 的話，是中醫治療的內異端 (endoheretics)，為同儕接受。而手術療法則成為外異端 (exoheretics)，從未成為顯學，得到正統醫學的認可[233]。

陳修園即強烈批評「外科之專門，不足恃也」。內科醫也可以治外傷及外科疾病的。「內科」之醫對專科醫施加貶義及壓力，溢於言表。汪輝祖 (1730–1807) 在他的自定年譜《病榻夢痕錄》，記錄一件鬥毆致死的案例，及其誤解。這一年汪氏五十二歲：

> （乾隆 46 年）是年正月，晴川赴杭州縣，民盧標于十三日戲鐙，與鄰人余某爭道互毆，盧被余某踢傷小腹，不能言語，當晚舁至余某家，稟典吏驗傷痕，取保辜（按互毆人傷，被告在一定期間可要求受害人負責），延外科調治。至二十八日傷痊送歸。二月初二日，文昌神會，盧赴飲醉歸，越夕身熱，屬其弟延內科汪姓診治，至初九日病故，報驗。鄰邑湯溪何君代驗小腹傷痕，與典吏原報傷分寸、顏色相符，止敘迎鐙爭踢一節，錄供通詳，而汪姓醫病未曾詰實。晴川歸縣覆審，余以為小腹致命系必死之傷，當速死之處，例不得過三日。今盧標之死距踢傷二十七日，在保辜正限之外。自余至盧，路隔里許，二十八日即能步行歸家，則原

[231] 清・高秉鈞，《瘍科心得集》（北京：人民衛生出版社，2006），頁 2。

[232] 清・梁玉瑜，《醫學答問》（北京：中國中醫藥出版社，2008），頁 68。

[233] Isaac Asimov 著，蔡承志譯，《艾西莫夫科普教室（上）》（臺北：貓頭鷹出版，2007），頁 102–111。

> 傷久痊，可知初三患病，不延外科而延內科，則是病非傷可知，晴川傳汪醫細鞫，追出藥方，醫案盧病起傷寒屬實[234]。

患者盧標死時舊外傷仍在，「分寸、顏色」與典吏所驗傷相同。病人後來延內科醫生治療，應是醉後傷寒，「身熱」之故。上例，內科、外科有所區別。清乾隆、嘉慶間之蘇州醫生唐笠山敘述一件訟案，與上例類似：「己亥歲春，有泰興縣人繆志文，被訟管押，驟然周身發泡，流水皮皵，毫無空隙，即行斃命，屍屬具控，奉撫臬各憲調發蘇州府審辦，郡侯楊公，轉行府醫學翁公查議，是否毒發，有無此瘡？翁公以系內科，請飭外科查覆，闔郡外科，皆無以對。」[235]死者管押期間全身有外證（皮皵）可循，因而由「外科」看診。汪輝祖提到盧氏之外傷，特別明示「當速死之處」。張偉仁先生解釋，速死部位可能在患者的「腎囊」[236]陰處。若按陳修園所說，外科疾病可按《傷寒論》「六經之部位」診看，盧氏之死似未必與先前的外傷無關。盧標死因即被余某踢而有「內傷」、接著又染熱病耶？以下二案，也是因為「口角」所引起的。

刊於 1805 年，程鵬程的《急救廣生集》自刎急救法，具體記錄二則日常生活可見到的事如「角口」案例：

> 一人因角口，用刀自刎，傷長二寸餘，食嗓半斷，傷口冒血痛甚，在地滾跌，不能敷藥。因縛其手足，令臥涼地，用枕墊其首，使

[234] 清・汪輝祖，《病榻夢痕錄》（南昌：江西人民出版社，2012），頁 36–37。

[235] 清・唐笠山，《吳醫匯講》（北京：中國中醫藥出版社，2013），頁 25。

[236] 張偉仁，〈良幕循吏汪輝祖：一個法制工作者的典範〉，《臺大法學論叢》19 卷 1 期 (1989)，頁 11。瞿兌之 (1894–1973) 有一傳記，涉及汪輝祖個人的疾病史。例如，考場受了溼氣「幸得一個至好徐夢齡來診脈，開了附、桂重劑」（頁 18）；左足傷（頁 42）；「游幕之後，還是每年必病」（頁 64）；中風，「後來遇著名醫張應椿用重劑補藥」（頁 45–46）；汪氏也關心人參價錢（頁 75）。以上，參看瞿兌之，《汪輝祖傳述》（上海：商務印書館，1935）。

> 傷口漸合，即敷「鐵扇散」搧之，少頃血凝，半日後湯飲如常，三日而愈。

又云：

> 一人因角口忿激，用剃刀自刎，食喉半斷，喘氣傷口俱有血泡。蓋喉間之氣已傷于傷口也。用散藥敷之，搧少頃，血即凝，兩日全愈[237]。

以上案例都是自刎單喉受傷、而且是「半斷」未全斷的情況。兩例俱使用外治、也就是藥散外敷傷口。所用之藥「鐵扇散」，清末沈雨蒼著《金瘡鐵扇散秘方》，列舉各式病案[238]。

上述口角致喉管外傷的敘述，《清嘉慶朝刑科題本》提供活生生、真實的暴力場景。這些口角鬥毆的案例，大多起於土地、債務糾紛。「刑科題本」的命案，由州縣衙門審理，督撫撰寫層層上報的記錄。命案記錄的外傷，借用哈佛科學史教授 Charles E. Rosenberg 的說法，也是「一個官僚事件」[239]。〈江蘇高郵州民殷茂林故殺緦麻表弟張桂林身死案〉，行兇者殷氏供詞：

> 因張桂林既不借錢，反出言斥辱，一時忿恨，頓起殺機，拔出身佩小刀向張桂林胸前狠戳一下，致傷他心坎右聲喊倒地。小的情

[237] 程鵬程，《急救廣生集》（北京：人民軍醫出版社，2009），頁 82。

[238] 沈雨蒼，《金瘡鐵扇散秘方》，收入丁繼華主編，《傷科集成》下冊（北京：人民衛生出版社，2009），頁 2214–2216。是書有道光二十九年 (1849) 序文。

[239] Charles E. Rosenberg 著，楊璐瑋譯，〈診斷的暴政——特殊疾病與個體體驗〉，收入余新忠、杜麗紅主編，《醫療、社會與文化讀本》（北京：北京大學出版社，2013），頁 80。

> 急，又用刀自刎咽喉右邊，手軟，倒臥在地[240]。

殷氏自殺咽喉，未死。以下的一則命案，也起因土地糾紛，兩造口角。據〈直隸鹽山縣回民王化南挾嫌謀殺董士恒未遂案〉，受害者自述犯罪的場景：

> 監生喊叫救人，王化南又扎了監生臍肚上一下，監生跌倒地上，連腸子也露出來了。當有王禮趕去，把王化南的刀子奪下，王化南當時逃跑。又有田進財走去解開監生的衣服看明傷痕，同王禮把監生腸子收入肚裡，去尋了雞皮把傷處護蓋，用布包好，抬回家去[241]。

田進財、王禮用的是貼雞皮療法。董士恒的腸出傷後來復原，可見此法有效。另外，同樣因為債務問題引起口角的兇殺命案，行兇者趙德寬在碾房打工，欠崔得官錢，遭崔氏催討債務而鬥毆。〈奉天海城縣民趙德寬因債務戳傷客民崔得官身死案〉，記敘當時激烈的打鬥細節：

> 崔得官用右手拔出墻上掛的一把刀子奔小的戳來，把小的衣服戳破，並沒有傷著皮肉。小的怕他再戳，就用左手攥住他右手腕，右手奪得他的刀子。崔得官撲攏奪刀，小的情急拿著刀子嚇戳他

---

[240] 杜家驥主編，《清嘉慶朝刑科題本社會史料輯刊》（天津：天津古籍出版社，2008）第一冊，頁 437。此案嘉慶十四年五月。關於刑科題本的刑事案件背景的理解，劉錚雲以史語所內閣大庫檔案為例，「刑案中涉及較多的是有關外傷的治療」；「最引人好奇的是，有不少人用生雞皮來敷傷口。在我所掌握的十五個例子中，有七例見于河南省」。見劉錚雲，〈內閣大庫檔案中的疾病與醫療史料〉，《古今論衡》4(2000)，頁 127–128。

[241] 杜家驥主編，《清嘉慶朝刑科題本社會史料輯刊》第三冊，頁 1531。此案嘉慶九年二月。

> 一下，不料戳傷崔得官胸膛，崔得官跌倒地上，隨有鋪內施得財從後院過來查看，小的合施得財把崔得官扶到炕上躺著。小的解開崔得官衣扣，見他胸膛左有刀口流血。小的急忙跑回家去，拿了一隻雞來，剝下雞皮給崔得官糊住傷口[242]。

患者傷口在胸膛，最終不治而死。趙氏也是用貼雞皮法自力救濟。以上的急救各例，都沒有醫者介入。無一例用縫合手術。雞皮療法是外傷急救最方便的方法之一。

晚清溫病名醫王孟英 (1808–1868) 在其舅俞世貴處找到前輩史典《願體醫話》(1851)；這本醫話的特色是以急救法為主。其〈救刎死〉只說「食管斷可治」：

> 自刎之人，食管斷可治，氣管斷難治。蓋人之食管居前，氣管居後，刎之太深，則二管俱斷，故必死。若止食管斷，氣管微破者猶可救全。要知覺早，乘其氣未絕，額未冷，急將其頭扶住，用熟針穿絲線，縫于刀口皮內之膜上，往回間花縫[243]。

史典判斷喉斷的幾種狀況，及其可治與否，與前述《洗冤集錄》相同；其中「二管俱斷」必死，醫者不願處理。上引文提及縫合食管「皮內之膜上」處，這裡的「膜」，謝觀 (1880–1950)《中華醫學大辭典》:「膜，在脂外肉內，形如薄皮」，保護某些器官。又如，「眼膜」、「耳膜」等，

[242] 杜家驥主編，《清嘉慶朝刑科題本社會史料輯刊》第二冊，頁 955–956。此案嘉慶十七年十二月。

[243] 史典，《願體醫話》，收入王士雄撰輯，《三家醫話》(上海：上海浦江教育出版社，2011)，頁 80。范行準認為史典是大約十七世紀的醫家，曾「用生鮮的雄雞皮為病家植皮」。見范行準，《中國醫學史略》(北京：中醫古籍出版社，1986)，頁 194。

也有保護人體內部器官之意[244]。這個食管縫合術似深入頸部「皮裡肉內」[245]。不過，整體而言中醫外科以「湯藥化」為治療主流。

外治法與內治湯方處於長期競爭狀況。江蘇常熟人，道、咸兩朝的重臣翁心存 (1791–1862) 在其日記，提及自己罹患外科之疾「癰」，長在穀道肛門旁。他起先自療無效，延醫療治。道光十五年 (1835)1 月 17 日條下：

> 延何澹庵暨蘇君來視，此後日日來。用藥敷之，痛益甚，如火之熱，如針之刺，瞢騰呼謈，真活地獄矣。夜渴，飲水十餘遍。此癰真不可用刀開，上年許青士鴻少自粵回，亦患此疾，醫以刀破之，至今成管，尚未收口也，記之[246]。

動刀術，傷口難癒。翁心存同時延兩醫，一外治，一內治。蘇君為前者，後蘇君因故退出翁氏的醫療過程。兩個醫生扞格不合。《日記》1 月 22 日：

> 膿血漸止，以膏藥貼之。余外治用蘇君之藥，而服湯劑皆用（何）澹庵方，蘇君知之，以後遂不來，惟澹庵日來診視而已[247]。

---

[244] 謝觀，《中華醫學大辭典》（瀋陽：遼寧科學技術出版社，1994），頁 1534。

[245] 此為王洪緒（維德）《外科症治全生集》(1740) 評《外科正宗》的話。王氏說：「閱坊刻外科，妄稱《正宗》，……世之宗其法者，盡屬劊徒。」（〈凡例〉）見王洪緒，《外科症治全生集》（北京：中國中醫藥出版社，1999），頁 16。又見任旭，〈王維德的學術思想與認識論〉，收入宋春生、劉艷驕、胡曉峰主編，《古代中醫藥名家學術思想與認識論》（北京：科學出版社，2011），頁 341–353。

[246] 清・翁心存，《翁心存日記》（北京：中華書局，2011），第一冊，頁 121。翁氏日記，記事時間為 1825 至 1862 年。日記內容，關於京外官升遷、各種考試及京朝風俗如問疾等尤詳。

翁心存之外疾全用內服湯劑治療。他的日記記家人等疾病甚多，批評「涼藥」之誤[248]尤甚。翁氏六子翁同龢 (1830–1904) 之病，日記之中反映尤詳。

做為中國醫學的押陣大將，王孟英 (1808–1868) 的同鄉醫友管榮棠[249]批評刀針手術等治療方法全被藥物療法所取而代之。管氏認為這是醫者姑息「虛應故事」的消極做法：

> 考古治疾，無分內外，刀、針、砭、刺、灸、熨、洗諸法並用，不專主于湯液一端。今諸法失傳，而專責之湯液，故有邪氣隱伏于經絡之間，而發為癰疽也。
>
> 夫用藥如用兵，若為將者，奉命伐暴，廢其紀律，不以摧堅破賊為己任，徒從事于文檄簿書之間，虛應故事，以待賊之自斃，養奸玩寇，滋蔓難圖，至使與國俱亡而後已，失其為將之道矣。乃醫者治癰疽，棄其刀針，不以決去膿腐為急務，徒從事于方劑湯液之間，以待疽之自潰，因循姑息，養癰貽患，至使與身俱亡而後已，失其為醫之道也[250]。

外科之疾，治療方法以藥物療法（湯液）為主的同時，有「棄其刀針」的趨勢。管榮棠深知醫家避責的心理，「反訾刀針為險事，而自護其短，

[247] 清・翁心存，《翁心存日記》，第一冊，頁 121–122。

[248] 清・翁心存，《翁心存日記》，第三冊，頁 1001。

[249] 參見王雨濛，〈刀針、膏貼與湯藥：清代的外科〉（天津：南開大學歷史學碩士論文，2013），頁 111–114。王孟英說：「吾鄉管榮棠，樂善人也，好施藥。」又說：「(管氏) 忽患吐血而亡，年僅四十四，子才五齡耳。鄉人咸惋惜之。」見王士雄《潛齋醫話》、《歸硯錄》等。

[250] 盛增秀主編，《王孟英醫學全書》（北京：中國中醫藥出版社，1999），頁 431–432。王孟英的醫學不限於「溫病」，他對外科有許多見解。初步見姚昌綬，〈論王孟英的外科學造詣〉，《湖北中醫雜誌》1988 年 2 期，頁 6–8。

指蒸膿發熱為內病」[251]，也就是將外科疾病視為內科之病來治療。黃宮繡 (1730–1817) 批評這種獨尊湯方風氣：「僅守時師耳聽之說，蔓衍湯方之書，何能獨守？」[252]這是外科「內在化」的傾向。

而王孟英也認為其時代的醫學，廣義的內科疾病為多，「虛」的病因觀及身體經驗特別流行；而虛、不足之病證多施以補藥：「今之醫者，每以漫無著落之虛字，括盡天下一切之病，動手輒補，舉國如狂，目擊心虛，可勝浩嘆！」[253]藥物療法以「補」風行，又得社會、文化風氣助長以討好有錢人：

> 溫補亦治病之一法，何可廢也，第用較少耳。世之醫者，眼不識病，僅知此法可以媚富貴之人，動手輒用，殺人無算[254]。

醫家好補，內、外科皆然，但外科因傷口常無法收口之故，用補方更為嚴重。王孟英轉述其曾祖之心得：「瘍科又泥寒藥不能收口之戒，亦務溫補……以誤傳誤，誤無底止，而瘍科則尤甚焉。」[255]外科補風更甚於內科。他甚而用「誤無底止」來批評外科湯方補風。外傷不能收口與「感染」有關，而與服用寒藥未必有關。

富貴之人愛用補方，如江蘇吳江蘆墟的大地主柳兆薰。柳氏留下大量的日記存稿，內容有不少醫療的記載，如兒子患疸等等[256]。《柳兆薰日記》同治四年 (1865) 條下：

---

[251] 盛增秀主編，《王孟英醫學全書》，頁 432。

[252] 清・黃宮繡，《脈理求真》(北京：學苑出版社，2010)，頁 47。

[253] 盛增秀主編，《王孟英醫學全書》，頁 301。

[254] 盛增秀主編，《王孟英醫學全書》，頁 313。

[255] 盛增秀主編，《王孟英醫學全書》，頁 632。

[256] 清・柳兆薰，《柳兆薰日記》，收入《太平天國史料專輯》(上海：上海古籍出版社，1979)，頁 130；頁 167；頁 195；頁 199；頁 233；頁 263；頁 273；頁 278；頁 283；頁 291；頁 319；頁 370–371；頁 386 等。

> 午前，登敬承堂，恰好陳駢生亦至，即陪渠與二太太治瘡。據云：流瘀膿潰，症由抑鬱，醫治藥長，必須心境日開，佐以大補之品，方冀收功。余處惥棠所送鹿茸，轉送之。開方與高麗參，溫通之藥並進，留渠便中飯而返[257]。

這則「治瘡」的病案，是柳兆薰的親歷：外科病因為內因「抑鬱」，而治療以「大補之品」。柳氏平日也積存鹿茸、高麗參等補藥，應是有閒富貴階級的養生習慣，有其普遍性。

「溫」、「涼」之兩型方劑，必須與疾病證狀相符；外科之醫為討好病家，投以溫補之藥，遷延日久，愈治愈壞。經學家孫星衍 (1753–1818) 觀察到外科丸、散用藥一般而言較內科湯方遵循古法：

> 今俗醫任意增減，不識君臣佐使，是以古人有不服藥為中醫之嘆。要知外科丸散，率用古方分量，故其效過于內科，此即古方不可增減之明證。余所得宋本醫學書甚多，皆足證明人改亂古書之謬[258]。

古、今之爭，前者是「宋本醫學書」（古本）為準，後者為「明人改亂」（今方）的結果。中醫復古風氣，其實起自明末，在清一代成為主流之一。謝觀 (1880–1950) 說：「明末而復古之風漸啟，清代醫家多承之，則猶儒家之有漢學矣。」[259]明末及清代的醫家注釋幾種醫學古典，汗牛充棟，撏撦餖飣而已。而今方、內科用藥好加減，不守分量；其用藥又進而影響外科之用藥，特別是溫補湯液泛濫。

---

[257] 《柳兆薰日記》，頁 374。

[258] 見孫星衍，〈重校華氏中藏經序〉一文。收入李聰甫主編，《中藏經語譯》（北京：人民衛生出版社，2013），頁 13。

[259] 謝觀，《中國醫學源流論》（福州：福建科學技術出版社，2004），頁 13。

「溫」、「補」之藥在明清外科史相間迭乘出現，而忌用古方寒涼峻利之藥未艾。清康熙年間王三尊將醫者分為兩種類型，「文字之醫用藥多補，經歷之醫用藥多瀉。」[260]文字之醫多「儒醫」之流。而「經歷」之醫較多是技匠型的醫者。前者好用溫補之方。王嚴士 (1856–1943)《市隱廬醫學雜著》列舉 11 種外科疾病（陰證），批評外科醫者「多用寒涼」之誤：

> 瘰、乳岩、流注、貼骨、鶴膝、橫、骨槽、惡核、失榮、馬刀、石疽之屬，皆屬陰虛，屬在陰疽之類。其要在三、五日內，察其皮色之變與不變，熱與不熱，以分其陰陽。不可因其三、五日後之發陽，遂誤為陽證，而以寒涼之藥，逼邪內陷[261]。

相對於溫補的種種藥物療法之流行，外科的手術彷如強弩之末，少數留下的記載只不過是妙手偶得。

如前述各家之說，有主張單喉輕傷的情況可治，有主張全以湯藥治療，而陳實功雙喉俱斷仍可縫合救治可說是「獨門絕活」、度人金針。十九世紀錢文彥《傷科補要・咽喉傷》是極少數支持陳實功之說者，旨在「心手相應」的技術：

> 治者，須心手相應，不差毫髮，乃無誤也。而先看其刀彎者，其痕深。其刀直者，其痕淺。若左手持刀而刎者深，右手持刀而刎者淺。一刀勒者深，兩刀勒者淺。如喉脘破而有出入之氣，封藥吸進必嗆咳，先用雞子內軟衣蓋於破脘之上，再將藥封之，則不嗆矣。如單脘破者，月餘而痊；雙脘破者，兩月而愈。照法治之

[260] 清・王三尊，《醫權初編》，收入裘慶元輯，《珍本醫書集成》（北京：中國中醫藥出版社，1999）第四冊，頁 793。

[261] 清・王嚴士，《市隱廬醫學雜著》（北京：人民軍醫出版社，2012），頁 39。

可也[262]。

錢氏所述的縫合、痊癒時程，長短與陳實功手術相若。自刎又有一刀、兩刀之分；自殺者若可連續用刀，使力稍輕。不過「傳承」這個概念似在氣管縫合手術史是很難使用的。從陳實功到錢文彥，踰數百年，中間沒有任何相關手術個案出現；兩者的連繫有關，卻值得商榷 (arguable)。陳實功的氣管縫合術是獨特、不可模倣的[263]，是對明清脈學、藥學日益通俗化、普及化及服用補劑品味一致化的一種抗議？

《傷科補要》用「雞子內軟衣」置於患部、也就是受傷的喉管上。這是一種外治法。流行很廣、「自助型」的方書《驗方新編》(1846 年刊)，作者鮑相璈是一位地方官吏。這本方書，處治斷喉有不同方法，但以雞皮療法優先。〈割頸斷喉〉一節臚陳各法：

> 急宜早救，遲則額冷氣絕。乘初割時，輕輕扶住仰臥，將頭墊起，合攏刀口，將血拭去，用大雄雞一隻，快手輕去其毛，生剝雞皮，乘熱貼傷口，內服玉真散自愈，愈後雞皮自落。
> 又方：照前扶住仰卧，合攏刀口，用生松香、熟松香各半，或加生半夏末亦可，將傷口厚厚敷緊（或用葱頭和白蜜搗融敷亦可），外用膏藥（不論何項膏藥），周圍連好肉一併粘貼，再用布條圍裹，針線縫好。每日服玉真散三錢，覺傷處生肌即不必服，未生

[262] 錢文彥，《傷科補要》，收入胡曉峰主編，《中醫外科傷科名著集成》，頁 878。

[263] 「手術」的個人屬性 (attribution)，例如臺灣的張國華醫生；他的脊椎手術，不是直接移植西醫；他自己發明最少十二種開刀手法。張國華「沒有讀過國外的醫學博士，能夠持續不斷創新手術方法，他歸因於中華文化」。見黃漢華，〈張國華從中華文化變手術解法〉，《遠見》2010 年 8 月號，頁 388–389。如何理解手術「技術」？如何理解醫者使用器械的「上手狀態」？以及，手術「在職」(on the jobs) 的失傳？參見趙樂靜，《技術解釋學》(北京：科學出版社，2009)，頁 61–121。

> 肌則日日常服。
> 無論食嗓、氣嗓俱斷，一月必愈，屢如神。若食、氣嗓俱未斷，照前傷損各方治之亦可。如氣嗓已斷氣絕，只要身體微軟，一面以回生丹服之，亦可活也[264]。

割喉的狀況，有食管、氣管「俱未斷」，以及只有一管斷裂（食管）等。貼熱雞皮法在其他方書甚至成為唯一的急救治療方法。類似外傷的治療方法很多。王玉川 (1923–) 以為中醫外治「古方治腫痛多有用豬、羊、牛等生肉片貼之之法，因疑動物肌肉中含有某種能活血消腫的物質」[265]。

與上述《傷科補要》大約同時，胡增彬的《經驗選秘》(1881 年刊)，是一種「手冊式」的救急方書。《經驗選秘．割頸斷喉》只有提及早救的原則，外治是貼雞皮，並以內服藥方為主：「急宜早救，遲則額冷氣絕。乘初割時輕輕扶住仰睡，將頭墊起，合攏刀口，將血拭去。急用大雄雞一隻，快手輕去其毛，剝雞皮乘熱貼傷口。內服玉真散自愈，愈後雞皮自落。」[266]這種傷口貼熱雞皮法，見於前述年希堯《集驗良方》、華岫雲《種福堂公選良方》。雞皮療法恐已替代縫合手術。除了雞皮療法，另有雞蛋清療法。陸農編輯的《治傷秘旨要纂》有「喉傷未斷方」：「用絲綿一塊，看傷口長濶，以雞子清刷皮，將綿糊上，外用八寶丹散。」[267]雞子清即蛋清。前述錢文彥的書也曾提及。不同的手術「替代療法」，成為中國手術史的一個主要趨向[268]。

[264] 清．鮑相璈，《驗方新編》（北京：人民衛生出版社，2011），頁 482。

[265] 王玉川，《王玉川古方求學筆記》（北京：人民衛生出版社，2014），頁 226。

[266] 胡增彬，《經驗選秘》（北京：中醫古籍出版社，2004），頁 154。玉真散出自《外科正宗》。破傷風常用之方。見趙存義，《古方方義與方名考釋》（北京：中國中醫藥出版社，2012），頁 87–88。

[267] 陸拯主編，《近代中醫珍本集．傷科分冊》，頁 623。

[268] 舉例來說，箭傷是軍事醫學常見之外傷。中醫也有拔箭之手術，但另有不少外敷藥方（甚至內服法）代替手術，箭鏃自出。范行準以為：「不施手術而能使

我們綜合上述條文，及其他相關記載，不難得知中醫自刎急救沒有規範化。大部分醫書主張，食管斷可救，或食管未斷情況才予以救治；氣管斷不救，更不要說二管俱斷的情況。《經驗選秘》等方書缺乏救治成功的記載；陳實功成功救活十餘則自刎者，真的非常罕見。因此，我們對陳氏的雙顙縫合手術應視作「特殊事件」而個別描述。

成書於1883年，江蘇京口醫者趙濂的《醫門補要》可做進一步補證。這本醫書是中醫手術史重要的著作。在該書〈頸斷治法〉提及處理食管：

> 人之頸項，中有二管。或刀刎與刀傷，若斷前管，為食管，可治。先止其血，摻生肌藥，貼以膏藥，外用布條纏好，常令仰面，靜臥勿語。頭後墊高，要使傷口合住，不可離開。過三日上藥一次。每日用米粉做細圓子吞食，不可飲湯水及齒相呷，月餘全功。若斷後管，為氣管，立時隕命[269]。

箭頭自出，則不能令人無疑。」見范行準，〈中國古代軍事醫學史的初步研究㈣〉，《人民軍醫》1957年7月號，頁60。范行準先生係現代研究「軍事醫學」第一人。1957年，他以七篇論文在《人民軍醫》連載中國古軍醫史（3月號～10月號連載；6月號缺）。

[269] 趙濂，《醫門補要》（臺北：五洲出版社，1984），頁53。本書涉及手術者多矣。如手術面臨的疼痛與不同對象：「凡用刀鍼時，令患者口內先含桂元肉八枚，以接補元氣，方不暈脫。若老人、幼孩及病久虛體者，皆難忍痛，不可草率動手，猝有昏脫之變。」（頁2）書中手術相當特殊，如：「大人、小孩龜頭有皮裹包，只留細孔，小便難瀝，以骨鍼插孔內，逐漸撐大。若皮口稍大，用剪刀，將馬口旁皮用鉗子鉗起，量意剪開，速止其血。或用細鍼穿藥線，在馬口旁皮上穿過，約闊數分，後將藥線打一活抽結，逐漸收緊。七日皮自豁，則馬口可大矣。」（頁41）馬口即男性龜頭。另有女性開肛手術，使用鈹刀、藥線、薄棉等相關器具：「一女孩生下無肛門，先用藥線穿掛肛上羃皮，四日吊豁。隨以鈹刀挑破肛之正門，外用細木尖，長寸許，裹以薄棉，插入刀口。三日使皮肉不得復連，乃成完全人矣。」（頁88）而且手術好用火針：「一童跌

這裡的喉管，分「前管」、「後管」；傷及氣管則為不治。氣管縫合術的個案，屬於不多見的「異例」。

趙濂另外一種作品《傷科大全》，「氣管」、「食管」分別處理。其中，「氣喉斷者死」[270]。而「破食管，或破半邊，或全斷，急以油線縫合其口。」[271]

食管（單管）斷裂處治的認定，縫合手術等「外治」諸法漸由不同的「內服」藥方代替。其中又以七厘散內服法最為有名。李汝珍 (1763–1830) 的博學小說《鏡花緣》第 29 回載錄外科藥方「七厘散」，可以「治食嗓割斷，無不神效」[272]。大約同時代的趙學敏 (1720–1805)《本草綱目拾遺》將七厘散與「麻藥」鬧羊花子等藥方並列，「治金刃傷，止痛如神」[273]。又成書於 1804 年的「成方」手冊，錢澍田《敬修堂藥說》論及七厘散一方，乃居家常備，軍事醫學尤為要藥：「不內外因之疾，惟金刃所傷之疾為最苦。第一以止血、定痛為主，此藥敷治紮固，能使立時血

豁上口唇，先以細火鍼穿通兩邊豁唇，次以絲線鍼自火鍼孔穿出，收緊豁口。摻生肌散，貼以膏藥，三日一換，惟飲稀粥，禁止言笑，一月復原。」（頁 106）。趙濂應是當時外科能手，另著《傷科大成》等。參見余瀛鰲，〈趙濂《醫門補要》在外科上的成就〉，收入氏著，《未病齋醫述》（北京：中醫古籍出版社，2012），頁 116–117 的討論。中醫手術史，會出現偶而的創見、失敗的實驗與嘗試、不合常規的治療。透過中醫手術獨特的連結 (articulate) 醫學、身體的途徑，可以對中醫史有別樹一格的洞見。

[270] 清・趙濂，《傷科大全》（臺北：集文書局景印，1975），頁 4。

[271] 清・趙濂，《傷科大全》，頁 24。

[272] 李汝珍，《鏡花緣》（長沙：岳麓書社，2006），頁 119–120。《鏡花緣》涉及中藥極多。見趙建斌，〈中醫藥方劑考〉，收入氏著，《鏡花緣叢考》（太原：山西人民出版社，2010），頁 343–378。關於「七厘散」的源流，詳見韋以宗，《中國骨科技術史》（上海：上海科學技術文獻出版社，1983），頁 275–278。

[273] 趙學敏，《本草綱目拾遺》（北京：中國中醫藥出版社，1998），頁 81。趙學敏為天主教徒，其生平及著作見范行準，《明季西洋傳入之醫學》（上海：上海人民出版社，2012），頁 22–23。

止痛定，涼生肌骨，腕靨無痕。居處固宜常備，師中尤為要藥。」[274]清代抄本，南伯安、飛虬甫輯的《穴道拳訣》：「七厘散：專治金刃跌打損傷，骨折筋斷，血流不止者，先以藥七厘沖燒酒服之，量傷之大小用燒酒調敷，如金刃傷過重，或食藥。」[275]七厘散外治之外，同時也可做內科調理。而這種藥方，用來取代前述的雞皮療法。刊於1817年無名氏孤本《神效集・七厘散》，提供患者自療：「如刃斷食嗓，敷上不必用雞皮包扎。」[276]成書於1872年，江蘇吳江醫者費友棠《急救應驗良方・七厘散》：

> 七厘散：上朱砂一錢二分、水飛淨、真麝香一分二厘、梅花冰片一分二厘、淨乳香一錢五分、紅花一錢五分、明沒藥一錢五分、瓜兒血竭一兩、粉口兒茶二錢四分。以上各藥，揀選道地，于五月五日共為極細末，瓷瓶收儲，黃蠟封口。每服七厘。不可多服。孕婦忌服。上藥專治跌打損傷，骨斷筋折，血流不止者。先以藥七厘燒酒沖服，複用藥以燒酒調敷傷處。如金刃傷重或食嗓割斷，不須雞皮包扎，急用此藥乾糝，定痛止血，立時見效，並治一切無名腫毒，亦用前法調服[277]。

七厘散治「食嗓割斷」，而且代替雞皮療法：故云：「不須雞皮包扎」。七厘散法又成為另一種外傷的主流治療。

---

[274] 清・錢澍田，《敬修堂藥說》，收入《故宮珍本叢刊・第375冊》（海口：海南出版社景印，2000），頁122。又，清・樂鳳鳴，《同仁堂藥目》（北京：學苑出版社，2010），頁100–101。

[275] 清・南伯安、飛虬甫輯，《穴道拳訣》，收入丁繼華主編，《傷科集成》（北京：人民衛生出版社，2009），下冊，頁1323。

[276] 清・無名氏，《神效集》（北京：學苑出版社，2014），頁35。

[277] 費友棠，《急救應驗良方》，收入李順保、王自立、蒲朝暉主編，《古代中醫急救醫書全集》（北京：學苑出版社，2011），頁698–699。

在縫合手術的代替療法，七厘散甚至成為外治損傷「第一方」。明清北京的老藥鋪「永安堂」的《藥目》，有關外科損傷各方：「七厘散，專治跌打損傷，閃腰岔氣，傷筋動骨，墜車落馬，瘀血凝結，疼痛難忍者，非此藥不能救，真乃損傷門第一方也。」[278]七厘散是成方藥鋪隨時可買的用方，比湯劑更方便。湯劑根據病情不斷變換藥物，加減化裁，使用相對不方便。

除止痛的功效，七厘散可治外傷流血不止，內、外兼用。七厘散的性質，接近「如意拔毒散」[279]之類。兩者都是軍中用藥。清咸豐皇帝八年，「此次鞠殿華攻剿全椒，實屬奮勇可嘉，著發去如意拔毒散四料，交該總兵祗領」[280]。據民國名醫陸士諤 (1879–1944) 編《葉天士手集秘方》，考證七厘散最早出自軍事醫學，後廣用於民間私門，為重傷良方：

> 七厘散，專治跌打損傷，骨斷筋折，血流不止；或金刃傷重，食嗓割斷，不須雞皮包扎，急用此藥乾摻，定痛止血。先以藥七厘服之……此方傳自軍營，凡打仗受傷，屢有起死回生之功。兩粵、雲、貴得此調治，鬥毆諸重傷，無不應手痊[281]。

上書是否出自清初名醫葉天士 (1667–1746) 之「手集」親炙，存疑。目

---

[278] 永安堂刊刻，《永安堂藥目》(北京：學苑出版社，2013)，頁 160。

[279] 清・太醫院，《太醫院秘藏膏丹丸散方劑》(北京：中國中醫藥出版社，1997)，頁 128。

[280] 朱祖延、郭康松主編，《清實錄類纂・科學技術卷》(武漢：武漢出版社，2005)，頁 72。另，參見田毅鵬、趙興元，《咸豐皇帝軼事》(太原：山西經濟出版社，1993)，頁 137。咸豐皇帝賜藥事。

[281] 陸士諤，《葉天士手集秘方》(北京：中國中醫藥出版社，2012)，頁 203–204。本書是否即清初葉天士「手集」，可商。如託名葉天士的《醫效秘傳》。《手集秘方》可能出之陸氏假託。參見清吳金壽校，《醫效秘傳》(上海：上海科學技術出版社，1963)。

前是書僅得陸氏 1919 年親校本一種，並無其他傳本。而且葉氏弟子亦從未提及上書。按七厘散係「軍營」用藥，之後用來取代前述年希堯等方書的熱雞皮貼法。一直至今天，七厘散成為傷科科學成藥，而以內服治療「內傷」為主。

古代以兵刃自殺者，如本書第二章所述，在自殺案例應屬於少數。大部份自殺例子是用「自縊的方法」，一來為「保存屍體的完整」，同時也與古人靈魂／身體信仰有關[282]。中醫的急救法，也以急救上吊者為主。十八世紀下半葉的小說《紅樓夢》，秦可卿與賈珍私通，被婢女撞見，羞憤上吊[283]。這是古代自殺方法的通例，不是虛構。兵器自刎案例似不多，自刎後單頦斷甚至雙頦皆斷而致獲救的實錄恐怕更少。

現代波蘭的醫學史家 Ludwik Fleck (1896–1961) 指出，「醫學」這個學科迥異於其他的科學分支（如物理）；前者沒有辦法系統、理論化。他說，醫學現象要「理性化理解」是不可能的[284]。Fleck 特別指出醫學中的「非典型」 (atypical) 變例， 這些異例無法也不必充分整合到其整體之中；因此「非典型」者只能個別處理、討論[285]。我們不能從明清外科醫

[282] 李宗侗，《中國古代社會史》（臺北：華岡出版公司，1977），頁 267–269。

[283] 俞平伯，《俞平伯論紅樓夢》（上海：上海古籍出版社，1988），頁 809–810。

[284] Ludwik Fleck, "Some Specific Features of the Medical Way of Thinking," in R. S. Cohen and T. Schnelle (ed.), *Cognition and Fact—Materials on Ludwik Fleck* (Holland: D. Reidel Publishing, 1986), pp. 39–46. Fleck 的原文說 ："How does one find a law for irregular phenomena?—this is the fundamental problem. In what way should they be grasped and what relations should be adopted between them in order to obtain a rational understanding?" (p. 39) 關於 Fleck 的認識論，Jonathan Harwood, "Ludwik Fleck and the Sociology of Knowledge," *Social Studies of Science* Vol. 16 (1986), pp. 173–187.

[285] 我們不時在筆記、隨筆讀到一些據說是作者閱歷、卻難以解釋的醫學記錄。例如， 汪東 (1890–1963) 即記載一則他在民國二十八 、 九年間 ， 中醫外科的見聞。汪氏說：「我國習傳偏方及藥物之有奇效者夥矣。惜能用者不知，可以知者，又鄙夷不屑，此醫道之所以日窳也。」見汪東，《寄庵隨筆》（上海：上海

學偏向「內治」的背景來解釋「手術」之個別，甚至認定個別的手術出自抄襲或附會。像罕見疾病的病例，每一個獨特生命不同的檔案；中醫手術的個例也是裂隙式 (interstitial) 的出現。

中醫手術之「成立」，與現代醫學意義脈絡消毒、止痛技術有無、成熟與否，關係並不大。因此，朱顏說：傳統中醫「外科手術方面，仍是極其幼稚，而且缺乏消毒知識，因此沒有什麼長處可說。」[286]這種說法，並無法解釋本書所討論十六世紀的中醫食管、氣管縫合術的成功史。

「非典型」的手術是一種純粹手術。幼稚的中醫手術在歷史上還沒有開展到荼靡。中醫「例外」、「意外」的手術個案，終究無法產生「科學」外科[287]，而停留於一門技藝，而且注定失傳的[288]命運。

以下，是雙頦斷裂縫合術的「先例」及其失傳圖示。要言之，技術之所以「失傳」，是以一連串「內科化」醫學論述，及其他治療方法的「取代機制」而展開：

書店，1987)，頁 25。

[286] 朱顏，《中醫學術研究》，頁 88。

[287] 西方十九世紀中葉前，如 Gerald Imber 指出，「常規性手術都非常少」(頁 22)。美國現代外科之父霍斯德 (William Stewart Halsted, 1852–1922) 的年代，連「最乾淨的外科切除也會因感染而致死」(頁 37)。有些局部手術，如腹股溝疝氣手術「在一八八九年外科手術失敗率接近百分之百」(頁 140)。而霍斯德建立的「外科原則」，使常規性手術成為可能 (頁 324)。詳見 Gerald Imber 著，林哲男譯，《手術刀下的奇才：現代外科之父霍斯德的傳奇生涯》(臺北：天下遠見，2013)。

[288] 除了針灸，中醫有些「小手術」都失傳。例如，上海名醫丁甘仁 (1865–1926) 會「用中式手術刀切開排膿血」等。但其手術，如評論者所說：「惜今人已廢除」。見：丁甘仁，《孟河丁甘仁醫案》(福州：福建科學技術出版社，2004)，頁 7。

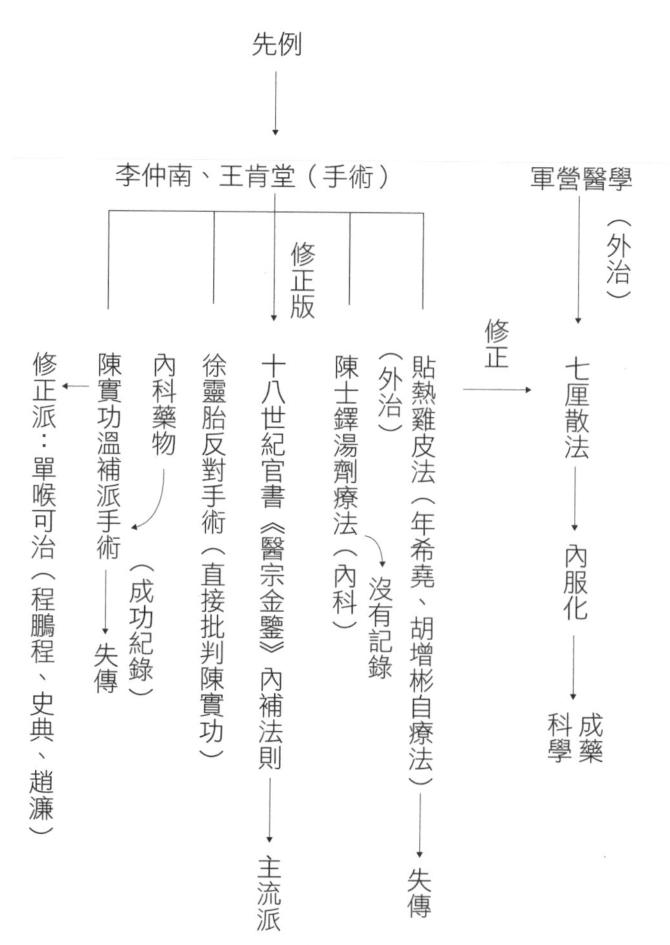

為什麼斷喉的處理，由縫合手術轉換為內服藥方？我認為是南宋以降持續外科「內科化」的趨勢——也就是以脈診、湯藥來取代外科的主流治療，並反對「手術之乖理」(crock of surgery)。

做為「近世」的中醫手術自我轉型成全面的內科湯方療法。「內科化」（或方脈化）是所謂「近世中醫」的發展脈絡，或是一種「自生的近代」[289]；沒有手術傳統的中國醫學，走的是另外一條獨特的自我完善道路。

[289] 借自溝口雄三的理念，參見溝口雄三著，孫軍悅譯，《作為方法的中國》（北京：三聯書店，2011），頁112。

第三節　中醫治療方法的「例外」——「後陳實功」年代

只有在不具侵入性（包括針法）或安全的治療方法無效時，才可能考慮手術療法。因此陳實功手術，如上一節所示，為貼熱雞皮法或七厘散（內服）法所取代。而且越是溫和的治療方法越受患者歡迎。

明代開始，貫穿整個清代的醫學，治療方法標榜「王道」為理想[290]。例如，與薛己 (1487–1559) 同時代的沈謐描述的：「察色辨脈，變藥立方，增除橫出，優游容與，俟其自然。不示功，不計程，期在必起。」[291]意思是王道不求效、也不求速。有如君主無為而治，俟其自然。明代徽州的名醫方有執 (1523–1599) 的《傷寒論條辨》即說：「王者不治夷狄而夷狄治，聖人無為而無不為，所謂『仁之盡，義之至』。吾于是乎重有感焉，彼以煦煦為義，孑孑為義，竊聖人之王道以亂名實者」[292]。方氏以「王者」、「王道」喻醫學，以求治療王道之實。

而王道之醫以補脾胃為主。明代大臣楊士奇 (1366–1444) 將「王道」連繫中醫易水家法脾胃學說：「蓋王道以養民為本，（張）元素之法，厚脾胃為要，此知本之務也。」十二世紀金代的張元素（不在金元四大家之內），其弟子如李東垣等，所傳厚脾胃之法，是「為醫家之正派」[293]。活動於南京的官僚何瑭 (1474–1543) 在其自著的醫書《醫學管見》主張：「大補大攻，非中和之道」[294]。中和者，王道不事激烈之攻補。病人喜

---

[290] 醫家的「王霸論」，取自宋明理學家之說：「所謂霸道，是指憑藉武力、刑罰、權勢等實行專制統治」。見張立文，《中國哲學范疇發展史（人道篇）》（北京：中國人民大學出版社，1995），頁 677–708。手術如「刑罰」。見本書第一章討論。關於「王道」在中醫學脈絡的討論，見何紹奇，〈王道與霸道〉，收入氏著，《讀書析疑與臨證得失》（北京：人民衛生出版社，1998），頁 85–86。

[291] 盛維忠主編，《薛立齋醫學全書》（北京：中國中醫藥出版社，1999），頁 771。

[292] 明・方有執，《傷寒論條辨》（北京：中國中醫藥出版社，2009），頁 58。

[293] 劉純（約 1358–1418）《玉機微義》，楊士奇〈序〉。見姜典華主編，《劉純醫學全書》（北京：中國中醫藥出版社，1999），頁 73。

用「中和之方」。孫志宏《簡明醫彀》(刊於 1629 年)指出：

> 如國家以刑治姦盜，以兵卻虜寇，不得已而用權，權不離經，非霸術也，王道也。乃有醫謬稱王道，一味平補調停，此可施與不足，不可施于有餘。施于有餘，則邪氣得補而愈盛，是速其斃也。又有遇危難證，如大黃、附子，迴若霄壤，恐致殺人，而惟用中和之方，無大熱大寒，救療而死，其殺人一也。病家無識，喜其平穩，卒受害而不覺[295]。

「平穩」不以大熱大寒之方即是安全的原則，合乎王道皞皞氣象。

醫界借用儒家「王道」、「霸道」之說，對不同的治療方法予以品評。中和之方為王道，手術外治近於黃巾、赤眉之流亞，雜霸氣。明末浙江醫者裴一中《言醫》(1644)，即論及醫學中「王道霸道之喻」，攻伐為霸道：

> 今世之談醫者，咸以參、芪、甘草類能補益，稱為王道；硝黃、附子類能攻伐，稱為霸道，是泥于藥之有王霸矣；泥藥之有王霸，遂泥于用之亦有王霸矣[296]。

因此，補方為「王道」。對王道在醫藥應用，多主無效之藥方(補方在內)。魏禧 (1624–1681) 指出：「只用平和輕清之劑，自稱王道，雖不加

[294] 王永寬校注，《何瑭集》(鄭州：中州古籍出版社，1999)，頁 167。

[295] 明．孫志宏，《簡明醫彀》(北京：人民衛生出版社，1984)，頁 9。

[296] 清．裴一中著，王孟英評選，《言醫選評》，收入盛增秀主編，《王孟英醫學全書》(北京：中國中醫藥出版社，1999)，頁 831。另參見：余瀛鰲，〈《言醫選評》讀後〉，收入氏著，《未病齋醫述》(北京：中醫古籍出版社，2012)，頁 101–104。

愈，亦不增劇也。」[297]同治皇帝老師翁心存 (1791–1862) 以為「勿投峻劑，務養本原」[298]。而張仲景之湯方，王道和平，為中醫守祧之術。方濬師 (1830–1889) 引用明代初年醫生呂復之言：「張長沙醫如湯武之師，無非王道，其攻守奇正，不以敵之大小，皆可制勝。」[299]湯方治療包括外瘍、內癰。手術有「霸道」之稱，一如藥性之峻厲。明代童養學（生卒、生平無考）《傷寒六書纂要辨疑》「中和之劑，溫而服之」[300]。醫藥治病；因醫藥所引起的傷害、後遺症一樣多。借用江蘇士人葉昌熾 (1849–1917) 的話，「以醫致疾」，特別是「誤投峻劑」的藥物治療[301]。

也有對「王道」持異議的醫者。康熙、乾隆間的安徽歙縣儒醫吳楚反對「王道無近功」之說。這種自我重複的治療方法，主要是醫家怕「失名失利」的心理。吳楚以為：

> 蓋輕飄之藥，醫人可不用擔心，病人又無所疑畏，旁人執方又無可斑駁，更一醫視之，又無從詆毀，非之無可舉也，刺之無可刺也。孔聖所謂德之賊也，而奈何尊之為王道哉？[302]

吳氏勸醫界「戒托名王道」，以行鄉愿之醫。不過，上述可討好各方的姑息療法，歷久不衰。

---

[297] 清·魏禧，《魏叔子文集》（北京：中華書局，2003），頁 1140。魏氏之古文，與侯方域、汪琬為清初三家。

[298] 清·翁心存，《翁心存詩文集》（南京：鳳凰出版社，2013），下集，頁 974。

[299] 清·方濬師，《蕉軒隨錄·續錄》，頁 580。〈呂元膺諸醫家評騭〉。

[300] 明·童養學纂輯，《傷寒六書纂要辨疑》（北京：中醫古籍出版社影印，1984），頁 24。

[301] 清·葉昌熾，《奇觚廎文集》（臺北：文史哲出版社影印，1973），頁 281。〈劉師母韓恭人家傳〉。

[302] 清·吳楚，《吳氏醫驗錄全集》（北京：中國中醫藥出版社，2011），頁 16。〈蘭叢十戒〉。此書為吳楚 1681 年至 1683 年病案。

清末上海紅十字會醫員郁聞堯的醫學小說《醫界現形記》即說：「嘉、道以來，時下一種名醫習氣，創為和緩之說。……此等方劑，若在平常老病，或病後調理，原不可廢。若遇大症，用此等不好不歹之方，遲緩延宕，初則不死不活，終則歸於不活而已。」[303]中醫用方，有涼藥，有熱藥，但上述的「和緩」之劑特色如郁氏小說形容則是「和和平平的」[304]。潘華信老中醫也總結：「清代醫學尚王道」[305]。方藥如此，少用辛熱毒烈之方，而醫治不求急切之功；手術是霸道之術更不可能有所進展。

舉例來說，清初葉天士用方藥「以輕靈見長」[306]。一般對葉派的看法，也以為「葉派輕描淡寫，多果子藥。」[307]葉氏多用平平淡淡之方。整理葉天士醫著的文人華岫雲評論葉氏治療外症：

> 外症本有專科，先生並非瘍醫，然觀其憑理立方，已勝專科什佰矣。惜其案無多，法亦未備，餘不敘述。
>
> 大凡瘍症雖發于表，而病要則在于里，能明陰陽虛實寒熱、經絡俞穴，大症化小，小症化無，善于消散者，此為上工；其次能審明五善七惡，循理用藥，甚刀針砭割，手法靈活，敷貼熏洗，悉遵古方，雖潰易斂，此為中工；更有不察症之陰陽虛實，及因鬱

[303] 清・郁聞堯，《醫界現形記》，收入林慶彰等主編，《晚清四部叢刊》第六編（臺中，文听閣景印，2011），頁2–3。本書初刊於1906年。1908年另有一部小說《醫界鏡》，作者依託為「儒林醫隱」。後者是《醫界現形記》的「改編本」，情節、文字大多相同。參見：習斌，《晚清稀見小說鑒藏錄》（上海：上海遠東出版社，2013），頁120–130。

[304] 清・郁聞堯，《醫界現形記》，頁73；頁89；頁96；頁167–168；頁317等。

[305] 潘華信，《未刻本葉天士醫案發微》（上海：上海中醫學院，1992），頁98。

[306] 陳克正主編，《葉天士診治大全——葉天士醫案研究》（北京：中國中醫藥出版社，1996），頁36。

[307] 朱炳林，《困學齋中醫隨筆》（北京：中國中醫藥出版社，1997），頁220。

> 則營衛不和，致氣血凝澀，釀成瘍症，但知概用苦寒攻逐，名為清火消毒，實則敗胃戕生，迨至胃氣一敗，則變症蜂起矣；又有藉稱以毒攻毒秘方，類取毒藥，合就丹丸，隨症亂投，希冀取效于目前，不顧貽禍于後日，及問其經絡部位，症之順逆，概屬茫然，此殆下工之不如也。至于外治之法，瘍科尤當究心[308]。

外症的幾種療法，雖提及「刀針砭割」之法等，為中工，而專科尤當留心「外治之法」。但整體來說葉派一系即是平淡用藥之代表，其醫案無一例施用手術。

葉桂用藥劑量尚輕之外，其大量醫囑勸戒患者修養為要。例如，他說：「外來寒暄易御，內因勞嗔難調。」[309]又以為：「久病以寢食為要，不必汲汲論病。」[310]等等，皆是王道醫學，將息節慎之道。

手術是中醫治療方法的「例外」[311]，只有在緊急狀態如救急時才施用。相對例外的手術，常態性的藥物療法則非常穩固。中醫的手術療法是「非進步」的。

與葉桂齊名，同是王子接入室弟子，也同樣在蘇州執業的名醫薛雪(1681–1770)，兩人同開清代「平淡」治療用方之風氣[312]。薛氏醫案以內

---

[308] 清・葉天士，《臨證指南醫案》（太原：山西科學技術出版社，2006），頁 424–425。

[309] 俞岳真，《葉方發微》（北京：中國中醫藥出版社，2015），頁 85。

[310] 俞岳真，《葉方發微》，頁 86。

[311] Giorgio Agramben 著，薛熙平譯，《例外狀態》（臺北：麥田出版，2010），頁 133。

[312] 參見：張志遠，〈薛雪生平小考〉，《浙江中醫學院學報》15 卷 1 期 (1991)，頁 36–37。薛雪溫病重視舌診、不重脈診，而且用方不載劑量。見屈強，〈薛雪《濕熱條辨》探析〉，《光明中醫》25 卷 4 期 (2010)，頁 570–571；黃歡、黃家詔，〈薛生白辨治濕熱病淺析〉，《時珍國醫國藥》20 卷 1 期 (2009)，頁 242–243。薛雪與葉天士同一師門，雖有異同，但相同之處較多。兩人用藥都「質

科最多。外科亦用「溫柔固補」之方[313]。例如痔漏外瘍，「務在寂靜，莫專于藥功」[314]。薛氏講求「平淡」，有火候境界之別：「火候未到，徒擬平淡，何啻威喜丸？（建民按，一種治虛弱之藥丸）」[315]平淡輕劑，與理學「王道」虛實相通。

驗方手冊流行，常因「醫者束手」，而偏方偶有效驗。曾任考官、學政的瞿鴻禨 (1850–1918) 的兒子的經歷：「到京後大病十日，醫者束手。服李公廣濟真人神方，一服而起，得慶更生。」[316]而自療方書以藥方最多，為藥物療法的支與流裔。而外治、手術鮮為收錄。清無名氏《醫方辨難大成・外科》：「刀割之謬者多而真者卒鮮，針灸之謬者眾而真者甚寡。」[317]手術，霸道之流；方脈，外科之本。

舉例來說，中醫外科疾病「腸癰」[318]的治療全以內治。腸癰相對人體表可見病灶的「外癰」，是體內臟腑潰瘍的一種「內癰」。戴原禮 (1324–1405) 曾以針刺出膿血：

輕靈動」。見王振國，〈葉桂薛雪學術思想相同點例析〉，《山西中醫》4 卷 4 期 (1988)，頁 7–9；李樹強，〈葉桂與薛雪溫病學術思想比較〉，《甘肅中醫》17 卷 10 期 (2004)，頁 1–2；鍾燕春、楊進，〈葉薛二氏論治濕溫之異同〉，《中華中醫藥雜誌》27 卷 3 期 (2012)，頁 534–536。

[313] 清・薛雪，《薛雪醫案》（北京：北京科學技術出版社，2014），頁 78。此書有魯兆麟點評，為善本。

[314] 清・薛雪，《薛雪醫案》，頁 79。

[315] 清・薛雪，《一瓢詩話》（北京：人民文學出版社，1998），頁 93。另，參見蔣寅，〈「神韻」與「性靈」的消長——康、乾之際詩學觀念嬗變之迹〉，《北京大學學報》49 卷 3 期 (2012)，頁 17–19。

[316] 清・瞿鴻禨，《瞿鴻禨集》（長沙：湖南人民出版社，2010），頁 269。〈使豫使閩日記〉。

[317] 清・無名氏，《醫方辨難大成》（上海：上海中醫藥大學出版社，2005），頁 889。是書初刻於 1850 年。託名「文昌帝君」降著。

[318] 中醫「腸癰」，包括「急性闌尾炎」在內。見趙尚華、張洪恩，《中醫外科學》（北京：光明日報出版社，1988），頁 244。

一婦以毒藥去胎後，當臍右結塊，塊痛甚則寒熱。塊與臍高一寸，痛不可按，脈洪數，謂曰：「此瘀血流溢于腸外肓膜之間，聚結為癰也。」遂用補氣血、行結滯、排膿之劑。三日決一鋒針，膿血大出，內如糞狀者臭甚。病婦驚怕。予曰：「氣血生肌，則內外之竅自合。」不旬日而愈[319]。

上述病案，雖先施用湯方，而後用刀針，患者驚怕，可見身留有「傷口」。人體若有傷口久不能癒合，可致潰瘍擴大，滋生腐肉。清初顧公燮《消夏閑記摘鈔》載，王世貞 (1526–1590) 收買修腳工刻意製造嚴世蕃傷口的謀殺案：「相傳，世蕃最喜脩腳，鳳洲（按即王世貞）重賂脩工，乘世蕃專心閱書，故意微傷腳迹，陰搽爛藥，後漸潰腐」[320]。而潰腐的傷口，往往長時間無法收口。「爛藥」是腐蝕性的外用搽藥，又導致病情惡化或病人死亡。中醫並沒有控制傷口感染的能力。清代心禪和尚的《一得集》：「外科又必先用爛藥，使其瘡孔漸大，難以收功，令人心寒膽怯，而後可任己治之，且又不能權操必勝，因是以致斃命者，十有七八焉。」[321]外傷不能癒合以致大量死亡。因此，為了傷口自合多用內服湯方，外治法包括刀針為例外。

江瓘 (1503–1565) 的《名醫類案》治療「腸癰」共十五例。這些病例以腹痛為共同的特徵，同時也以腹中有「膿」這類病理津液做為診斷標準。江氏病例，只有兩例是用刀針、手法，其中一例已見於上。茲列

[319] 浦江縣中醫院編，《戴原禮醫論》（上海：上海科學技術文獻出版社，1999），頁 42。

[320] 清・顧公燮，《消夏閑記摘鈔》，收入《叢書集成續編》第 96 冊（上海：上海書店景印，1994），頁 690。

[321] 清・心禪，《一得集》，收入裘慶元輯，《珍本醫書集成》第 4 冊（北京：中國中醫藥出版社，1999），頁 823。中醫外科有腐肉之藥。清代趙學敏說：「外科有九種十三根法」，「能令患毒不收口，時以取利。」見：趙學敏，《本草綱目拾遺》（香港：商務印書館，1982），頁 38。

表如下：

	性別	脈診	膿	治療方法	癒後	備考
1	女	脈診	下膿血	內服	癒	
2	女	脈診	膿血大出	湯方、針法	癒	
3	女	脈診	有膿	下法	癒	
4	女	脈診	膿自小便潰	湯方	癒	
5	不詳	脈診	幸膿未成	湯方	癒	
6	女	脈診	下膿血	湯方	癒	
7	男	不詳	下膿	散、丸	癒	
8	女	不詳	不詳	散、湯	癒	
9	女	脈診	瘀血	湯方	癒	
10	女	脈診	下瘀血	湯方	癒	
11	女	脈診	下膿	內服	癒	
12	女	不詳	下瘀血	湯方	癒	急治，緩則腐化為膿
13	男	不詳	不詳	外治	癒	
14	不詳	不詳	無	手法	癒	腸出，以手送入腹
15	男	脈診	小便膿血	湯方	癒	

以上各例都治癒，無一死例[322]。蕭伯章認為：「腸癰生于腹中，隱而難見，非特外科率多無以問津，甚至潰而且死。」[323]而上述治療方法，除2、13、14例以外，都以內服湯劑治療。這一類腹部化膿性疾病以湯方治療，見於古典《金匱要略方論》[324]，但上述病例亦有使用該書之湯

[322] 明・江瓘，《名醫類案》（上海：上海浦江教育出版社，2013），頁521–524。

[323] 蕭伯章，《遯園醫案》（北京：學苑出版社，2013），頁73。

[324] 梁永宣，《元鄧珍本新編金匱方論校注》（北京：學苑出版社，2009），頁100–102。鄧珍本為《金匱》之較早本。參見梁永宣，〈《金匱要略方》底本出處考〉，上書，頁152–155。何任主編的《金匱要略語譯》用的也是元「鄧珍本」。見：何任主編，《金匱要略語譯》（北京：人民衛生出版社，2013）。現存《金匱》並非全本，篇目已亂。江戶醫家山田業廣以為：《金匱》「附方雖林、高（按宋醫家林億、高保衡）等所添，要亦仲景之遺，非臆斷無據者比也。」

方[325]。張璐(1617–1699)在他發揮唐代《千金方》的著作指出，外科「內癰辨證不早，每多誤治之失」，其治療「立腸癰湯方」，並沒有外治或手術[326]。稍晚的馬文植(1820–1903)[327]則以為腸癰之治法，「內外治法，陳(建民按，即陳實功)《正宗》已備」，所謂外治指的是艾灸法。馬氏主張外治之法，「未為盡善」[328]，應該全用湯方。

中醫手術治療方法之為「例外」，而少數手術案例呈現「讓人感到錯亂不安的干擾現象——依此稱之為『例外』」[329]。例外的功能是為了敘

參見山田業廣，《金匱要略類方・金匱要略私考》(北京：學苑出版社，2012)，頁2。中醫歷代對《金匱》都有更改，如清吳謙《訂正金匱要略注》誤存疑篇(卷25)方為「善本」。見胡濱、徐光星主編，《金匱要略方論書目提要》(北京：中醫古籍出版社，2008)，頁59–60。鄧珍本為《金匱》系之「一本」。如果從目錄學來看，重要的官、私目錄書皆無著錄此書。如《元史・藝文志》以「《金匱玉函經二注》二十二卷，元趙良仁衍義，清周揚俊補注」為主，這是第一本《金匱》注本。偶據異本，信不可易，書賈之末。見雒竹筠，《元史藝文志輯本》(北京：北京燕山出版社，1999)，頁228。另，清代黃虞稷的《千頃堂書目》卷十四〈醫家類〉亦不載鄧珍本。見清・黃虞稷，《千頃堂書目》(文淵閣四庫全書第676冊，臺灣商務印書館景印)，頁372–392。

[325] 關於《金匱》腸癰湯方之分析，見梁運通，《金匱釋按》(呼和浩特：內蒙古人民出版社，1984)，頁445–448。

[326] 清・張璐，《千金方衍義》(北京：中國中醫藥出版社，1996)，頁497。

[327] 對馬培之(文植)生平研究，參見：何緯文，〈孟河名醫馬培之稱謂、世系、卒年考略〉，《江蘇中醫雜誌》1983年6期，頁47–48。馬氏醫學思想，見黃煌，〈馬培之學術思想和經驗簡介〉，《新中醫》1984年4期，頁52–53。馬培之內科化的「外科學」。見：吳亞旭、路曄、周奇峰，〈孟河馬培之生平及外科學術思想研究〉，《時珍國醫國藥》20卷7期(2009)，頁1724–1727。馬氏之著作，以《紀恩錄》、《北行日記》最為有名。見屠揆先，〈馬培之《紀恩錄》簡介〉，《山東中醫學院學報》7卷1期(1983)，頁51–53及頁37；胡蓉，〈讀《紀恩錄》、《北行日記》有感三題〉，《中醫文獻雜誌》2006年1期，頁15–17。

[328] 吳中泰，《孟河馬培之醫案論精要》(北京：人民衛生出版社，2010)，頁216。

[329] 林徐達，《詮釋人類學：民族誌閱讀與書寫的交互評註》(苗栗縣：桂冠，

事，手術只用在緊急狀態或者為了炫技目的。中醫手術個案只是做為治療方法的「相反事例」[330]。例如，李磊的《歷代名醫醫案類釋》收集歷來中醫大量病案，加以分類，其治療方法大多為內科方脈療法。他說：「內服藥物並不是中醫臨床治療的全部。」[331]但在李磊廣為收集的病例，外科病例只有二十八案，涉及手術者約十例[332]。而這十例手術，事實上也可用藥物療法代替。手術的使用範圍如急救極其有限，無法如藥物療法普及。

外瘍、外證可從人體外部診察而知。金少陵 (1863–?) 指出，中醫診斷脈診為內診：「望、聞、問以知其外，切脈以知其內」[333]。望診旨在斷定患者的面、色；外診又望其病灶之腫狀及色澤等。廖平 (1852–1932) 認為在多種「脈」診之外，中國醫學早期流行全身（體表）的古診法。他在〈仲景診皮法〉一文，指出「診皮法」即直接觸摸感知病人的皮膚及其肌肉的診「皮肉之法」[334]。廖氏認為，古代醫經中「緩」、「急」、「滑」、「濇」、「寒」、「熱」、「堅」、「脆」等本是診皮法之術語，後人誤解，全做手腕之脈診理解。他說「古法湮沒，諸診不講」：

> 考《靈樞·診疾診尺》（皮字之誤）及《素問·皮部論》二篇為古診皮專論，其他散見于各篇者，如：皮之厚薄，肉之堅脆，皮膚之滑澀、寒溫、緩急屢見；又：十二經絡脈者，皮之部也；又：皮肉在此，外可度量切循而得之；又：色脈形肉不得相失也；百

2015)，頁 14。

[330] Larry Laudan 著，陳衛平譯，《科學的進步與問題》（臺北：桂冠，1992），頁 36。

[331] 李磊，《歷代名醫醫案類釋》（太原：山西科學技術出版社，2012），頁 496。

[332] 李磊，《歷代名醫醫案類釋》，頁 496–590。

[333] 金少陵，《診斷學正科講義》（北京：學苑出版社，2014），頁 2。

[334] 廖平，〈仲景診皮法〉，收入《廖平醫書合集》（天津：天津科學技術出版社，2010），頁 124–142；又頁 1082–1090。

病之始生也，必先客于皮毛。此皆言診皮之法，彰明者也。

自《難經》妄立新法，獨診兩寸，後來脈書因之全以診皮名詞悍然歸之兩寸，于《內經》「皮」字又多改作「尺」，以牽合「寸關尺」之說，相治成風，致使古法湮沒，諸診不講[335]。

中醫獨守「兩寸」之脈診，諸診不講，廢全身觸診，有禮教原因[336]。而中醫外科更重視體表皮肉的觀察、診斷，更接近失傳的診皮法。診皮之法是一種視覺化的「觸感」。

中醫外科原本有其獨特的看病及治療方法。例如診斷，江蘇無錫醫者高學山 (1785–1850) 診斷外疾之有「膿」與否，全憑手觸：

肉腐皮薄，熱毒外偪，故以手掩腫上。熱者為有膿，不熱則熱在裏而尚未透出，故無膿。又，按腫上，跳動頂指者為有膿，不頂指者為無膿，此法甚準[337]。

患者肌肉腐爛有「膿」與否，除醫者手感其局部病理之「熱」及微妙的跳動外，可用望診。

外科「望診」[338]，連對內癰也是由表望裡：「癰疽生于外，可見，內者難治，況隱于臟腑者？」[339]明代江西吉安的醫家彭用光，《癰疽神妙灸

[335] 廖平，〈仲景診皮法〉，頁 125。

[336] 全身診法一變為兩寸脈法，廖平以為與婦女禁諱有關。見《廖平醫書合集》，頁 1043。

[337] 清・高學山，《高註金匱要略》(上海：上海科學技術出版社，1964)，頁 253。

[338] 王慎軒以為：「古來醫籍之論望色者，多拘于五行生尅之說。」參見：王慎軒，《中醫新論彙編》(蘇州：蘇州國醫書社，1932)，第 4 編，頁 5。中醫外科診法，不拘五行之說，多由經驗而來。

[339] 明・彭用光，《彭注癰疽神妙灸經》(北京：北京科學技術出版社，2014)，頁 44。

經》(成書 1561 年),有〈九發圖〉,以人體穴位確定外瘍,及相關的臟腑引起的病機:「▨人形圖▨內外手足頭面▨法外科醫工宜子細▨不至又恐無藥只有▨形圖就看穴在何處▨便貧也須貴人富家▨」[340]。文字漶漫。引文將外科之醫稱為「醫工」。望診在「就看穴在何處」,指的是判斷體表的癰疽,內發於內臟何處。而且,望診適用貧富病人。直接觀察身體,甚至「䐃肉」的病變。在古代是所謂「色診」的一部份。如柯雪帆所說:「全身的皮膚以及局部患處都屬色診範圍之內。」[341]特別是外疾體表之「爛肉腐䐃者」(所謂䐃肉,見本書第二章第一節),汪宏(約 1835–1888)即以觀察䐃肉診法:

> 夫脾者,孤藏以灌四旁者也,胃者,五臟六腑所稟氣者也,診脈雖以胃氣為本,觀形當以肌肉為先也。若夫形肉已脫,九候雖調,聖人不曰可生,而曰猶死,則是肌肉之消長,尤關胃氣之有無矣。診之之法,其可不講乎?[342]

外科病灶紅、腫、腐爛程度,診斷觀形之法「當以䐃肉為先」。

中醫外科由外診轉變為內診,如十四世紀齊德之的《外科精義》有關脈診多達七篇[343]。齊氏以為:「凡為醫,先須調明色脈,況為瘡科,若于此不精,雖聰惠辯博,亦不足委也。」[344]尤其一些瘡科病證,體表不

---

[340] 明・彭用光,《彭注癰疽神妙灸經》,頁 45。

[341] 柯雪帆,〈學習內經色診篇的一點體會〉,《上海中醫藥雜誌》1957 年 4 月號,頁 148。

[342] 清・汪宏,《望診遵經》(北京:中國中醫藥出版社,2009),頁 120。

[343] 關於《外科精義》,參見徐福松,〈齊德之《外科精義》初探〉,《山西中醫》4 卷 3 期 (1988),頁 35–36;和中浚、江玉,〈《外科精義》的學術地位、成就和價值〉,《中國中醫基礎醫學雜誌》17 卷 8 期 (2011),頁 847–848 及頁 851;楊金萍,〈齊德之《外科精義》學術思想淺析〉,《山東中醫藥大學學報》35 卷 1 期 (2011),頁 54–56。

易察知：「臟腑腸胃內瘡、內疽，其疾隱而不見，目既不見，手不能近，所為至難，可以診其脈而辯之」[345]。內、外科診斷一體化。舉例來說，李時珍 (1518–1593) 編寫的歌訣脈書，即對「失血」與癰疽外疾的脈象有所描述[346]。

明清脈診一支獨大，如生於乾隆中後期的醫者章楠所形容，「若婦女藏于幃幙，不望其神色，便伸手就診，欲試醫者之術。」[347]章氏批評只憑脈診即能知病預測，是不過「自欺」、「欺人」[348]。中醫診脈斷病，往往各說各話。晚清洋行買辦徐潤敘及其母病危：「知慈母病篤，星夜返澳，延請中、西醫診視。時中醫各持一說」[349]。張秉成的《脈診便讀》（成書 1887 年）同樣認為切脈易為誤治：「不求之望、聞、問三者，審察情詳，但于切脈一道，以神其說，恐不特不能愈病，反足以誤病耳！」[350]診斷方法有各式各樣的。陳修園 (1753–1823) 也說醫書敘述脈說愈是詳盡，愈是可疑：「時醫開口輒云脈象，便知其慣習欺人小技，而學術必陋。凡醫書論脈愈詳，讀者愈難體會，大抵不肯說實話耳。」[351]脈象會說謊，必須與其他諸診法合參。清末儒者陳廷儒《診餘舉隅錄》

---

[344] 元・齊德之，《外科精義》，收入何清湖等編，《中華醫書集成》（北京：中醫古籍出版社，1999），第 13 冊，頁 1。

[345] 元・齊德之，《外科精義》，頁 8。

[346] 程寶書、張艷秋，《瀕湖脈學譯注》（北京：中國中醫藥出版社，2013），頁 37–38；頁 49–50。李時珍論脈二十七種。其中，浮表數熱多，沉遲虛寒著。參見：柯新橋，〈《瀕湖脈學》之學術成就〉，《江蘇中醫雜誌》1983 年 5 期，頁 4–6；蘇敬熙，〈《瀕湖脈學》學術特點探微〉，《水電醫學雜誌》2000 年 3 期，頁 178–179；李玉章，〈《瀕湖脈學》症脈順逆凶吉辨〉，《湖南中醫藥導報》9 卷 2 期 (2003)，頁 11–12。

[347] 清・章楠，《醫門棒喝》（北京：中醫古籍出版社，1999），頁 184。

[348] 清・章楠，《醫門棒喝》，頁 185。

[349] 清・徐潤，《徐愚齋自敘年譜》（南昌：江西人民出版社，2012），頁 56。

[350] 清・張秉成，《脈診便讀》（北京：學苑出版社，2010），頁 119。

[351] 林慧光主編，《陳修園醫學全書》（北京：中國中醫藥出版社，2001），頁 555。

以為診斷「定憑」，脈診亦有反象、假象：「總將臨證時于無可憑中求其著實可憑處，奉為定憑而已。」[352]而外診中肌肉之診，就此晚清周學海(1856–1906)即感嘆，中醫有各種診斷方法，切脈為主流，其他諸法皆廢。他反時尚潮流，以「望」診為四診之要，這也是外科診法之首。周氏說：「前人每謂切脈為末，三診為本，及其著書立說，又詳于脈而略于三者。」又說：「三法之中，又望為主而聞、問為輔。」[353]他特別提出以望診為主的「形診」（外形之診）或「外診」，較之所謂脈診，在中醫的外科固有主輔之輕重。

中醫外科「方脈化」，即是以脈診、湯方取代「外診」（如望診等）及外治、手術等。借用嘉慶年間醫者龍之章（生卒年不詳）的說法：「外科按脈、吃藥自好，切勿輕用刀針」[354]。「方脈」外科一派，簡單就只是按脈、吃藥。清末艾與揆輯的《咸疏集》批評外科以外治為務：「瘡科時醫多務外治，動手便倚刀針。夫內外虛實不分，經藏部屬罕講，惟持膏丹，不悟清源，豈外科必資外治耶？」[355]艾氏的意思，外科不必靠刀針，而辨「內外虛實」以內治。

「方脈派」外科注重「辨證」。晚清醫者方仁淵主張瘍科向內科學習，以「陰陽」辨證：

> 欲為瘍科名家，須多讀內科方書。蓋外科之難治，在內傷陰證。然亦不外表、裏、陰、陽、虛、實、寒、熱八字。能明此八字，生死難易，胸中自然了了[356]。

[352] 清・陳廷儒，《診餘舉隅錄》（北京：中國中醫藥出版社，2015），頁 70。

[353] 清・周學海，《形色外診簡摩》（北京：學苑出版社，2011），〈序〉文。

[354] 清・龍之章，《蠢子醫》，頁 134。

[355] 清・艾與揆輯，《咸疏集》，收入劉心明主編，《子海珍本編・大陸卷第 1 輯》（南京：鳳凰出版社影印，2013–2014），頁 10。〈咸疏集條例〉。此書有艾氏「道光丙午」序文。

[356] 清・王旭高，《王旭高醫案》，頁 295。

方氏所謂的「內傷陰證」，指的近乎李東垣的「內傷」。

中醫的外科按脈、吃藥，與內科同例。前面提到的醫學小說，郁聞堯的《醫界現形記》第十三回即有一幅中醫外科治療場景。患者陳麻子胯下生了一個陰疽，先找內科醫生弓起龍看病，「診過脈後，脈案上明明寫出是騎馬陰疽，而方子又不辨陰陽，竟仿溫病的法子寫了一帖大清涼之劑，服三、四帖後，有加無減。」[357]這位醫生將治溫病的方法移做治療外科疾病頗有時代特色。不久，陳麻子的親戚又推薦另外二位醫生，各自開方，一涼一溫。陳麻子最終吃涼方而死。作者緊接著有一段議論，嘲諷當日醫風治病「平平敷衍」：

> 古時良醫，名為和緩，替人治病，總宜用和劑、緩劑。若用峻利之方，萬一病情看不準，喫錯了，要招謗毀的。又有一件欺人大本領，他到人家看病，不肯先問病原，單單診脈。假使診脈之時，病人先告訴了他，便故作動怒，說你既自己曉得了，也不必請我來看[358]。

把脈、服用和緩之劑，為外科治療之風，更不必提危險的手術。

中醫「外科」不以手術定義。但是如李經緯先生所說：清代「外科學派之間的論爭是圍繞著手術開展進行的」[359]。生活於十八、十九世紀間，青浦一帶的醫生朱費元，著《瘍醫探源論》，主旨即在「手術」。他文章一開頭即說：「用刀針以泄元氣，是猶救人于井而下之以石也。」氣論為主的中醫身體觀，不利手術的深化。江蘇無錫的瘍醫王旭高 (1798–1862) 即發揮「元氣」不足與肌肉腐敗的關係：「大凡外瘍起發膿腐，須

[357] 清・郁聞堯，《醫界現形記》，頁 165。

[358] 清・郁聞堯，《醫界現形記》，頁 167–168。

[359] 李經緯、張志斌主編，《中醫學思想史》（長沙：湖南教育出版社，2006），頁 610。

賴元氣承載。所謂元氣者，衛外捍御之氣，胃中沖和之氣，三焦升降之氣也。虧則膿腐不克依期，從此生變。」[360]但古時有針、砭、烙、灸等外治法，朱氏則進一步以失傳其術而大加反對：

> 無如真傳久失，罕得其似，而世俗徒襲其貌耳。求經所謂如橫弩起，如發機經氣，已至慎守勿失淺深。在志遠近若一，如臨深淵，如手握虎，神無營于眾物者，誰耶？
>
> 即有手法似古而不能神在秋毫，猶恐鮮效。若盡違古法隨手一下，漫不經意，欲奏效功于旦夕，嘎嘎乎乎難之矣！
>
> 況瘍之輕者，用刀針而生，即不用刀針而亦生；重者，用刀針而死，反不若刀針而亦死之，于心稍安也。且用刀針而死，或者不用刀針而未必死也[361]。

動手術鮮有效用，非死即成廢人：「萬甚至一，或不慎，或損內膜，或傷筋脈，重則殞命傷身，輕則壞手損足。」[362]這是務實之談。朱氏又舉親眼所見之例，以為手術療效或「偶然幸中」，而喜動刀針之執業者，又視藥物療法（如「古方」）為無效：

> 吾見今之業是者，動以刀針為事，不辨證之寒熱虛實、經絡臟腑，亦不問瘡之大小深淺，輕重生熟，到手便開，倘若偶然幸中，自鳴得手，詆同道為無能，以古方為無據，日殺數人而不悟，終身害人而不知[363]。

[360] 清・王旭高，《王旭高醫案》（上海：上海科學技術出版社，2010），頁 280。

[361] 收入清・朱費元，《臨證一得方》（上海：上海科學技術出版社，2004），頁 133。

[362] 清・朱費元，《臨證一得方》，頁 135。

[363] 清・朱費元，《臨證一得方》，頁 136。

朱費元無疑是支持外科把脈（「辨證」）、吃湯藥一派的方脈外科。他在《瘍醫探源論》總結：「不用刀針之尚不失為王道也」[364]。本節所引用老中醫潘華信之說，同樣以所謂的「王道」概括清代醫學整體走向。

朱費元留下的外科病案有 336 例，病案中時時告戒勿施手術：「切勿妄行剪割」[365]。又說不信手術：「剪割掛線，雖有其法，未敢輕信。」[366]他甚至直接表白：「若論刀針諸法，敬謝不敏，竊恐非徒無益，反致弄巧成拙耳。」[367]而且，手術「急于用針徒遭苦楚也耳」[368]。朱費元經常用儒術的王道、霸道之別，來質疑手術：「惟王道無近功耳」[369]。類似對於「王道」的界說，也適合醫學治療。李清 (1602–1683) 也以為：「王道無近功」[370]。醫療不求速效，如張怡 (1608–1695) 所說的：「醫効何緩」，「善治者固本」[371]。因此，朱氏發揮說：「勿事霸圖，免致變端蜂起。」[372]外科治療要之即在「弗事霸術」[373]。霸圖、霸術皆是「霸道」，見這一節開始的討論。

「王道」中醫學，對適合手術的時機尤為謹慎小心。托名宋竇漢卿《瘡瘍經驗全書》的清代醫書，〈開刀手法〉：

> 若不原其膿之有無，遽爾開刀，則鮮血突出，膿何從來？[374]

---

[364] 清・朱費元，《臨證一得方》，頁 136。
[365] 清・朱費元，《臨證一得方》，頁 7。
[366] 清・朱費元，《臨證一得方》，頁 79。
[367] 清・朱費元，《臨證一得方》，頁 80。
[368] 清・朱費元，《臨證一得方》，頁 101。
[369] 清・朱費元，《臨證一得方》，頁 49。
[370] 明・李清，《三垣筆記》（北京：中華書局，1997），頁 2。這本筆記多記作者宮廷掌故。
[371] 清・張怡，《玉光劍氣集》（北京：中華書局，2006），卷 22〈技術〉，頁 773。
[372] 清・朱費元，《臨證一得方》，頁 81。
[373] 清・朱費元，《臨證一得方》，頁 78。

中醫對止血等相關技術是有限制的。「和和平平的」近世中醫，終究無法「解決」手術的技術問題。

「外科」與「內科」關係在明清時期方脈化的整體趨勢產生變化。有認為前者為後者之流亞 。晚清浙江海寧關心醫事的官員許槤 (1787–1862) 即指出，習醫者欲入內科不成，轉行進入外科：「外科者，內科之緒餘也，而瘍醫特為世所賤簡。通人勝流，恥以是名。業此者，大都習內科不成，而後遁于外科，操之既無其本，所恃獨方藥之末，然且錮藏深秘，諱所自得。」[375]外科出於內科，又不如內科；相較內科經方，外科用藥方不過是「方藥之末」，且存秘方陋習，不足為道。同樣是晚清之醫家，王樂亭《瘍科指南醫案・序》：「名為外科，實與內科同出一源。書云：成于中，形于外。此即是治外科之宗旨也。樂亭王太夫子幼習岐黃，精究《靈》、《素》，效法仲景，迨內科功成之後，復參瘍科。」[376]同樣的說法，刊行於 1853 年的吳亦鼎《神灸經綸・外科證略》：「瘍醫雖屬外科，然其觀色脈，辨陰陽，晰經絡，分虛實，未有不精乎內而能明乎外者也。」[377]中醫內科範圍不斷擴大，而「外科」內部也因此分流。反

[374] 托名・宋代竇漢卿，《重校宋竇太師瘡瘍經驗全書》（上海圖書館藏明隆慶三年三衢大酉堂刻本），卷九〈開刀手法〉，頁 9。《瘡瘍經驗全書》非竇漢卿 (1196–1280) 之原著。根據干祖望教授的考證，應該是明末之書。見干祖望，〈《瘡瘍經驗全書》——偽書話題之三〉，《江蘇中醫》22 卷 6 期 (2001)，頁 30。有人以最早版本卷七、卷八的〈跋〉文推斷，此書「為竇氏家傳之著」，後經多次增補、改編。李永健、邱若虹，〈《瘡瘍經驗全書》考略〉，《中醫文獻雜誌》2012 年 1 期，頁 18–20。另，竇默（字漢卿），其著作以針灸為主。參見：李會敏、董尚樸、趙士斌，〈竇默相關著作內容與版本考〉，《河北中醫》24 卷 6 期 (2002)，頁 476–477；李寶金、李桃花，〈竇漢卿著作篇目考辨〉，《中國針灸》28 卷 4 期 (2008)，頁 306–308。

[375] 嚴世芸主編，《中國醫籍通考》第 4 卷，頁 4636。

[376] 清・王樂亭、李耀南，《瘍科指南醫案》（上海：上海科學技術出版社，2004），〈序〉。

[377] 清・吳亦鼎，《神灸經綸》（北京：北京科學技術出版社，2013），頁 107。

之專科之醫，恥以外科是名；攀附內科之緒餘者流，以示正鵠。

清代石天基編的《笑得好》，內有一則嘲笑「外科名醫」的故事。笑話旨在該位外科醫者推諉了事，同時也顯示「外科的事」的轉移至內科：

> 有一兵中箭回陣，疼痛不已，因請外科名醫治之。醫一看連云：「不難、不難。」即持大剪將露在外邊的箭管剪去。兵曰：「剪管誰不會去？但簇在膜內的，急須醫治，何以就去？」醫搖頭曰：「我外科的事已完，這是內科的事，怎麼也叫我醫治？」[378]

「內科的事」擴及為外科醫生也要做。例如，巢渭芳 (1869–1929) 這位內科、時病大家，治療一位外疾「對口」腐爛的患者，「肌肉黑陷，層層剪開去腐之後，將有轉機」[379]，此原本是瘍醫外治手藝。而後巢氏接著以湯方救治全癒。

外科癰腫初起多以清熱內消。若因不同情況，必須用外治治療，往往又以藥物療法補養氣血。汪廷元 (1723–1800) 的《赤厓醫案》治右足膝腫病案，「但外邪失治，腫已堅硬，寒化為熱，不可以內消，因囑請朱君丙南，洪君曾沂外治。」施用外治者二人不是汪廷元本人。汪氏以方脈專長，排膿消腫後，「轉用參、朮、歸、芍等補劑，半月肌肉完好，而膝曲不能履地，公憂之甚，恐終于跛。」[380]下例即是外科施治差一些即成殘廢的例子，後用藥物療法終收全功。

「內科」醫案中，外科瘍醫多是誤治、失治的負面教材。中醫外科也用方，但如上述，許棟所說「所恃獨方藥之末」，不如方脈大家化裁運

---

[378] 楊家駱主編，《中國笑話書》（臺北：世界書局，2002），頁 463。

[379] 巢渭芳，《巢渭芳醫話》，收入《孟河四家醫案醫話集》（太原：山西科學技術出版社，2009），頁 489。

[380] 清・汪廷元著，盛增秀評注，《赤厓醫案評注》（北京：人民衛生出版社，2014），頁 40。

用之巧妙，目無全牛。晚清江西南城的醫者謝映廬 (?–1857) 的《醫案》提及一外科患者，「當秋寒熱咳嗽，足跗（按腳背之意）浮腫，延瘍科醫治，誤用敷藥，足大指潰爛瀝瀝」[381]，幾成癱瘓，接著換了幾位醫生都醫不好。謝氏以「益胃之藥」等方，救人一命。謝映廬又治療一位腿縫腫痛之病患，病人「延外科治。瘍醫云：外須用藥爛開，內服解毒之劑。」[382]謝氏反對外治，純以湯方。另一患者，頸項長疽浮爛，先以「延瘍醫調治」，內服、外敷無效，而謝映廬連用湯劑後，「自化而消」[383]。內科醫涉及處治「外科的事」。

「方脈」外科的代表作品之一，又如成書於 1838 年鄒岳的《外科真詮》[384]。此書專篇提出所謂「外科之脈」之說法。治療內容載方 352 首，內服湯方高達 224 首，以「溫補」最多，超過寒涼藥方。《外科真詮》也記載外治法，如硬膏、軟膏等 9 種劑型。但手術是「例外」[385]。可以說《外科真詮》中的治療方法手術不存在。

有意思的是湯方全盛，在清代出現中醫史上第一部題名為「外治」療法的專著。吳師機 (1806–1886) 的《理瀹駢文》（原名《外治醫說》）的外治法諸法，以外貼膏藥為主，廣泛應用於外科、內科等疾。他說：「內科兼用膏藥，未嘗非計，病家亦甚樂從。」[386]吳氏提倡用外治療諸

---

[381] 清・謝映廬，《謝映廬醫案》（上海：上海科學技術出版社，2010），頁 71。

[382] 清・謝映廬，《謝映廬醫案》，頁 154。

[383] 清・謝映廬，《謝映廬醫案》，頁 170。

[384] 嚴世芸主編，《中醫學術發展史》（上海：上海中醫藥大學出版社，2004），頁 708–709。

[385] 有關《外科真詮》的討論，參見：牛俊山，〈《外科真詮》外治法初探〉，《中醫外治雜誌》16 卷 1 期 (2007)，頁 51–53；冷德生、姜德友、李富震，〈《外科真詮》學術特點試析〉，《中醫藥學報》39 卷 5 期 (2011)，頁 124–126；邱隆樹、吳亞梅、朱曉燕、張毅，〈《外科真詮》方劑及用藥特點分析〉，《中國實驗方劑學雜誌》19 卷 4 期 (2013)，頁 343–345。

[386] 趙輝賢，《理瀹駢文注釋本》（北京：人民衛生出版社，1984），頁 29。

疾，批評的對象即是當日的湯方：「今以湯頭還為膏藥，于義為反其本」[387]。他認為外治法的源頭其實是古典《傷寒論》：

> 仲景《傷寒論》有火熏令其汗，冷水噀之、赤石納鼻、猪膽汁蜜煎導法，皆外治也。……傷寒外治：于熱邪傳裡，有黄連水洗胸法、皮硝水搨胸法、芫花水拍胸法、石膏和雪水敷胸法、老蚓和鹽搗敷胸法；發斑，有膽汁、青黛水、升麻水掃法；吐衄，有井水噀法、搭法；蓄血，有蘇葉湯摩法；通有犀角地黄熬貼法。其餘傷寒兼症、變症，無不各有外治法[388]。

其實外治法在《傷寒》湯方只是邊緣治療方法。膏藥療法攀附「傷寒外治」[389]，似虛構遠跳躍的繼承 (far jumps of heredity)，相當勉強。

「傷寒外治」是明末至清「復古」的表現。名為求古，實為變古；改換面目，愈趨愈下。劉熙載 (1813–1881) 虛構的一則醫學寓言，「醫任」與「醫讓」象徵當時中醫治療的二種取向，一是求醫者之意，「夫任之醫，逞臆者也。以為人之生，我生之也，是『任』也。」[390]這一派醫者，恃家學經歷。另外一系：「讓之醫，附古者也。以為人之死，古死之也，是『讓』也。」[391]連外治法也「附古」。這個與「古」密不可分的和平消極治療風氣，坐在被告席次的首位。因此，第一本標榜「外治」的中醫書，也未能開啟對手術等外治的進展。

吳師機雖將外貼膏藥應用於內科，但絕大部分情況膏藥仍以外疾治

---

[387] 趙輝賢，《理瀹駢文注釋本》，頁 3。

[388] 趙輝賢，《理瀹駢文注釋本》，頁 17。

[389] 余瀛鰲，〈《傷寒雜病論》中的外治法〉，收入氏著，《未病齋醫述》（北京：中醫古籍出版社，2012），頁 33–37。

[390] 清・劉熙載，《劉熙載集》（上海：華東師範大學出版社，1993），頁 454。

[391] 清・劉熙載，《劉熙載集》，頁 454。

療為多。例如許楣（1833 年進士），「精醫理，尤長外科」；對外治膏藥的應用有個人心得[392]。前述兼通醫學、文字學的許槤 (1787–1862) 曾患背疽，詳細記錄十二天之內，貼膏藥的療效：

> 今年庚申正月，背左又患一疽，漫腫無頭，顏色不變。越日即如猪肝色，長約三寸，闊二寸餘。第三日，有頭數十個，其點甚細，兩旁尚有漫腫無頭者。第四日，有淡黃硬膿，約半粒米大，旁腫處亦照前變猪肝色。第五日，硬膿轉為軟膿，並無稠水，揭膏藥時，膿即粘下，瘡口深約半分，細如線香，其數頭併為一頭者稍大，裡面尚有老膿，仍蓋膏藥。第六日，頭隨膏藥揭出，已是精肉。第七日，長平。第八日，有嫩皮，自此不換膏藥。至第十二日，癢甚，揭看已是老皮，並不結痂，亦無疤迹[393]。

膏藥之效力在於拔膿，膿去長肌肉，不使瘍口蔓延。

不過相對湯劑補方療法，膏藥適用於中下階層。膏藥為中醫外科特色。清初吳敬梓的《儒林外史》生動地描繪考了二十餘次科考的范進，困頓場屋幾多年，考上舉人的一刻竟然發瘋：「眾人扶起，借廟門口一個外科郎中『跳駝子』板凳上坐著。胡屠戶站在一邊，不覺那隻手隱隱的疼將起來，自己看時，把個巴掌仰著再也彎不過來。自己心裏懊惱道：『果然天上文曲星是打不得的！而今菩薩計較起來了。』想一想，更疼的狠了，連忙問郎中討了個膏藥貼著。」[394]胡屠戶是范進的岳父，想打醒大喜而瘋的范氏。胡屠戶貼的外治膏方來自路旁外科郎中。吳師機說：

---

[392] 陳景岐編輯，《古今名醫奇病證治三百種》（北京：北京科學技術出版社，2014），頁 58。

[393] 清・許楣訂，《徐評外科正宗》，〈凡例〉，頁 3。

[394] 李漢秋，《儒林外史彙校彙評》（上海：上海古籍出版社，2010），頁 42。第 3 回。

「膏藥多驗于窮苦之人，一則無力延醫，信任不得不專，二則平時不服藥故也。富貴之家，一有微恙，名賢列座，親朋省問，各舉所知。且參、芪視為常食之品，何能遽以膏藥為是？」[395]縉紳之家遇病，服藥吃補，而排斥外治諸法包括手術。《理瀹駢文》中的外治法，並不含刀、針等。

外用藥與內服藥都是藥物療法。前者，如瘍醫世家凌雲鵬所說：「外用藥是外治的主要法則」，「一直為外科的主要治法」[396]。這是與內科內服湯方的差異。

藥物療法不一定比 「手術」 更有效。借用醫學史家 Owsei Temkin (1902–2002) 的話，有對藥物不信任的懷疑者 (therapeutic nihilism)。他們寧可相信宗教或養生，或如上一節有些人採用「自療」的態度。另外有對藥物施行多元藥療 (polypharmacy)。熱藥無效，改投涼藥，提供多種多樣的選擇[397]。 對吳地風俗頗熟的文人龔煒 (1704–1769) 論 「吳中時醫」：「蓋小效歸其功，大害委于命」[398]。療效大小並非醫者之目的。而清代藥物療法的一個轉折，則是漸趨向一致——不攻不補，追求平淡之方。郁聞堯《醫界現形記》指出李東垣流派的醫學符合此風：「目覩今日之天時，與今人之氣體，與南宋以後，若合符節，李東垣所謂溫運中宮，以剛健之劑，振孱弱之氣，今日正其時也。雖東垣之法，未可盡合於今日，吾取其甘溫扶中，去其剛燥刼液可也。」[399]整體而言，以謹小慎微為治療的原則 ， 如 Temkin 所說病人因著相信藥物產生的安慰效用 (the placebo effect)[400]。

---

[395] 趙輝賢，《理瀹駢文注釋本》，頁 24。

[396] 凌雲鵬，《臨診一得錄》（北京：人民衛生出版社，1982），頁 279。

[397] Owsei Temkin, "Historical Aspects of Drug Therapy," in Idem, "*On Second Thought*" *and Other Essays in the History of Medicine and Science* (Baltimore and London: The Johns Hopkins University Press, 2002), p. 156.

[398] 清・龔煒，《巢林筆談》（北京：中華書局，1997），頁 100。

[399] 清・郁聞堯，《醫界現形記》，頁 297。

[400] Owsei Temkin, "Historical Aspects of Drug Therapy," p. 161.

對流行的藥物治療抱持著懷疑的態度，借用戲曲家楊恩壽 (1835–1891) 的話，即是「勿藥為醫」[401]，也就是不服藥為治療原則。在楊氏 29 歲到 37 歲，記錄自身疾病相當豐富的日記，他的腳部持續有不能收口的外瘍。這個潰瘍不易治療：「余左足中趾忽潰爛，痛不可耐，行不得也。是日日食。燈下服涼藥，其苦震齒；冥心靜坐，少焉回甘」[402]。又說：「余右腿生小癤纍纍，左足趾潰爛已極，又因心肺兩經火熾，頭忽暴痛，臥床一日」[403]。患者左、右兩腳皆有嚴重爛瘡，時好時壞。楊氏抱怨：「足患膿瘡，步履不便，潮濕所侵故也。」[404]而且，楊氏的足瘡一直沒有痊癒；「值病足瘡」[405]，隨著他身居長沙衙幕期間。楊恩壽多愁善感，他在《北流日記》嘆道：「大凡病由七情而得者，未易痊可。余頻年作客，仰面依人，寒暑之災，亦復時有，不意此次竟遘此痼疾也。」[406]相對於外感寒暑之疾，內因七情所引起的頑強性疾病，無可藥醫。

多元「自療」的治法，有其社會的消費條件。舉例來說，左宗棠 (1812–1885) 寫給夫人、子姪的家信，對自己及妻子的疾病，大都自備藥方：「兵後人物凋殘，所至目不忍睹。而藥物之昂貴十倍尋常，且多缺味，病者尤以為苦。」[407]左氏平日即積存藥材成方，以備不急之需。家書自述服補較多[408]。他說：「多服表劑，亦耗元氣。」[409]傷寒表劑成分偏

[401] 清・楊恩壽，《坦園日記》(上海：上海古籍出版社，1983)，頁 145。
[402] 清・楊恩壽，《坦園日記》，頁 35。
[403] 清・楊恩壽，《坦園日記》，頁 36。
[404] 清・楊恩壽，《坦園日記》，頁 176。
[405] 清・楊恩壽，《坦園日記》，頁 316。
[406] 清・楊恩壽，《坦園日記》，頁 141。
[407] 清・左宗棠，《左宗棠全集・家書詩文》(長沙：岳麓書社，1996)，頁 35。左氏現留有家書 163 封，時間為 1852–1883 年間。左宗棠家書寫給妻周詒端 (1812–1870) 最多，周罹有腳氣病。左氏有四子四女，長子左孝威多病，1873 年卒於家。左氏家書言醫理，主要即給長子。參見：楊東梁，《左宗棠評傳》(長沙：湖南人民出版社，1985)，頁 318–333。

涼。又說：「肝火甚旺，服涼劑不愈，繼以大黃數劑，仍不泄動」[410]。左氏有習慣性腹泄：「吾腹泄如故，參、茸均按日服食，不見火證，足知吾衰。」[411]吃熱藥而無上火諸證，左氏深諳醫理。他認為藥餌亦誤人，故以「平和」之方為要。又說：「中和之品，不熱不涼，于咳嗽、腹泄之病無妨碍。」[412]服用中和之藥方，是為原則。左氏勸戒他的兒子左孝威：「中和之品見功不速，勿因病勢小有加減遽圖改易」[413]。他反覆強調：「醫道精微，不可輕于嘗試」;「惟不宜驟加分量耳」[414]，補方亦然。這種消極平和的治療方法，深入人心；一轉為修養來治病。左宗棠以各種治療，不如「讀書靜坐，養氣凝神，延年却病」[415]。養身之道，「善為保愛，不在藥餌。」[416]又說：「讀書可以養性，亦可養身」[417]。

勿藥為醫，而以日常生活的自我管理等修養治療。浙江海寧的文人畫家管庭芬 (1797–1880) 即不願看醫生：「陰雨涼甚，日夜咯血不能緩，然藥餌素所不信，暫不就醫也。」[418]管氏一親戚還是「瘍醫」[419]，但不

[408] 清・左宗棠，《左宗棠全集・家書詩文》，頁 78–79。
[409] 清・左宗棠，《左宗棠全集・家書詩文》，頁 167。
[410] 清・左宗棠，《左宗棠全集・家書詩文》，頁 229。
[411] 清・左宗棠，《左宗棠全集・家書詩文》，頁 120。
[412] 清・左宗棠，《左宗棠全集・家書詩文》，頁 187。
[413] 清・左宗棠，《左宗棠全集・家書詩文》，頁 190。
[414] 清・左宗棠，《左宗棠全集・家書詩文》，頁 190。
[415] 清・左宗棠，《左宗棠全集・家書詩文》，頁 183。
[416] 清・左宗棠，《左宗棠全集・家書詩文》，頁 189。
[417] 清・左宗棠，《左宗棠全集・家書詩文》，頁 47。
[418] 清・管庭芬，《渟溪日記》(北京：中華書局，2013)，頁 83。此為管氏 1860 至 1862 年間日記。管庭芬《日記》記事一共 69 年，時間之長相當罕見。他說：「因世多庸醫，誓不服藥。」(第三冊，頁 1381) 管氏認識晚清名醫王孟英：「孟英以所刻《潛齋醫學》十種見贈。」(第四冊，頁 1543) 另，《管庭芬日記》(北京：中華書局，2013)，四冊本。2015 年 5 月 14 日閱讀一遍。
[419] 清・管庭芬，《渟溪日記》，頁 79。

相信醫藥。李鴻章 (1823–1901) 另外一種表述：「余向者抱病，志氣不少衰，而病且等于無病，何也？立心堅確，陰陽（建民按，陰陽乃疫鬼）亦退而聽命也。」[420]修養在修「心」。而俞樾 (1821–1907) 輕視中醫，以為不如「養氣」為宜：「岐黃一道，久已失傳，藥餌不宜輕試，總以養氣為主。」[421]官至兩江總督陶澍 (1779–1839) 論疾病：「病極沉雜，根本猶存；只因心不能安，是以日耗日竭。」[422]這是陶氏告病請假的奏疏；心病是身病所本。湘軍領袖曾國荃 (1824–1890) 更論修養之難、治病不在餌藥：「惟過用則耗血，多談事則傷氣。我輩處此艱難之會，事多叢雜，斷不能心無所思、口無所言，此靜養之難也。」[423]受儒家修養的自療之風尚，是中國身體近代化[424]一個重要側面；與手術「方脈化」的心身論相關。

明清之醫分兩系，如唐英 (1682–1756) 所說：「大抵仲景、東垣之書，主溫主補；而河間、丹溪之論，主涼主伐」[425]。中醫近世外科治療為前者。方脈外科為李東垣一系。

「方脈派」的瘍醫能利用不同形式的和平藥物療法。而專科手術醫生地位一落千丈。「外科疾病」的治療種類亦為之改變。清末儒醫王霖整理大規模的病案總集《吳醫匯案》(1882)，〈外科門〉——共收集 441 則病案，外科疾病分類為〈風溫〉、〈火熱〉、〈虛燥〉、〈陰寒〉、〈濕邪〉、〈鬱痰〉[426]、〈淫毒〉、〈傷科〉，與內科病因、診斷一致，而治療以湯方，

[420] 翁飛、董叢林編注，《李鴻章家書》（合肥：黃山書社，1996），頁 284。

[421] 俞樾著，張燕嬰整理，《俞樾函札輯證》（南京：鳳凰出版社，2014），頁 274。此為致彭玉麟 (1816–1890) 的函。

[422] 清・陶澍，《陶澍集》（長沙：岳麓書社，1998），頁 498。

[423] 清・曾國荃，《曾國荃全集》（長沙：岳麓書社，2006），第 3 冊，頁 627。

[424] 光本順，《身體表現の考古學》（東京：青木書店，2006），頁 28。

[425] 清・唐英，《唐英集》（瀋陽：遼瀋書社，1991），頁 144。〈《醫學大全》序〉。

[426] 參見 Volker Scheid, "Constraint 鬱 as a Window on Approaches to Emotion-Related Disorders in East Asian Medicine," *Culture, Medicine, and Psychiatry* 37

無一例外。《吳醫匯案》收錄一篇江南名醫傳記〈時醫里居考〉，共五十一人，絕大多數為內科醫生。這份名單同時也是當年瘍醫活動的一個縮影：

1. 陳憇亭，住常熟墩頭丘。先行瘍科，名噪四方，後通內科，卒在光緒初也。
2. 陳樸園，世居山塘。先施藥濟人，繼以瘍科鳴。卒于光緒大約壬辰、癸巳兩年。
3. 李步青，住碧鳳坊。內外科，而于外科為尤精，能開內癰，惜未遇。
4. 魏仲章，名噪申江，內外科，兼西法。晚年多病，遂避塵囂，養痾于吳門由巷，卒歸申江，時在光緒戊子。
5. 陳小悟，諱毓鳳，習瘍科，住大儒巷。光緒戊戌卒。
6. 馬培之，諱文植，本籍武進之孟河。慈禧國后有疾，曾召入京，僑寓吳中辮蓮巷。著有《醫略存真》、《批點全生點》。卒于光緒癸卯。
7. 沈心田，住常熟，精瘍科，刀法極佳。
8. 馬筱岩，名士元，常熟人，受業于陳憇亭。先精瘍科，後通方脈。始寓昆山，繼寓吳中金太史場。
9. 王庚雲，先施藥濟人，既行瘍術，後從馬培之，遂懸壺也。先居紐家巷，繼遷花橋巷[427]。

以上九位瘍醫，他們的醫術多少與「內科」、「方脈」有關連。其中一位還能「兼西法」。甚至也有「刀法極佳」之手術高手（見第 7 例）。

上述的名瘍醫，最值得留意的是第 6 及 9 例。這兩位醫者有師徒關

(2013), pp. 2–7.

[427] 清・王霖，《吳醫匯案》（南京：江蘇科學技術出版社，2010），頁 517–519。

係。馬培之 (1820–1903) 是清代最具代表性的外科醫生，也是《馬評外科症治全生集》的作者[428]，是書流行甚廣。曾任北洋大臣的王文韶 (1830–1908)，其妻子曾延請馬氏看診。《王文韶日記》光緒六年（1880年）條下：「馬培之，文植，江蘇名醫」[429]。同年，12月6日：「內子右頰下起一大核，請馬培之診視，言恐成牙根癰，即服其方。」[430]可見王妻得了外症。又隔年，1月9日：「內子請馬培之複診，痰核已破，膿尚不多。」[431]馬培之外科全用湯方、脈診，出膿之法不在手術。

「刀法極佳」的手術家，可能做那些手術？據考是清代手抄本的《華佗神醫秘傳》，假借「華佗」之名，可處治腹腔、腦部之疾：

> 專治病人腹中癥結或成龜蛇鳥獸之類，各藥不效，必須割破小腹，將前物取出。或腦內生蟲，必須劈開頭腦，將蟲取出，則頭風自去，服此能令人麻醉，忽忽不知人事，任人劈破，不知痛癢，方如下：羊躑躅三錢，茉莉花根一錢，當歸一兩，菖蒲三分，水煎服一碗[432]。

有上述「麻醉」藥就足以割破小腹、劈開頭部？而一般外傷出血，《華佗神醫秘傳》的建議：

> 初傷出血，即以小便淋洗[433]。

[428] 清・馬培之，《繪圖馬評外科症治全生集》（上海：鑄記書局，1914）。此書係清代王維德《外科證治全生集》（刊於1740年）的評注本。王氏書全書不講脈診，馬評本強調「外科不能不明脈理」（〈重訂凡例〉）。

[429] 清・王文韶，《王文韶日記》（北京：中華書局，1989），上冊，頁528。

[430] 清・王文韶，《王文韶日記》，上冊，頁538。

[431] 清・王文韶，《王文韶日記》，上冊，頁543。

[432] 高文鑄主編，《華佗遺書》（北京：華夏出版社，1995），頁381。

[433] 高文鑄主編，《華佗遺書》，頁597。

傷口出血若不怕感染擴大，不妨以小便止血？

手術是醫療所製造的再度傷害。好動手術，前述清代青浦醫家朱費元之孫朱禮堂，在〈論疔瘡、對口、發背治法〉一文所質疑的：「對口、發背二症，近世粗工往往用刀剖割惡肉，自夸手法。」手術之後身體殘破、泄氣，「若經剖割極形，元氣更泄，毒從內陷，禍不旋踵矣。」[434]對口及發背在中醫外科病症，都是「嚴重大症」[435]。對口稱「腦疽」即長於腦後髮際或頸後；而發背即背部瘡瘍，又稱「搭手」(表示患者手可觸及病灶)，兩者都是化膿、化腐的外科之炎症[436]。罹患此二症大兇。清代寧夏廣武營、官至湖廣提督的俞益謨 (1653–1713) 的經驗：「陡發背癰，痛楚異常」[437]。另外，清代河北新城瘍醫邊成章的一則案例，背疽「至瘡口將斂之時，毒出無路，必內陷而傷臟腑，雖有仙丹，亦不為功。」[438]可見此類危險症狀不適合手術。王闓運 (1832–1916) 的兒子患有背瘍，以外治藥治療，留下潰洞：「豐兒自十八日背生一腫瘍，七日左六翁來三視之，傅藥二次，竟無所苦，於此知發背非劇疾，潰乃劇耳。凡疾痛經歷多則不惑，然豐兒背有一洞，亦深半寸許。」[439]但中醫一直有主張施

[434] 清・朱費元，《瘍醫探源論》，頁 138–139。

[435] 吳震西、陳鴻賓，〈治療 22 例對口發背的經驗體會〉，《江蘇中醫》1962 年 6 期，頁 19。

[436] 凌雲鵬，〈發背搭手的辨症與治療〉，《上海中醫藥雜誌》1957 年 9 月號，頁 40–42；陳幼川、周欣甫，〈發背的證治經驗〉，《江蘇中醫》1965 年 10 期，頁 23–25；馮鐵、馮曉剛，〈腦疽的臨床概略〉，《中醫藥信息》1998 年 4 期，頁 45；梁飛、劉更生，〈歷代灸治發背概要〉，《中國針灸》30 卷 1 期 (2010)，頁 77–80。

[437] 清・俞益謨，《青銅自考》(上海：上海古籍出版社，2012)，頁 95。「青銅」即今寧夏青銅峽市。

[438] 鞠寶兆、曹瑛主編，《清代醫林人物史料輯纂》(瀋陽：遼寧科學技術出版社，2013)，頁 49。

[439] 清・王闓運，《湘綺樓日記》(長沙：岳麓書社，1997)，頁 433–434。光緒元年日記。王氏《日記》五冊，2014 年 12 月 9 日閱畢。

行手術的。例如，官至廣西巡撫的史念祖 (1843–1910) 自述其病史，十二歲時罹對口症，「已腫若半瓜在頸矣，此為外科大症，非珍貴藥莫濟。鄉中無醫，不得已延藥市孫老來，用刀畫肉如井田然，出紅藥少許敷之」[440]。這裡提及用刀手術，應為排膿之需。張贊臣 (1904–1993) 也主張：「倘瘡內蓄積膿汁甚多，而瘡口微小不能排膿時，病人有脹痛難忍感者，可用刀將瘡口擴大。」[441]也有醫者以為：「若俟自行腐潰，其療程亦必延長。」[442]在消毒、麻醉等不足的條件，手術無疑是一種創傷性 (traumatic) 的治療。

然直到傳統帝制中國結束，危險的手術仍在持續進行中。河南固始縣的七傳世醫王燕昌 (1831–1895) 自述其目睹的各式手術，他說：「曾見患目者，任受刀割；臂腿疼者，任受百針。又瘰癧、喉疼、瘡腫、噎食、臌脹、虛腫、心疼、小兒驚風、疳瘦等病，聽其亂針、亂割喪命。」又說：「又屢見痔漏任割，隨手敷刀傷藥使不疼，神漸委靡，數月死。」[443]這些動刀、針的醫生不是儒醫，而是下層的「行腳僧、道」或「巫婆」。也就是走方醫之流。王氏兩言患者術後死亡，失敗的手術成為中醫手術史的重複。

復極則剝。與上述瘍醫生活同一年代，活動於天津、上海的中醫外科醫生高思敬[444]，也兼通西醫，在其《外科問答》比較中、西醫學：

> 我國醫學腐敗極矣，而于外科為尤甚[445]。

[440] 清・史念祖，《弢園隨筆》（臺北：福記文化圖書公司影印，1982），頁5。〈溯病〉，此文為疾病史之好資料。

[441] 張贊臣，〈腦疽證治〉，《上海中醫藥雜誌》1960年5月號，頁205。

[442] 吳震西、陳鴻賓，〈治療22例對口發背的經驗體會〉，頁19。

[443] 清・王燕昌著，程傳浩、吳新科校注，《王氏醫存校注》（鄭州：河南科學技術出版社，2014），頁145。

[444] 馬伯英、高晞、洪中立著，《中外醫學文化交流史——中外醫學跨文化傳通》（上海：文匯出版社，1993），頁512–515。

如何適當理解高氏所說的「腐敗」及其與外科的關係？

高思敬的批評，可以換成另一種說法：腐敗至極的中醫外科所涉及的手術技術，為什麼腐敗「尤甚」？對西醫有一定認識的清末浙江候補知縣杜鍾駿（生卒年不詳），也有雷同見解[446]。杜氏在其《管窺一得》，「慨中國醫學之衰」[447]。而中醫外科式微，與中醫整體的「衰」頹不振是否有關係？

中國醫學與儒道等思想流派相出入，而得於儒家尤多。醫學史家謝觀 (1880–1950) 論中醫學術升降有「儒學比例」之說[448]。所謂「比例」，如「移儒者治經談道之說，以施之于醫」[449]。由儒經通醫經，如明代芮經、紀夢德編的《杏苑生春》指出：「夫習醫者，當先須明經。經書既明，則醫經、方論何患其不明？昔之明醫者，皆自儒而至之。」[450]劉師培 (1884–1919) 則發揮古醫學藉儒書而流傳之理：「蓋《靈樞》《素問》均言五行，儒生以其與《洪範》、《月令》相似也，遂更以儒生所傳五行，附合醫經；更以醫經之言入之儒書之注。」[451]除此，儒以醫術為孝行。

曾任太醫院官的醫者徐春甫 (1520?–1596?) 以為父母、朋友、己身有疾，為了治療識藥，「醫為儒者之一事」[452]。儒入於醫，有正面、負面

[445] 嚴世芸主編，《中國醫籍通考》第4卷，頁4675。

[446] 目前關於杜鍾駿的研究不多。參見：章立凡，〈醫多不治帝王病——從《德宗清脈記》看光緒之死〉，《炎黃春秋》2006年1期，頁69–72；鍾里滿，〈清光緒砒霜中毒類型及日期考〉，《清史研究》2008年4期，頁13–26。

[447] 劉時覺編注，《四庫及續修四庫醫書總目》（北京：中國中醫藥出版社，2005），頁600。

[448] 謝觀，《中國醫學源流論》（福州：福建科學技術出版社，2004），頁10–11。

[449] 謝觀，《中國醫學源流論》，頁47。

[450] 明・芮經、紀夢德輯，《杏苑生春》（北京：中國中醫藥出版社，2015），頁41。〈習醫先學明經〉。

[451] 劉師培，《讀書隨筆》（揚州：廣陵書社，2013），頁35。

[452] 明・徐春甫，《古今醫統大全》（北京：人民衛生出版社，1996），頁209。〈醫儒一事〉條。

的多種可能：「醫術比之儒業，固其次也。蓋動關性命，非謂等閑。學者若非性好專志，難臻其妙。」[453]明正統、嘉靖間的儒醫韓懋以為：「醫之理，可比《周易》。」又質疑：「世之工醫卜而自小焉者何也？」[454]明末何柬（約生於十六世紀左右）〈儒謂醫類小道其說當否？〉：「小道之言，出自子夏，當時或未必拘直指醫卜農圃也。迨自于朱注之後，指之真而言之切耳。」[455]宋以降醫儒為一身份。「專科」小道[456]，為士大夫所不恥。

醫與儒學的連結表述有各種方式。道器也。例如，孫奇逢 (1584–1675)〈醫隱說〉：「相壽國，醫壽人，心相等也。」[457]錢謙益 (1582–1664) 以醫儒相通：「不通天地人，不可以言儒。不通天地人，不可以言醫。」[458]醫學與儒學，兩者有著分類的「共性」(universals of classification)，稊稗相似；醫、儒並不具有相同的核心信念。歸有光 (1506–1571) 即質疑，許多醫學記載多失實誇大，而且無關「經世」。他說：「技術之事微矣。自司馬子長傳扁鵲、倉公，自後為史者，概取神奇詭怪之說，以附於正史，予頗疑其非經世之要。」[459]章學誠 (1738–

[453] 明・徐春甫，《古今醫統大全》，頁 208–209。〈趙從古議儒醫〉。

[454] 明・韓懋，《韓氏醫通》（上海：上海浦江教育出版社，2011），頁 69。與《醫經溯洄集》合刊。

[455] 明・何柬，《醫學統宗》，收入鄭金生主編，《海外回歸中醫善本古籍叢書・第四冊》（北京：人民衛生出版社，2002），頁 420。

[456] 關於儒者對「小道」的理解，金永植教授說：「因為『小』表示輕微、次要或者不太重要，但是它仍然被稱為『道』，故仍可包含在儒學之中。」他以為，儒家經典觀念，「這限制了專門科學技術知識的知識和社會地位。」見：金永植，《科學與東亞儒家傳統》（臺北：臺灣大學出版中心，2014），頁 169–199。

[457] 清・孫奇逢，《夏峰先生集》（北京：中華書局，2004），頁 302。

[458] 清・錢謙益，《牧齋雜著》（上海：上海古籍出版社，2007），頁 398。這是錢氏為喻嘉言醫著寫的序文。

[459] 明・歸有光，《歸震川集》（臺北：世界書局，1977），頁 144。〈贈醫士張雲厓序〉。張氏為歸有光的家庭醫生。

1801) 理解大儒通習其他技藝:「因思儒學不廢雜藝，亦有博習工藝雜流之事。」[460]甚至有人主張必先讀儒書明理，可通醫理。姚鼐 (1731–1815) 在〈醫方捷訣序〉指出:「後世醫者雖多，然苟非慈明篤厚之君子，終不能究其義。」[461]這裡的君子是具備儒家修養「成德」之稱[462]。清乾隆、嘉慶、道光間醫者程杏軒編輯的《醫述》:「醫之為道，非精不能明其理，非博不能致其約。是故前人立教，必使之先讀儒書。」[463]因此，兩江總督鐵保（1772 年進士）乃言:「世無通儒，乃無名醫，此至論也。」[464]醫家也將幾部古醫書列為「經」，強調「尊經」之風。吳鞠通 (1758–1836) 有謂「經純」之道:「儒書有經子史集，醫書亦有經子史集。《靈樞》、《素問》、《神農本經》、《難經》、《傷寒論》、《金匱玉函經》為醫門之經；而諸家註論、治驗、類案、本草、方書等，則醫之子、史、集也。經細而子、史、集粗，純經而子、史、集雜，理固然也。學者必不可不尊經，不尊經則學無根柢，或流于異端。」[465]晚清文士歐陽兆熊也說:「譬之儒家，《素問》、《靈樞》，醫之六經也。《傷寒》、《金匱》，醫之四子書也。」[466]醫學為儒家經世之學之一支。吳江名醫王玉書為莫枚士 (1837–1907) 寫的序文，更明白指出醫學「非榮古而虐今」:「夫儒者論學，動曰窮經，非榮古而虐今，欲知明而處當，惟醫亦然。」[467]處當者，是合宜應用古書。儒學回溯地成為理解醫學的必要條件。近五十歲之時棄官習醫的河南尉氏縣士人劉鴻恩（1845 年進士）以為「儒書為醫

[460] 清・章學誠，《乙卯劄記》（北京：中華書局，2006），頁 258。

[461] 清・姚鼐，《惜抱軒詩文集》（上海：上海古籍出版社，2008），頁 39。

[462] 馬一浮，〈君子小人之辨〉，收入氏著，《泰和宜山會語合刻》（臺北：廣文書局影印，1980），頁 38–41。

[463] 清・程杏軒，《醫述》（合肥：安徽科學技術出版社，1983），頁 121。

[464] 張舜徽，《清人文集別錄》（北京：中華書局，1980），頁 267。

[465] 嚴冰、嚴曉楓編，《吳鞠通醫書合編》，頁 170–171。

[466] 張舜徽，《清人文集別錄》，頁 502。

[467] 清・莫枚士，《研經言》（上海：上海浦江教育出版社，2011），〈王序〉，頁 3。

書」，「即醫書以求醫道，醫道愈晦」[468]。中醫對儒書有敏感依賴性(sensitive dependence)。然醫學不是儒學，信經但求臨摹，以期分寸不失，不求助長，神理已失。

醫、儒關係另外一個側面如「治道如醫道」[469]的比喻。包世臣(1775–1855)以為患者「實症既久，則人無不虛，得其道則易如反手遲回而不敢率爾處方者也。捕梟客唯知勤捕多殺耳，無足怪。」[470]意思是，治道不應該率爾多殺立功。包氏又說：「為吏為醫，事異而理同。醫診病得情，而用藥過其情，則病解而藥伏餘毒，常釀巨症。吏聽訟得情，而用法過其情，則訟結而人積餘憾，常釀巨獄。」[471]他還以外科之證癰疽潰後，「尚不用敗毒培本之劑，釀成流注，伊于胡底？」[472]

曾任晚清宮廷史官十九年的惲毓鼎，自修醫經也為人治病行醫。他的長篇《日記》記載清廷的「腐敗」。這位在中醫持保守態度的「醫者」，竟然用「竊據」兩字形容西醫淩駕中醫之態勢：

> 中國醫學經旨不明，西人將實力研究，取《靈》、《素》張孫之精微奧妙大為發明，而反竊據以駕中學，此如算學借根，西人目為東來法者，至今日而反推為西學專長，則保守闡明，真不可緩之事矣。予于《靈》、《素》張孫之書，涉獵雖不深，然敢信此數書中，必能放異樣光彩，為自來所來到也。
>
> 自先儒以醫解《論語》之「小道」，而軒岐要道遂為士大夫所薄，一付諸賤工。嗚呼！斯人性命所關，而可目為小道耶？況「致遠

[468] 清・劉鴻恩著，劉道清、翟明義校注，《醫門八法校注》(鄭州：河南科學技術出版社，2014)，頁2，〈凡例〉。

[469] 清・包世臣，《包世臣全集（管情三義、齊民四術）》(合肥：黃山書社，1997)，頁421。包氏為經世之學，多言河、漕、鹽政之利病得失。

[470] 清・包世臣，《包世臣全集（管情三義、齊民四術）》，頁421。

[471] 清・包世臣，《包世臣全集（管情三義、齊民四術）》，頁267。

[472] 清・包世臣，《包世臣全集（管情三義、齊民四術）》，頁494。

> 恐泥」，亦決非指醫在內也[473]。

上述二小段引文「小道」與「致遠恐泥」，皆出自《論語・子張》。惲氏暗示，醫業淪為「賤工」之流，儒學的存在為抑制性的根本因素[474]。儒、醫的結合，並不是兩者表面上的雷同。正如德布雷 (Régis Debray) 所說：「每種文化，在選擇自己的真理時，就在選擇自己的現實」[475]。手術式微之必然，出現在有話語士紳階層的儒家形態的調節。而受社會尊重的中醫內科家是類似惲毓鼎這一類研讀經旨並期待中醫放異樣光彩的「儒者」，手術專科更是謀生「小道」中之小道？手術「專科」的缺陷，與儒家關心的問題（王道理想）無法完全區分開來。儒學形塑醫者的負面心態的困境，如論者指出的「過度道德化」[476]。而任何手術只要被視為異化的儒學理想的挑戰，都不可能有實踐常規化的可能。中醫手術的小團體 (clique) 所掌握的「著我」（個人化）之技終被淘汰。我們可以視儒學「王道」所形成各種「格局」為中醫近代手術史「政治可能性的外在限制」[477]。如曾國藩 (1811–1872) 所形容的，醫術乃「小人」之技：「夫執技以事上，名一能以濟人，此小人之事也。大人者，德足以育物，智足

---

[473] 清・惲毓鼎，《惲毓鼎澄齋日記》（杭州：浙江古籍出版社，2004），第 1 冊，頁 353。

[474] 儒學與醫學的結合有不同的可能。日本近世外科與江戶儒學、漢方以及士族門風結合為日本「西洋流」外科。詳見：劉士永，《武士刀與柳葉刀——日本西洋醫學的形成與擴散》（臺北：臺灣大學出版中心，2012），特別是第二章的討論。

[475] Régis Debray 著，黃迅余、黃建華譯，《圖像的生與死：西方觀圖史》（上海：華東師範大學出版社，2014），頁 170。

[476] 王敏，〈清代醫生的收入與儒醫義利觀——以青浦何氏世醫為例〉，《史林》2012 年 3 期，頁 79–88。

[477] Terry Eagleton 著，李尚遠譯，《散步在華爾街的馬克思》(*Why Marx Was Right*)（臺北：商周、城邦文化，2012），頁 200。

以役眾，彼誠有所擇，不宜於此津津也。」[478]也就是，中醫就算具備手術的「技術條件」(如麻醉、消毒)，仍然會走「方脈」治療這條路[479]。而我以為最具有現代性面貌的手術，是傳統道德（儒術）涉入最少的一種技術。

醫者一有能力或機會即改業。如劉大櫆 (1697–1780)〈鄉飲大賓方君墓誌銘〉敘方承晟為世醫，「其尊府或口授以醫術，即能窺見其精微，然非其志所尚也。諸舅見而異之，謂甥有用之才，不合泥以小道。」[480]以下的詩作意思相近。清末廣東番禺的儒醫潘名熊 (1807–1886)，也曾以「小道」為詩。這位曾寫《葉案括要》的醫者，在「儒術斯慰我」的願望，表明執醫「業之未必可」；而希望兒侄讀儒書：

小道仍道哉，誰能信無過？
書亦充棟梁，詎易萬卷破？
無恒不可作，良庸分勤惰。
醫良能濟人，醫庸必貫禍。
證不疑似分，藥味彼此妥。
誤用同操刀，敢信無因果？
知之惟是佳，業之未必可。
學也祿在中，醫豈寓可哿？
作歌曉爾曹，儒術斯慰我[481]。

[478] 清・曾國藩，《曾國藩詩文集》(上海：上海古籍出版社，2005)，頁 160。

[479] 在制度上，官方取醫士亦不重實作，告朔之餼羊。「考太醫院醫士，亦用八股試帖，以楷法工拙為去取。時人為之語曰：太醫院開方，只要字跡端好，雖藥不對證無妨也。」見沈蕙風，《眉廬叢話・餐櫻廡隨筆》(臺北縣：文海出版社，1979)，頁 30。

[480] 清・劉大櫆，《劉大櫆集》(上海：上海古籍出版社，1990)，頁 256。

[481] 朱偉常，《醫林吟韵——歷代醫家詩詞賞析》(北京：人民衛生出版社，2012)，頁 346。這首詩，參朱先生的解釋。

潘氏以為醫「小道仍道哉」，看病要辨證及用藥正確。「誤用同操刀」，相對於藥物療法，手術「操刀」是危險的。佛教有三世因果，手術誤人，必獲報應。

相較於占卜數術之學，合乎儒家的價值。如以文學任教習官的周衣德 (1778–1842) 以為：「星卜之類，率皆怪誕，惟醫可以救民生，施仁術。儒者不此之務而奚務？」[482]

儒家對中醫治療，以為藥方未必癒病，修養必然有益。例如，江蘇無錫的外科名醫高秉鈞 (1755–1827) 的醫案，涉及修養的論述極多。他強調：「藥乃片時之效，欲得久安，須怡悅情志為要。」[483]藥物有其時效性；而且，「服藥百劑，半由調養有資，半由本人能自靜養。」[484]浙江紹興的儒醫徐守愚 (1815–1877) 也認為藥療與「自養」配合：「余思大病之後，先宜調和胃氣，更于藥餌外加以自養功夫，庶有復元之日，否則變證不測，藥石難施」[485]。徐氏又說：「藥餌外加之節勞就逸、怡情適志八字，庶幾調養兩到。」[486]「養」者修養情志。(參見第三節一開始葉桂部份)

晚清桐城派古文學家吳汝綸 (1840–1903) 將中醫崩壞歸於儒：「敝國醫學之壞，仍是壞于儒家。」[487]吳氏以為，相對西醫，「中國含混醫術」[488]。歷史學者馮爾康在討論晚清這位反中醫的激進者，傳統時代的「醫生多憑個人素養，經驗處方」[489]。儒醫無助醫者地位，悖論的如余

[482] 清・周衣德，《周衣德集》(合肥：黃山書社，2009)，頁 458。〈張存之郊居草堂記〉。

[483] 清・高秉鈞，《謙益齋外科醫案》(北京：中國中醫藥出版社，2015)，頁 114。

[484] 清・高秉鈞，《謙益齋外科醫案》，頁 160。

[485] 清・徐守愚，《醫案夢記》(北京：中國中醫藥出版社，2015)，頁 85。

[486] 清・徐守愚，《醫案夢記》，頁 1。

[487] 徐一士，《一士類稿》(北京：中華書局，2007)，頁 306。

[488] 徐一士，《一士類稿》，頁 302。

[489] 馮爾康，〈晚清學者吳汝綸的西醫觀——兼論文化反思的方法論〉，《天津社會

新忠所說：只「強化了人們將其視為儒的附庸的意識」[490]。與吳氏同時，也相信西醫的洋務運動大臣李鴻章 (1823–1901)，特別重視西醫外科以為過於中醫：「救治傷科，直起沉痼，西醫尤獨專科」[491]特長。北洋海軍雇募的西醫尤重在傷科。

儒、醫連稱，只襲其貌。醫與儒術相乘除，兩者皆尊經典，有句無章，去古日遠，宜其技術難工，雖陳實功亦斂手。儒醫啜《內經》、《傷寒》之殘膏，一步一趨，寄人籬下，僭王稱霸。江南士紳湯震 (1856–1917) 的《危言・中學》即質疑因此中醫崇古而不求實效：

> 有醫者焉，非《內經》不方，非《素問》不藥。其子病，醫之輒大漸，有市醫過，別投以劑愈。醫者怪其雖愈而方不古也。方不古而愈，亦不足貴也。夫病亦愈焉而已，方古而不愈，孰若方不古而愈。而況市醫仍本古方而變化之，實通古方而消息之，唯其意不唯其方[492]。

這個故事是說信古方的儒醫治不好自己兒子的病。而不拘泥古方的「市醫」會治病。湯氏說講醫經之風在「意」，「醫者執古方而咎病之不愈也，而況所執之方，又已仍譌踵繆而種種不合於古也。」[493]後世外科以無師之智，以古典湯方掩醜，德人之音，有失醫旨。

中醫外科專科大概近乎上述的市醫之流亞。手術與其他療法如「藥治」，有道德的意涵。晚清報界名人松友梅 (1873?–1921) 的小說《小

科學》2007 年第 3 期，頁 127。

[490] 余新忠，〈「良醫良相」說源流考論——兼論宋至清醫生的社會地位〉，《天津社會科學》2011 年 4 期，頁 130。

[491] 李傳斌，〈李鴻章與近代西醫〉，《安徽史學》2001 年第 3 期，頁 24。

[492] 清・湯震，《危言》(上海：上海古籍出版社，2013)，頁 272。

[493] 清・湯震，《危言》，頁 274。

額》，故事主角小額靠放高利貸牟取利益，吃上官司後背部長出外科「疙瘩」。小說花極長的篇幅描寫治病的細節。最後，小額家屬找來金針劉，「世傳八倍兒專門的外科」，同時也會一些西醫[494]。金針劉的治療手術、藥治兼通：

> 這個膿塞子可是不出來不行。要讓他出來，有善惡倆法子。惡法子，得下捻子（按：排膿的紙捻），動刀子、鑷子，可是來的快點兒。善法子，是吃藥，起裡頭托，外頭再加著上藥。可是慢一點兒。您想怎麼著？[495]

這裡的「惡法」、「善法」，如前述的霸道、王道。王道之治法，「慢一點兒」，不求速效。中醫追求「善」，是其「價值系統」[496]的表現。

中醫「外科」的真正困境不在藥物療法的擴大，而在手術無法突破。中醫教育家張山雷 (1873–1934) 即輕視專科：「瘍科本是醫學之一子目，晚近來高明之士，大都薄此不為，而號為專科者，遂自囿于淺近，惟以翦割刀針，去腐生肌為能事」。他貶抑中醫之專科者，同時以為外科「非通乎內科者，不能措手」[497]。經方大家曹穎甫 (1866–1938) 同意此說：「內科、外科可分而不可分者也」[498]。中醫內科輕視瘍醫專科。翟竹亭 (1879–1952)《湖岳村叟醫案》也呼應：「俗稱治瘍醫者，中士、下士之學即可，皆于內科別之。」[499]高明之士習內科，而手術掌握在中士、下

[494] 清・松友梅，《小額》（北京：世界圖書出版公司，2011），頁 94–95。這本小說是用北京話寫的。參見劉一之注解。

[495] 清・松友梅，《小額》，頁 99。

[496] 余英時，〈中國史研究的自我反思〉，《明報月刊》2015 年 1 期，頁 27。

[497] 張山雷，《瘍科綱要》，收入張如青、黃瑛主編，《近代國醫名家珍藏傳薪講稿・外科類》（上海：上海科學技術出版社，2013），頁 6。

[498] 曹穎甫，《經方實驗錄》（北京：中國中醫藥出版社，2012），頁 250。曹氏尤推崇王洪緒之「湯和湯」（頁 249）。

士之流。從十九世紀西方人士在中國的觀察，中醫的翦割刀針的技術相較西醫並不算手術：「中國幾乎不存在什麼外科手術，他們充其量只能做最簡單的割除手術。」[500]而相反的，西醫傳進中國之書數量以「外科」偏重。梁啟超 (1873–1929) 的〈讀西學書法〉：「西人醫學，設為特科，選中學生之高才者學焉。中國醫生，乃強半以學帖括不成者為之，其技之孰良，無待問矣。《漢志・方技》猶自列為一略，後世廢棄，良足歎也。譯出醫書，以《內科理法》、《西藥大成》為最備。《儒門醫學》上卷論養生之理，尤不可不讀。廣東教士譯醫書最多，偏重外科。」[501]

同樣身為中醫教育家的余旡言 (1900–1963) 認為，近世歐洲醫學之「外科」在其他各科首位，固當偏重：「當手術學未興盛時，只以症候學為治療之標準者，則外科學之價值，不及內科。迄今手術學日益進步，內科之範圍，漸為外科學所攘奪。」[502]這是西醫外科及手術的擴大化。日本醫學史家小川鼎三 (1901–1984) 甚至用「大革命」來形容十九世紀下半葉手術的進展[503]。中國知識份子如胡玉縉觀察近代日本醫學崇洋：「明治崇尚西法，國勢蒸蒸日上，即醫學亦多參西法。」[504]歐洲醫學之進展適與中醫「近世」不同。而且恰恰相反，中醫內科症候、湯方壓倒外科手術、手法。因此，余旡言判斷「中醫外科，迄無進步」[505]，變為方脈之流益衰，可做為前述清末高思敬感喟的「我國醫學腐敗極矣」這

[499] 翟竹亭，《湖岳村叟醫案》（鄭州：中原農民出版社，2014），頁 167。

[500] Mary Gertrude Mason 著，楊德山譯，《西方的中國及中國人觀念，1840–1876》（北京：中華書局，2006），頁 297。

[501] 梁啟超，《西學書目表》（光緒丁酉刻本，慎始基齋叢書），〈讀西學書法〉，頁 5–6。我讀的是傅斯年圖書館影印本。

[502] 余旡言，《實用混合外科學總論》，收入張如青、黃瑛主編，《近代國醫名家珍藏傳薪講稿・外科類》（上海：上海科學技術出版社，2013），頁 20。

[503] 小川鼎三，《醫學の歷史》（東京：中央公論社，1964），頁 187–193。

[504] 胡玉縉，《許廎學林》（上海：中華書局，1961），頁 441。

[505] 余旡言，《實用混合外科學總論》，頁 82。

句話的理解。

設立於 1890 年的廣州「廣仁善堂」，曾收留一位迷路的婦人吳張氏。這位婦人刎頸自殺，由陳鐵魂醫生急救，「先縫內層氣管，洗去積血，隨將外口縫合，立即止血復蘇」。患者住院兩個月復原[506]。而這位只能縫合一隻喉管手術的是一位西醫生。1900 年出版的劉福慶編《醫錄便覽》，這本小冊子收入其子劉瑩親見的一件自殺案，劉氏即主張縫合手術：「余姓婦遇魔自刎，余聞之，令急用桑根皮作線縫其刀口。不料伊家有外科，云敷藥自好，不必線縫。二、三日，始延余治，見所吞湯概從刀口流出。此時，皮膚已巧，不受線縫，無法可施而死。倘後遇此，宜早用桑線縫好，上用藥蓋之為妙。」[507]戰場重傷急救，縫合術仍然使用。

無論何種手術，朱一新 (1846–1894) 比較中、西醫學，將針術理解為西醫手術：「醫學則中國鍼石之技，久而失傳，西醫擅長在此。」又說西醫所擅長的技術，類似漢代王莽解剖人體：「西人之所為，王莽之法耳。」[508]不過，中國人排斥手術，更為深層的理由不完全是技術的理由。美國醫生鮑爾斯 (John Z. Bowers, 1913–1993) 觀察在中國境內：「即使得到了手術許可，醫生仍要保證切除的身體任何部位（例如眼或四肢）必須交還給病人，這樣他們在來世才是完整的。」[509]

我們回顧歷史，中醫手術大多處治直接、立即的生命危險。就如淩詠為晚清《外科方外奇方》寫的序文：

得獲此稿，照方修施，合治頗有效驗。什襲珍藏，旋以避難新市

[506] 賴文、李永宸，〈從宣統年間社團檔案看清末廣東善堂的社會醫療救濟活動〉，收入余新忠主編，《清以來的疾病、醫療與衛生：以社會文化史為視角的探索》（北京：三聯書店，2009），頁 248–249。

[507] 清・劉福慶，《醫錄便覽》（北京：人民衛生出版社，2014），頁 301。

[508] 清・朱一新，《無邪堂答問》（北京：中華書局，2002），頁 170。

[509] John Z. Bowers 著，蔣育紅等譯，《中國宮殿裡的西方醫學》（北京：中國協和醫科大學出版社，2014），頁 17。

> 之新開河時，蘇州偽忠王李湖州、偽慕王楊聞名，延治槍林彈雨中，嘗以活雞皮及桑根白皮縫補刀傷脰頸，用麻醉藥剖挖中槍子彈，皆得此書膏丹之力[510]。

這裡述及太平天國戰事。傷創外科以貼「活雞皮」及縫合手術等。而其中「刀傷脰頸」（建民按：脰，頭頸之意），正是日常械鬥如本書陳實功手術所展現的「例外」。這一類手術被改寫的文化社會背景，如前所述為了重建「縱切面跨越不同歷史時代的整體圖像」[511]。

近世中醫全以藥物療法改變患者病理的變化，免除手術之害的努力，是值得思考的方向？——不手術的理想醫療境界。相對西醫近代「科學」手術，中醫「方脈」類型的外科展現另一種「醫學現代性」。

[510] 清・凌奐，《外科方外奇方》，〈弁言〉。

[511] 黃應貴，〈台灣人類學的未來？——新世紀的省思〉，《台灣社會研究季刊》94期 (2014)，頁 37。

第四章

結論
——手術史觀

那受傷的外科醫生逼這把鋼刀
要它鞫訊那發了狂的部分；
我們體會到在那雙滴著血的雙手下面
有那位治療者高明技術之鋒銳憐憫❶。

中醫之「手術」史與綿延不斷的「內科」發展同時發生 (concursus)，一隱一顯。中醫手術宋元以後化整為零，明清以下醫者或各持「一技」，衰而又衰❷。我們對中國醫學史的理解，如已逝歷史學家魏斐德 (Frederic E. Wakeman Jr., 1937–2006) 所說的歷史「全新的整體」❸的發掘探幽，經由外科及零碎的手術事件。

明清中醫外科「內科療法」持續不斷深化，各種「專科」醫療的歷史隱而不彰，代降而卑。經由內科思路，中醫外科尤其注重與臟腑相關的「內癰」症，及內、外病症「相似」之處的匯通。陸以湉 (1801–1865) 的《冷廬醫話・外科》即論及肺、胃、大小腸之內癰，及比較「外科之症有與內科相似者」❹。

生於江蘇蘇州的醫者張璐 (1617–1699) 以自己生活親歷的明末清初時代，將醫學發展分為三期：第一期，「余生萬曆丁巳，于時風俗雖漓，古道未泯，業是道者，各擅專科，未嘗混廁而治也。」明季中葉以前醫

---

❶ Thomas Stearns Eliot 著，杜若洲譯，《荒原・四首四重奏》（臺北：志文出版社，1998），頁 190。此詩出自〈東柯村〉。

❷ 與陳實功大約同時，明代嘉靖癸丑的進士李蓑在他的隨筆《黃谷譔談》（卷 1）對當時的醫學有一段深刻的觀察：外治法衰（針灸）、湯藥法興。他認為，用藥其實不難，在所有治療方法中乃「醫家之下著」：「余往在留都，嘗語諸醫曰：『湯藥者，醫家之下著。』諸醫咸瞪目莫喻，正以此也。噫嘻！是徒俗醫所不達耶？」見李蓑，《黃谷譔談》，收入《四庫全書存目叢書・子部 103》（臺南縣：莊嚴文化公司景印，1995），頁 220。

❸ 魏斐德著，梁禾譯，〈講述中國歷史〉，《史林》2001 年 3 期，頁 10。

❹ 朱偉常，《冷廬醫話考注》（上海：上海中醫學院出版社，1993），頁 227–229。

療市場，是「其技各專一門」的狀況❺。接著，是大量儒者進到這個市場。第二期，明、清易代交替，張璐指出「壬寅 (1662) 以來，儒林上達，每多降志于醫，醫林好尚之士，日漸聲氣交通，便得名躁一時，于是醫風大振，比戶皆醫」。此時的儒者為醫，不是科場失意、轉業以醫為啖飯之計；不少是大學者如傅山 (1607–1684)、呂留良 (1629–1683)、高鼓峰 (1623–1670) 等❻。第三期，張璐認為醫學風氣「聖門之教（按指

---

❺ 見顧起元 (1565–1628)，《客座贅語》(北京：中華書局，1987)，頁 227。另參見李孝悌，〈顧起元的南京記憶〉，收入唐力行主編，《江南社會歷史評論》2 期 (2010)，頁 137–154。按醫學「專科」大多世業相傳。晚清平步青在《霞外攟屑》指出，越地「世醫歇絕」的情況（〈越醫〉)。見平步青，《霞外攟屑》(臺北：世界書局，1963)，頁 228–229。梁章鉅 (1775–1849) 也說：「歷考古近名醫，並未聞有三世相承者」，其說與平氏世醫歇絕之說相類。見梁章鉅，《浪跡叢談‧續談‧三談》(北京：中華書局，1981)，頁 141。

❻ 明、清交替之際，活動於撫州、嘉興一帶的醫家高鼓峰的重要被人所忽略。鼓峰，字旦中。其著作《醫宗己任編》為代表。高氏與黃宗羲兄弟、呂留良等儒學大家往來，本習儒業，後以醫聞。高氏《四明醫案》一開始：「庚子六月，同晦木過語溪訪呂用晦，適用晦病熱証。」(頁 95) 黃晦木即黃宗羲弟；呂用晦即呂留良。呂氏從高鼓峰習醫學。呂氏《行略》：「自棄諸生後，或提囊行藥，以自隱晦，且以效古人自食其力之義。」明末清初，儒者行醫多是不願仕清之遺民一種「姿態」。黃宗羲後批評高旦中及呂留良行醫，以為「方伎齷齪」(《南雷文定》卷七)、非儒本業。黃氏〈高旦中墓誌銘〉一文認為，高氏醫學源自明‧趙獻可《醫貫》而改頭換面、不加引注：「旦中又從趙養葵得其指要」；「蓋旦中既有授受，又工揣測人情，于容動色理之間，巧發奇中，亦未必純以其術也。」黃氏批評高鼓峰語多微辭，且「不欲置旦中于醫人之列」。所謂「儒醫」，並非如現代學者所想像的順理成章；儒者內部亦有所分歧。黃宗羲、呂留良即因儒者是否要「因醫行而廢學」等看法不同而交誼完全破裂。見容肇祖，《呂留良及其思想》(香港：存萃學社影印，1974)，頁 37–57。高鼓峰、呂留良的醫學以「內因」，及溫補內服湯劑為主。參見楊小明，〈黃宗羲與醫學〉，《中華醫史雜誌》32 卷 4 期 (2002)，頁 223–226。高氏《四明心法》與趙獻可《醫貫》之間思想關係，有待進一步研究。見高鼓峰等，《醫宗己任編》

儒學）無違，炎黃之德不顯」❼。儒林醫學全盛，變徵之音作，「專科」技術益形式微。與上述第一期醫療市場「各擅專科」的局面不同？矧手術專科已無生氣，非惟罕見，抑且難取信於人。至 1903 年，上海醫家毛祥麟的《對山醫話》提到的，手術「專科」一息尚存：「古之醫士能破脇取癥，割股療毒，筋斷能續，骨斷能接。今雖罕見，然能通其技者，宇內猶有其人」❽，洵非虛構。

上述三期，中醫「外科」分化為三：陳實功溫補調養的「手術」是新興型 (emergent)；毛祥麟所知見的手術及外治諸法是殘存型 (residual)；而純以湯藥治療則是主導型 (dominant) 的外科，三者同時並存❾。宜彙觀全豹，不可泥於一般。雖然猶有一說。陳實功的雙顙斷喉縫合術也成為殘存型，無人能做。

然同一類外科病證，在不同的情狀或病程，必須施以手術。以「方脈」為治療方法的外科醫，指出外科「同業妬忌」的競爭，並持續批評「開刀」的醫療行為。如晚清上海的外科醫生高文晉質疑：「遽爾開刀，則鮮血突出，膿從何來？致患者煎寒發熱，日夜疼痛，無法可止。或患症富家，多請醫者調治，內相妬忌，惟以開刀為首功，多獲厚謝。」❿

（北京：學苑出版社，2011）；清代醫家楊乘六、董廢翁、王汝謙對這一系醫學多所補苴發揮。中國醫學外科自南宋以降，有「內傾」（內科化）的發展，有三變：南宋、金元及明清交替之際三個段落。南宋以王碩《易簡方》治療癰疽方法為代表。至金元時期，以李杲等對癰疽、瘡瘍的論治為代表。見劉時覺，《永嘉醫派研究》（北京：中醫古籍出版社，2000）；李聰甫、劉炳凡，《金元四大醫家學術思想之研究》（北京：人民衛生出版社，1983）。

❼ 張璐，《張氏醫通》（太原：山西科學技術出版社，2010），頁 3。

❽ 毛祥麟，《對山醫話》（上海：上海浦江教育出版社，2011），頁 48。1909 年，梁希曾《癧科全書》也指出：「今人于外科一門，多行霸道，不顧人命」；是批評手術為事。見劉時覺，《中國醫籍續考》（北京：人民衛生出版社，2011），頁 819。

❾ 劉康，《對話的喧聲：巴赫金的文化轉型理論》（北京：北京大學出版社，2011），頁 153。

高氏批評外科同行，「惟賴利口聳人，故意不待症熟，輒肆開刀。」⓫外科之證，適當時機（「症熟」）也需手術。直至近代，深信中醫的章太炎 (1869–1936) 勸戒病人：「願勿以攻破為忌，而專以補藥養癰也。」⓬以補方療治外證，鑿枘強容，如前所述，適足養癰而遺患。

最後，本書以英國傳教士醫者、皇家外科學會會員合信 (Benjamin Hobson, 1816–1873)⓭的《西醫略論》(*The First Lines of the Practice of Surgery, in the West*) 救自刎縫合術為參照：

> 凡人自刎傷氣管，不必死。若傷食管及大脈管，一二瞖眤必死，無救法。有時傷小脈管，血塞住氣管，應將結血取出，綁紮脈管，令頭略低臥，用線縫結割皮三四處，外貼濕布……食管斷，食入，自斷處流出，不能入胃⓮。

上書反映的手術大約是十九世紀上半葉西醫之大概。合信所介紹的手術大概很少在中國普遍實行。普林斯頓大學 Benjamin A. Elman 教授即以為：「除了在通商口岸的教會醫院和診所，合信的著作並沒有更多的傳

⓾ 清・高文晉，《改良外科圖說》（上海：江東書局，1834），卷 1，頁 5。〈開刀手法〉。此印本有作者「道光甲午」年自序。

⓫ 清・高文晉，《改良外科圖說》，頁 5。

⓬ 章太炎，《章太炎全集㈧》（上海：上海人民出版社，1994），頁 395。〈與田桐書〉。

⓭ 參見王韜，〈英醫合信氏傳〉，收入氏著，《弢園文錄外編》（上海：上海書店出版社，2002），頁 279–280。合信老年似有「老年痴呆」。王韜說，其「每遇事若有所忘，或無端獨自笑語。」

⓮ 合信，《西醫略論》（咸豐七年新鐫，江蘇上海仁濟醫館藏板本），卷中〈急救證治・救自刎〉，頁 89。參見趙璞珊，〈合信《西醫五種》及在華影響〉，《近代史研究》1991 年 2 期，頁 67–83 及頁 100。合信認為西醫先進，主在「精解剖」；而且以為「中土醫學今不如古」。參見趙洪鈞，《近代中西醫論爭史》（北京：學苑出版社，2012），頁 57。

播，因為中醫對外科手術並不感興趣。」⑮從合信醫書來看，西醫也只處理單喉斷裂的情況。明清醫書所載相彷彿，求其拔類者，唯陳實功一人而已。因此，陳實功的雙喉斷裂縫合術不能不說類似一種「反常」的手術，但相關技術並沒有進入持續累積的階段⑯。

1908 年，端方 (1861–1911) 在江蘇主辦第一次中醫考試，「如有一長足錄，即准其懸牌售技」⑰。其考試題目之一，即與「手術」有關：

> 問：《玉堂閒話》稱高駢時，有術士善醫大風。置患者于隙室中，飲以乳香酒數升，則懵然無知。以利刀開其腦縫，挑出蟲可盈掬，長僅二寸，然後以膏藥封其瘡口，別與藥服之，而更節其飲食、動息之候，旬餘瘡盡癒。纔一月，眉髮已生，肌肉光淨如不患者。此治法與西醫同，惜世不傳，試以西法詳闡其證治⑱。

答上題的中醫生，必須具備西醫及手術的相關知識。不過，這則試題的問題有二：一、中醫的剖腦大手術案例出自唐代筆記《玉堂閒話》⑲，不是醫書；二、中醫手術個案的時代是唐代的，與十九世紀西醫手術的背景並不同。中醫手術無疑的早已式微。如曾紀澤 (1839–1890) 轉述西醫所說：「美國醫士有言：中華醫術雖失傳，然古法乃有深入數層，為吾西人思慮所未及者。」⑳中醫手術「不傳」確是事實。

---

⑮ 艾爾曼，〈從中國歷史中拯救科學與文化，1750–1925 年〉，劉東主編，《中國學術》28 輯 (2011)，頁 185。

⑯ 吳以義，〈庫恩直解〉，《自然科學史研究》30 卷 4 期 (2011)，頁 383–392。

⑰ 參見張海林，《端方與清末新政》(南京：南京大學出版社，2007)，頁 564。

⑱ 陳垣，〈江南又考試醫生〉，收入氏著，《陳垣早年文集》(臺北：中研院文哲所，1992)，頁 310。這試題引用的《玉堂閒話》的手術是經改寫的，全文見吳曾祺編，《舊小說‧丙集》(上海：上海商務印書館，1914)，頁 67。

⑲ 關於《玉堂閒話》的作者，及成書。見周勛初，〈《玉堂閒話》考〉，收入氏著，《唐人筆記小說考索》(南京：江蘇古籍出版社，1996)，頁 249–258。

中國醫學此時在西洋人眼中是值式微期，運會所移，刀針之術尤不足觀。德國傳教士花之安 (Ernest Faber, 1839–1899) 說：「嘗考醫器之始創，肇自神農軒岐，至針灸之法，漢、唐尚得擅其術，說者謂其術無足為奇，然降至今日，其法亦究不得多見，無論內科、外科，精針灸亦少也，惟是江湖之輩，略有刀針、鉗鑷、火局筒等類，然皆鈍鏽不適于用，即其人亦非精于用刀針者。」[21]江湖醫生使用手術器械但不精通，這一類批評也見於中國的有識之士。

十九世紀西醫的手術閱歷有所進步。世居澳門、在上海經商達 64 年之久的鄭觀應 (1842–1921)，其《盛世危言》中，表揚西醫之「專科」，同時批評中醫「漫無稽考」。中醫手術如故家中落，自詡舊日窖金之庫。鄭氏長篇引述華佗的手術故事，比對他所親歷的西醫手術，「其外症有剌割也，紮綁也，敷治也，洗滌也。事必躬親，非心靈手敏而器具又極精良，不能嘗試。知自開鉗、血管鉗、曲絞剪、直絞剪，刀則曰鉤，曰割；針則曰探，曰坑；以及手鉗、銀丹筒，皆精巧利用，故于外症尤著奇功。」[22]鄭觀應幾乎以歌頌的口吻，稱讚近世西醫的器械物質文明。但他主張中法、西醫分工，各取所長：「內證主以中法，外證參以西醫。」[23]這應該是所謂中醫長於內科、西醫長於外科的說法，較早的來源之一。從手術史來比較中、西醫之長短，十九世紀知識人的著述極為常見[24]。

十九世紀下半葉後西醫外科發展，而中醫的「刳腸胃之術」、「針法」等俱不振。清末陳熾 (1855–1900) 的《庸書外篇・西醫》以為中醫外治

---

[20] 清・曾紀澤，《曾紀澤集》(長沙：岳麓書社，2005)，頁 328。

[21] 德・花之安，《自西徂東》(上海：上海書局，2002)，頁 209。

[22] 鄭觀應，《盛世危言》(上海：上海古籍出版社景印本，2008)，卷十四〈醫道〉，頁 1222–1223。此書光緒帝曾命總理衙門印二千冊，頒發大臣閱讀。

[23] 鄭觀應，《盛世危言》，頁 1224。

[24] 同一時期，日本對西醫吸收勝乎中國。參見：吉良枝郎，《幕末から廃藩置県までの西洋医学》(東京：築地書館，2005)，頁 87–93。

法失傳、西醫盛行：「惟古人治病，湯劑特其一端，其針灸、外治諸方失傳已久。書傳所載諸治驗，或夸張失實，然湯、散之不及，必有他法以佐之，無疑義也。……泰西則加意講求，日進之勢也。」㉕中醫外科之技術禮亡僅存餼羊了。清末民初的章納川〈中醫盛衰理由說〉以為中醫有三支，張仲景一支全盛、而各種「成方」流行，以致中醫由盛轉衰：「華佗氏之道，所行未幾，人莫能知其醫之美，為曹（操）氏所害，則刳腸胃之術，無人敢學，遂失其傳矣。惟仲景之方略，叔和氏彰明其旨，而人始勝于針法，無病不瘳，……直至今日，為泰西醫學之所深恥也。」㉖而與章氏同時代，葉德輝 (1864–1927) 亦比較中、西醫，並主張中醫應復興「針灸」，但革除西醫手術：「支解之術，以暴易暴者，掃除而滌蕩之。君子猶遠庖廚，豈人命不如禽獸？」㉗只有禽獸、罪犯（如第一章葉夢得所言）等，才施以支解、手術之術。到了這個階段，中醫外科所面臨的敵人，不在醫學內部，而在禮教的反對。而西醫手術失敗案例的報導，加深中國人對手術的恐懼。近代實業家葉景葵 (1874–1949)，哀念其友人孫江東「忽患膽石重症，痛苦不堪，乃至紅十字會醫院請西醫割治，七日後痛發，又患高熱度，不支而死。」㉘手術而死。葉氏更相信中醫及疾病過程的個人修養㉙。

上述中醫、西醫的比較，多多少少是以十九世紀西醫手術來參照中醫的文化現況。但有沒有可能，以近世中醫的「內科化」過程反過來論

㉕ 陳熾，《庸書外篇》（清光緒二十二年刻本），卷下〈西醫〉，頁 29。

㉖ 章納川，《湯頭錢數抉微》（太原：山西科學技術出版社，2011），頁 42–43。

㉗ 葉德輝，《葉德輝文集》（上海：華東師範大學出版社，2010），頁 263。葉氏在清末提倡《公羊》之學，為今文家宣傳之言。見左舜生，〈遊戲召禍的葉德輝〉，收入氏著，《中國近代史話初集》（臺北：文星書店，1966），頁 133–136。

㉘ 葉景葵，《葉景葵雜著》（上海：上海古籍出版社，1986），頁 110。

㉙ 葉景葵，〈壽誕答辭〉，收入氏著，《葉景葵雜著》，頁 254–260。葉氏練習打坐、太極拳及體操等，不專恃醫藥。

證西醫外科史的特殊性？或者，以中醫「內科化」的具體內容反思西醫對「生命」、「健康」認識扭曲的一面？

一位活動於江浙、不反對外科手術的醫生馬文植 (1820–1903)，提到中醫外科不如內科醫（方脈家）：

> 余見士宦之家，每重內科，而輕外科，謂瘍科不按脈理，即外患，亦延方脈家服藥。此風江、浙為最，是固因外科不諳脈理所致，究未知內、外之並行不悖也。往往方脈家，視外患為小恙，其用藥，則又徒執《正宗》成法[30]。

可以得見，佔經濟及社會地位的江南「士宦之家」，其擇醫品味主導醫學發展之優勢。前述，本書的第三章清代醫家陳修園也說外科之醫「士君子置而弗道」。「知識人社會」[31]不信任不懂脈理的醫生。中醫內科受重視乃因本夙具，社會文化的眾緣湊泊所成。而本書以《外科正宗》為代表的治療方法，從明代至清代引領數百年之風騷。

中醫外科以藥物療法為風尚，而且治療外感熱病內科的《傷寒論》擴及外科疾病。清代國學殿軍孫詒讓 (1848–1908) 即說：「今者，祝由、針灸之學研究者殊少，而湯液則通行於天壤間，咸奉長沙《傷寒論》為

---

[30] 馬文植，《馬氏醫論》（太原：山西科學技術出版社影印，2013），頁 49。馬氏為江蘇南部孟河一帶之醫者。他主張「外科不能不讀《靈樞》、《素問》」，這應該是外科學重視經典的新發展。馬培之也重視運氣醫學：「當視歲運主氣、客氣之變遷」，也延續宋代以來的風氣。參見：萬太保，〈馬培之外科學術思想探討〉，《江蘇中醫》16 卷 10 期 (1995)，頁 35–36。Volker Scheid 指出：「孟河醫派的另一特色是以外科見長，這一特色一直延續至 19 世紀，究其原因可能與當時感染性疾病（如瘡瘍、喉症）盛行有關。」見 Volker Scheid、繆衛群，〈孟河醫家新探〉，《中華醫史雜誌》34 卷 2 期 (2004)，頁 68。

[31] 見許紀霖，〈精英的社會史如何可能〉，收入山西大學中國社會史研究中心編，《中國社會史研究的理論與方法》（北京：北京大學出版社，2011），頁 17。

鼻祖。其書雖專論傷寒而實則通賅百病。」㉜張谷才撰寫的《仲景內科學》，表明傷寒湯方為「內科」之宗，然這本「內科學」包括治療「外科病類疾病」㉝。湯液獨大，其他外治技術俱敗俱傷。膠柱復古，貴其唾餘。江蘇武進的醫生潘明德 (1867–1928) 創造「仲景外科治法」㉞說明湯液家法的盛行。晚清的女性小說，頤瑣在《黃繡球》虛構受西醫教育的女醫畢強，由她的嘴中稱讚中醫的內科：「中西醫理不同，我在這內科上，也自考校中國的醫法，不肯易用外國法子的。」㉟《傷寒》內科學術最為發達一統的時代，中醫手術卻是最弱。而最早《內經》治外疾旨在針、刀之術。

傷寒方脈，染骨董家氣味；外科及手術，旁宗別立異軍。清末劉咸炘 (1896–1932) 綜合傳統部類之學，重新編議「中醫」門目：「蓋書籍之部類依於學術之系統，而彼此之學術有根本之異。」㊱劉氏將中醫書分為七，其一為「修養」㊲。另外一位學術目錄的敘事人張森楷 (1858–1942)《賁園書庫目錄輯略》對中醫的新分類，有「外科」，也不約而同的加入「修養」一門㊳。這個新的門類是近代修身「身體的精神化」㊴的表現。換言之，中國醫學現代系統不在技術上突破。然人類醫學之發展的重要標誌就在於醫學的非修養化。現代西醫分科極細，並無特立修養一科。現代中醫「外科」的道路不只是舉步維艱。

㉜ 清・孫詒讓，《籀廎遺文》（北京：中華書局，2013），頁 524–525。

㉝ 張谷才，《仲景內科學》（上海：上海中醫學院出版社，1997），頁 302–306。

㉞ 潘明德，《醫法提要》（北京：學苑出版社，2014），頁 36。〈外科〉。

㉟ 清・頤瑣，《黃綉球》（鄭州：中州古籍出版社，1987），頁 166。

㊱ 劉咸炘，《續校讎通義》（臺北：廣文書局景印，1972），頁 216。

㊲ 劉咸炘，《續校讎通義》，頁 206。

㊳ 張森楷，《賁園書庫目錄輯略》（成都：渭南嚴氏孝義家塾叢書本，1925），頁 38。

㊴ 楊儒賓，〈主敬與主靜〉，收入楊儒賓、馬淵昌也、艾皓德編，《東亞的靜坐傳統》（臺北：國立臺灣大學出版中心，2012），頁 159。

這本書的「先例研究法」不只溯源某一種技術的相關文獻，同時也尋找某種技術其後被引用、改寫的歷史。我們試圖比較改寫陳實功手術的「異文」(variant)，並解釋醫治方法變化的意義。此為手術史研究之大綱，可因之而三反。陳實功的雙顙斷裂縫合術應個別討論，其所述的個別案例也不宜視作通例。而我們對待忽然出現的某些外科技術㊵不是直接放到當時的內科主流脈絡㊶，也不是以現代中醫能不能做、或西方近

㊵ 例如，余聽鴻的醫案（1918 年）就記載一則詳細的截肢手術。見余聽鴻，《診餘集》（北京：學苑出版社，2008），頁 232。中醫還有不少小型手術，不被注意。例如，清末北京名醫楊著園說：「為之針兒手食指，謂之扎積；其最悍者，用刀割兒食指，剔出肉縷，至為酷毒，謂之割積。」見楊著園，《著園醫藥合刊》（太原：山西科學技術出版社，1992），頁 49。清末李守中記載「時疫核」（鼠疫）、「標蛇症」（痧症之一），其治療方法有小手術，見李守中，《時疫核標蛇症治法》（廣州：廣東科技出版社，2009），頁 11。

㊶ 明清中醫外科的「內科療法」，有二書值得注意：高秉鈞，《瘍科心得集》（北京：中國中醫藥出版社，2004）；余聽鴻，《外證醫案彙編》（上海：上海科學技術出版社，1961）。余書選輯陳學山、薛生白、繆宜亭、葉天士、徐靈胎等之外科醫案，共七百餘例。又，余震 (1709–?) 收集外科醫案，也「與內科有關涉者」，見余震，《古今醫案按》（北京：人民衛生出版社，2007）。明清針灸等外治法衰、湯藥療法大盛。明醫者汪機 (1463–1539) 在《針灸問對》：「或曰：《內經》治病，湯液、醪醴為甚少，所載服餌之法才一二，而灸者四五，其它則明針法，無慮十八九；厥後方藥之說肆行，而針灸之法僅而獲存者，何也？」汪氏認為「針」只能治不足之病（所謂的虛病）。古代之人充實病中於外，針灸可用；今人得病於內，故用湯液為多。而且「七情」、情志之病，「針不可以治之也」。汪氏認為，當時的針家不重視脈診，「切脈觀色，醫之大要。今之針士，置而弗論，此制法所以不古若，而愈疾亦十無一二也。」汪機另有一書《外科理例》(1537) 收有 670 條病案，針灸治療有 179 例，餘全用湯藥施治。見李磊校注，《針灸問對》（太原：山西科學技術出版社，2012），頁 1；頁 43–45；頁 105 等及〈汪機研究〉一文（頁 315–357）。王士雄 (1808–1868) 引管榮棠批評外科「內治」之歪風：「在昔內證尚須外治，今則瘍科專以湯液治外疾，藉言補托，遷移時日，輕淺者糜帑勞師，深久者潰敗決裂，或死無斂

現代醫學手術的標準予以判斷。中醫手術與「內科」(方脈)兩者的文化資源截然不同。後者，其技術、理論與政治體制、主流哲學有更緊密的結合[42]，互相濬發。像主流哲學自視為正統；手術則被視為脫離內科史的正統。

「手術」最能表現中醫「近世化」遇到的難題。李慕文說傳統時代的中醫外科醫：「彼時行醫者，操刀施圭，手腕敏捷，誠如庖丁解牛，洞中肯切，毫無可訾議也。而無如病者得安全也甚難。」[43]安全且有效之手術則建立在近世西方器械物質文明的條件。何幼廉說：「西醫精外科者：曰：器械精良；曰：刀鋸銳利；曰：剖割無痛；曰：穿鑿無虞；曰：血肉狼籍而遊刃自如。」[44]上述各點都是傳統中醫所不足、匱乏的。連晚清保守的上海名醫陸士諤在他創作的幻想小說(1910年)，虛構手術，

具，或殘體破家。」又批評：「昧者猶訾刀針為蠻法！」可見中醫外科治療手術之必要、專用湯藥不宜。見王士雄，《歸硯錄》(天津：天津科學技術出版社，2004)，頁38；頁61。當時醫風問題，吳熾昌(1780–?)說：「當世醫無定評，忽賢忽不肖」。見吳熾昌，《客窗閒話》(北京：文化藝術出版社，1988)，頁69。又，千祖望(1912年生)將傳統中醫外科流派分為「儒醫」與「專業醫」。前者的代表以王肯堂、萬密齋為主。在手術、方脈二派之外，還有所謂「丹方」一派，丹方即「單方」，其中以《外科十三方》為代表。見千祖望，《千祖望中醫外科》(北京：人民衛生出版社，2006)，頁365–374。明黃承昊(1616年進士)《折肱漫錄》論外科腫毒「凡患毒者，多服十三方、仙方活命飲以消毒，但老弱之人不能堪此。」十三方大約明代已有。見黃承昊，《折肱漫錄》(上海：上海浦江教育出版社，2011)，頁96。今人張覺人(1890–1981)著有《外科十三方考》(北京：學苑出版社，2009)。張氏說，十三方出自下層鈴醫之秘，且與丹道密切。

[42] 相對於「內科」，中醫手術史屬於「文化主觀歷史」。參見：黃應貴，《「文明」之路》(臺北：中央研究院民族學研究所，2012)第三卷，頁257。

[43] 李慕文，〈近世外科醫術之進步〉，《中西醫學報》第3年第8期(1913)，頁1。

[44] 何幼廉，〈余愚與阮其煜、楊志一兩先生論中西醫學書〉，《紹興醫藥月報》37期(1927)，頁149。

甚至用刀除去人的「惡念」㊺。也肯定西醫手術的進步性。劉民叔(1897–1960)指出：「新學之士，既認為藥治之無把握，更眯於割治之可徵信，遂以為一切疾病，必遵解剖之道而行，舍動手術，別無良法。」㊻而反觀中醫外科之未來，不知香車繫在何家之樹。因此，中醫有識之士即有引進西醫手術之法，同時保留《內經》諸學理？俞鑑泉感嘆中醫學術之見仁見智：

> 一枝破筆，幾卷殘書，指頭三個，藥物數行，吾醫形色上簡單，可謂極矣。以視彼之器械數千種，如小巫之於大巫能無慊然？而吾醫積習相沿，岐黃之學說，至今猶存在，如粟菽之不可去者，足知《內經》一書，與《神農》之言，含有至理，其中見仁見智，醫者工拙不同也。然華佗之後，剖割無傳，醫之手術，本無完全之可言。吾人苟能採其外治種種之手術，更不妨兼用其器測之法，以詳審病源，仍以固有之學理以斷病，固有之藥物以治病，庶為培木長源之法也乎㊼！

這是一種「中西醫結合」的康莊大道，兼容現代手術的獨立性與中醫固有的「內科療法」思路。因此，本書的「陳實功手術」不只是一則醫學歷史的個案研究，同時解答我們中醫「所處時代相適應的根本性問題」㊽。現代中醫外科人數減少。外科名宿許履和(1913–1990)即說：「以江蘇省為例，共有中醫師14,100人，其中中醫外科醫師僅100多

㊺ 清・陸士諤，《新中國》(上海：上海古籍出版社，2010)，頁128–129。

㊻ 劉民叔，《華陽醫說》(無出版地，1942)，第1冊，頁16–17。此書係我在上海圖書館之影印本，原書無出版地。

㊼ 俞鑑泉，〈績學盧隨筆〉，《三三醫報》2卷22期(1925)，〈專著〉欄，頁1。

㊽ 借用孔飛力的說法。孔飛力著，陳兼、陳之宏譯，《中國現代國家的起源》(沙田：香港中文大學出版社，2014)，頁77。

人，痔科醫師 50 多人，皮膚科醫師 30 多人。」⑭手術亦無擴大其使用範圍。手術史觀揭露中國醫學史上的文化瘤痛 (cultural punctum) 的不同層面。中醫史的「外科化」是否可能？

前述現代研究中醫手術史研究的開創者劉復說，中醫手術「不傳，即傳亦非典籍所能昭示者」；手術史料典籍所載稀少，傷於簡略，個人臨床經驗亦不足用以作為解釋的資源㊿——畢竟，我們很難找到一個會做氣管、食管俱斷縫合手術的中醫生[51]。我們總會遇到史料不能言說之處；多元、複數 (pluralize) 中國醫學史的理解，可以就由這些地方直接切入——中國醫學史的「近世」命運。

[49] 許履和，《許履和學術經驗集》（北京：科學出版社，2014），頁 8。

[50] 就算在數理的世界，邏輯規則無法證明的命題，也不能說這些命題是假的。人把握「真實」、歷史的真也有其限度。Janna Levin 的小說，*A Madman Dreams of Turing Machines* (New York: Knobb, 2006) 的主角是兩位數學家，及說明「不完全性」的原理。

[51] 中醫「外科」、「骨傷科」在上世紀 50 年代後，有一些新的發展；特別是著重在若干優勢的外科疾病。如慢性骨髓炎、乳暈瘻管、燒傷等。肛門痔瘻也採用手術。李乃卿、曹建春，《中醫外科骨傷科常見病診療常識》（北京：中國中醫藥出版社，2005）。

後記

本專書參考最多的一套醫書是丁繼華先生主編的《傷科集成》。這套書共收錄中醫傷科作品 139 冊，不少原是手抄本。「傷科」多是「治療手冊」，鮮涉及高深的理論。有一陣子，每日在南港中南街的一家小吃茶店，翻讀這套醫書，約數月之久。

與閱讀醫學經典的態度不同，閱讀「方書」似乎找不到一定的方法。André Maurois《保羅・梵樂希的方法序說》形容的「白紙狀態」，是一種閱讀的方法，取用無窮。

修改本書的後期，我經常到懷寧街一家咖啡店讀書。只讀《廖平醫書合集》。廖平醫書研究一共 23 種，是他經學創作「後三變」時期的作品。廖氏之醫學史自謂為「天學之階梯」，非常難懂。他相信中醫源於儒：「實則《靈》、《素》全出孔門，以人合天」。但他批評中醫脈診為「終屬魔法，非正道也」。同時也復原各種的古診法，如〈診筋篇補證〉篇，令人敬服。

這本書的寫作，經過了幾年 (2009–2014)；書中的主角陳實功醫生早已成為我們家中的一員。感謝我的兩個孩子：李郇、李憫，他們聽我多次講述陳實功的神奇手術。從他們困惑的表情，我確知他們並不相信歷史上曾存在這一類的手術。

本書的若干內容已有日文譯本，見〈中國明代の縫合手術〉，《千葉大學人文社會科學研究》第 28 號 (2014)，頁 278–294。翻譯者千葉大學文學部內山直樹教授，是我十年前認識的朋友。我們曾一起去聽戶川芳郎教授在東京大學的課，有一學期吧。

感謝中央研究院「漢籍資料庫」。

——2014 年 4 月 16 日一稿

花蓮・慈雲山上

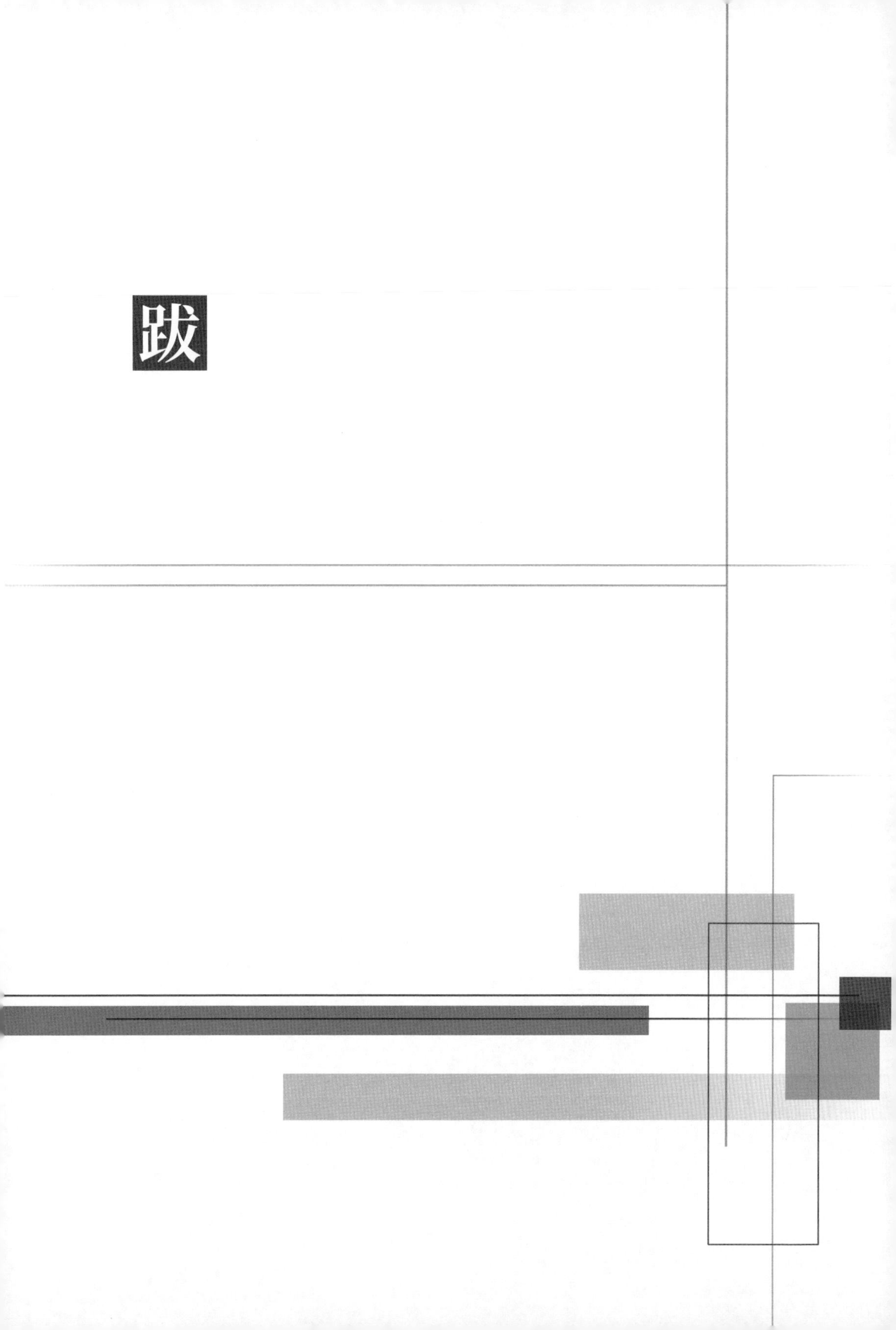

跋

不同的「時區」，閱讀相同的書會產生不同的體驗？來韓國大田帶著布朗修 (Maurice Blanchot, 1907–2003) 的小說、一本沒有情節的小說。他說：「每個人，對於他者於一完全之孤獨、完全之私密中，每個人對他者來說都變成那唯一的死者與唯一的倖存者。」（莫里思・布朗修，《黑暗托馬》，臺北：行人出版社，2005，頁 96）這是步向死亡的文學體驗，一種本質性的私密。

沿著甲川散步，潺湲綠蔭靃霏，雲山漸低，風光佻傼似夢。我在老舊韓舍走著，槿籬遮映，黑瓦黃牆。

另一天，與友人登北岳山。滿山深深淺淺的櫻枝，花香襲裾，點妝新奇。首爾有不同色階的綠，到眼爛然。

在慶熙大學韓醫科大學報告，「手術史觀」乃其他想法。Oigwa e so sal pyobou Mom。特別感謝金南一教授、丁彰炫教授、金基旺教授等的提問。我想起傅柯 (Michel Foucault, 1926–1984) 所說的「不經心」及「吸引力」(attirance)。他說：「被吸引並不是被外面的引誘所邀請，而是在虛空和貧乏中體驗外邊的臨在，和繫於這臨在的、我們無法挽回地身處於外邊以外的事實。」（米歇爾・傅柯，《外邊思維》，臺北：行人出版社，2006，頁 107）。我在外邊之外的寫作。

這本書已進入三校中。學者存在寫作的過程。

——2015 年 4 月 25 日

韓國儒城 Ediya 咖啡店

附錄一

中醫手術與肌肉的身體觀——什麼是「中醫問題」？

中醫手術與肌肉的身體觀
——什麼是「中醫問題」？

摘要：中醫「外科」是肌肉的身體觀。津液病理變化形成腐潰的肌肉及「膿」，是歷代中醫手術的重心。宋元時期以降解剖知識日益養生化。而中醫外科對膿的處治始終難以控制；直到傳統帝制結束危險的手術仍在進行著。

關鍵詞：手術；肌肉；外科

瘡乃肌肉破綻之病。

——陳實功 (1555–1636)❶。

「肌肉解剖觀」與中醫的手術操作相關❷。《史記》提到早期的解剖活動，「割皮解肌」、「訣脈結筋」。皮是人體的淺表，而上述「肌」肉、「筋」肉是不斷深入的身體結構次序❸。肌肉體表可目視的，特別是隆起、聚集的稱為「䐃肉」。中醫經典《內經》對肌肉的描述，也使用「分肉」、「筋肉」等術語，均有具體形態❹。分肉是解剖後可見具有紋理的一類肌肉，接近骨骼。而筋肉則按照十二經脈分佈，也有十二筋肉體系。筋肉是能產生力氣的肌肉❺，與人的運動機制密不可分。

《內經》對肌肉的認識，為了解釋人體運動的原因。《素問・太陰陽明論篇》敘人體的津液：「四支皆稟氣于胃，而不得至經，必因于脾，乃得稟也。今脾病不能為胃行其津液，四支不得稟水穀氣，氣日以衰，脈道不利，筋骨肌肉，皆無氣以生，故不用焉。」❻人體手腳的活動，都是因脾胃之氣的濡養而產生功用。如果脾胃不能發揮輸送「津液」的功能，則「肌肉」及手腳相關的筋肉、骨骼等會失去正常的運動機制。肌肉、津液有著關連交互作用。若因為外傷或其他原因而引起的各種潰瘍，治療方法主要目的即為了「生肌」、「生肉」❼。西元三世紀左右的名醫

❶ 陳實功，《外科正宗》（北京：人民衛生出版社，2007），頁 14。

❷ 對中醫解剖的誤讀，見 Francois Jullien 著，林志明、張婉真譯，《本質或裸體》（臺北縣：桂冠，2004），頁 70–75。

❸ 李建民，《發現古脈：中國古典醫學與數術身體觀》（北京：社會科學文獻出版社，2007），頁 3。

❹ 趙京生主編，《針灸學基本概念術語通典》（北京：人民衛生出版社，2014），頁 255–256；頁 399。

❺ 李鼎，《針灸學釋難》（上海：上海中醫藥大學，1998），頁 14。

❻ 山東中醫學院、河北醫學院，《黃帝內經素問校釋》（北京：人民衛生出版社，2009），頁 320。

華佗，其切除潰爛的脾臟的傳說，存有肌肉身體觀的疾病想像❽。黃龍祥即將傳統中醫解剖學命名為「表面解剖學」，其特點是重視「肌肉的起止點」及「具有與肌肉功能」❾的身體構造。例如，對體表局部肌肉的觀察、診斷可以預測內臟器官的病變❿。這是黃氏研究東漢時期《黃帝明堂經》的心得。這種局部解剖學應用在手術上。人體局部肌肉腐壞程度的判斷，則是動手術與否的一個必要條件。《黃帝內經》以為「肉腐則為膿」，肌肉腐爛又以病理的「寒熱」變化得以表達⓫。

中醫手術實踐奠基在肌肉的解剖觀。而上述「脾主肌肉」的觀念，在李杲 (1180–1251) 的脾胃理論得到充份的闡釋。元明清時期，為李氏學說之醫學主流。他指出，疲倦、飲食失節等致使脾胃及肌肉的損耗。他特別重視「內傷」的病証傾向，也使之後的醫家更看重七情內因性的疾病，包括外科亦然⓬。因此，調養人體的脾胃，是中醫手術及外科醫學的核心。例如，局部肌肉的腐爛無法癒合，李梴《醫學入門》（1575年）以為：「瘡口不斂，由于肌肉不生」⓭，而手術及藥物可以使腐爛的肌肉重新生長。內臟特別是脾胃的病變，致使肌肉漸次腐爛擴大，例如喻昌（約 1585–1664）所說：「榮氣腐而不清，肌肉之間漸至潰爛，以胃主肌肉也。」⓮而與法國外科醫生帕雷 (Ambroise Paré, 1510–1590) 同時

❼ 龔慶宣編，《劉涓子鬼遺方》（天津：天津科學技術出版社，2004），頁 14，頁 30，頁 40。

❽ 尚啟東，《華佗考》（合肥：安徽科學技術出版社，2005），頁 129。

❾ 黃龍祥、黃幼民，《實驗針灸表面解剖學——針灸學與表面解剖學影像學的結合》（北京：人民衛生出版社，2007），頁 34。

❿ 黃龍祥、黃幼民，上引書，頁 323。

⓫ 王伏聲，〈中醫外科學範疇中的「寒熱」觀〉，《中國中醫基礎醫學雜誌》20 卷 10 期，頁 1324–1325。

⓬ 劉炳凡，《脾胃學真詮》（北京：中醫古籍出版社，1993），頁 27–84。

⓭ 李梴，《醫學入門》（北京：中國中醫藥出版社，1999），頁 467。

⓮ 喻嘉言，《寓意草》（上海：上海浦江教育出版社，2013），頁 67。

代，中國外科醫生陳實功 (1555–1636) 論及「外科尤關緊要」與脾胃密不可分的肌肉身體觀⑮。潰爛的肌肉形成的「膿」液，瘍口往往難以癒合。陳實功說：

> 且如斯時內有膿而不得外發者，以針、鉤向正面鉤起頑肉，用刀、剪當原頂剪開寸餘，使膿管得通流，庶瘡頭無閉塞⑯。

這是一段非常關鍵的外科史料。中醫使用針、鉤、刀、剪等各式器械排除病人的異物，包括聚積的膿液在內。而膿腫的部位越深有「膿管」，引流手術就越困難，感染擴大的危險便增加。

「膿」是一種病理黏稠性體液，與中醫「津液」學說有關。早期中醫的經典或稱為「膿血」或「腫血」。肌肉潰爛而產生的產物，包括混合內臟腐敗體液⑰。相較中醫「氣」的想像，津液與手術的關係密切。中醫最主要的治療方法如「汗」、「吐」、「下」都涉及人體病理水液的調節與排除。明末陳文治編《瘍科選粹》以為：「人之一身津液周流，貫通百脈，一有壅滯則為癰、為疽、為痛。」⑱而傷寒及溫病，陳修園 (1753–1823) 也認為保存人體津液為治療第一要務：「存津液，是真詮。」⑲外傷出血，導致身體整體津液的流動不均衡及其病變。

需要動手術的病證往往與內科疾病不一樣。中醫外科一開始看病不依賴「脈」診。病人體表肌肉的形狀、顏色如腫、紅的變化可以被觀察。

---

⑮ 陳實功，《外科正宗》，頁 13–14。

⑯ 陳實功，《外科正宗》，頁 11。

⑰ 余雲岫，《古代疾病名候疏義》（北京：學苑出版社，2012），頁 113，頁 250。

⑱ 陳文治，《瘍科選粹》，收入曹炳章編，《中國醫學大成續集》（上海：上海科學技術出版社，2000），頁 436。

⑲ 方藥中，《醫學三字經淺說》（北京：人民衛生出版社，2007），頁 379。又，孫欣，〈黃帝內經水液名詞研究〉（遼寧：遼寧中醫藥大學碩士論文，2011），頁 17–34。

病灶瘡口的軟硬可以被觸按。早期中醫流行的多種外診法，曾有一種觸摸全身、體表的「診皮法」。廖平 (1852–1932) 一篇被忽視的醫學史論文，他收集早期「肌」、「肌膚」等表面診法，這種外診法的術語如「滑」、「澀」、「緊」、「堅」等後來都轉移做寸口脈診之名詞。廖平說：「自《難經》妄立新法，獨診兩寸，後來脈書因之全以診皮名詞悍然歸之兩寸」⓴。而《金匱要略》也留下預測「膿」成熟與否的表面診皮法㉑。膿在體表及體內的狀況，是判斷是否應該動手術的其中一個重要指標。從外診到內診（脈診）法的轉變，在中醫外科史為時極晚。例如，十四世紀齊德之的《外科精義》即質疑外科醫生不懂脈診。齊氏認為：「凡為醫，先須調明色脈，況為瘡科，若于此不精，雖聰惠辯博，亦不足委也。」㉒尤其是內臟可能潰爛的病証「內瘡」、「內疽」等，這種種病證是「目既不見，手不能近，所為至難，可以診其脈而辯之」㉓。汪機 (1463–1539) 有類似的說法：「今之瘍醫多不診脈，惟視瘡形以施治法。蓋瘡有表裏虛實之殊，兼有風寒暑濕之變，自非脈以別之，安得而察識乎？」㉔而中醫外科對病證的目光，也由「外瘍」轉化為「內瘍」的關注。

中醫外科除接受脈診，其治療方法也以藥物療法即「湯方」取代手術及相關各類「外治法」。梁其姿富有啟發性的觀察：「當儒醫傳統變得鞏固時，古代醫學傳統的某些方面卻日漸邊緣化，尤其是那些被認為是技術性的，『手藝的』或迷信的，如針灸、眼科、其他外科技術和巫術。」㉕從宋元時期以降，治療外科疾病遵守內科（所謂「方脈」）的脈

⓴ 廖平，《廖平醫書合集》（天津：天津科學技術出版社，2010），頁 125。

㉑ 高學山，《高註金匱要略》（上海：上海科學技術出版社，1964），頁 253。

㉒ 齊德之，《外科精義》，收入何清湖等編，《中華醫書集成》（北京：中醫古籍出版社，1999），第 13 冊，頁 1。

㉓ 齊德之，《外科精義》，頁 8。

㉔ 汪機，《外科理例》（北京：中國中醫藥出版社，2010），頁 3。

㉕ 梁其姿，《面對疾病：傳統中國社會的醫療觀念與組織》（北京：中國人民大學

診技術及處方原則成為越來越強的趨勢。元代末年學者吳海為一位郭姓外科醫生所作的〈序〉文指出：「瘍醫世稱外科，謂與內科不通」，而後者即以「切脈」與「湯飲」為最主要治療的兩大特徵。他說：「郭氏謂瘍雖外，實發於內，必先去其本，然後施瘍治。」㉖有些外科疾病雖然在體表可觀察到，但發病源於內臟以及喜、怒等情緒，屬於前述的「內科」範疇。外科、內科的關係，後者治療病証的範圍擴大，然手術適用縮小。而內科、外科的變化的邊界，「由既存範疇之間的差異作用或對比關係所造成的」㉗。這是一個漫長時間的演變。

徐大椿 (1693–1771) 即認為「瘍科之法，全在外治，其手法必有傳授。」㉘然用刀的手術，則時時被警戒慎重不可為。徐大椿又說：「肉未全腐而剪去，血出多者立死」㉙。因為手術死亡的案例顯而易見。肌肉潰腐往往無法有效控制。徐氏提及外科的藥物療法，在於對肌肉的治療：「外科不過托毒清火，及生肌長肉等數法而已」㉚。這裡病理的「毒」或「火」，可以理解「感染」現象不能克服引起的種種困擾。中醫外科最危險的病證稱「毒陷」，「陷」者是病邪向內漫延、且不斷惡化的全身証候㉛。而徐氏的口吻，暗示外科治療在臨床的局限性。陳修園 (1753–1823) 批評外科的各種技術：

> 儒者薄之而不言，所以愈趨而下也。余少年遇險逆之證，凡外科束手而無策者，必尋出一條大生路，為之調整，十中可愈七八。

出版社，2011），頁 12。

㉖ 吳海，《吳朝宗先生聞過齋集》（上海：商務印書館，1963），頁 8。

㉗ 米格爾・卡夫雷拉 (Miguel Cabrera)、瑪麗・麥克馬洪 (Marie McMahon) 著，李康譯，《後社會史初探》（北京：北京大學出版社，2008），頁 51。

㉘ 徐靈胎，《醫學源流論》（北京：中國醫藥科技出版社，2011），頁 63。

㉙ 徐大椿，《徐評外科正宗》（北京：中國中醫藥出版社，2014），頁 10。

㉚ 徐大椿，《徐評外科正宗》，頁 28。

㉛ 金伯恭，〈外科毒陷証治之討論〉，《中醫雜誌》1958 年第 8 號，頁 521–523。

非有他術，蓋從《傷寒論》中體認㉜。

這無疑是外科理論的一大變化。陳修園希望外科思路回歸古代湯方經典。而外科的治療全面「湯液化」，在清代大部份的文獻得到證明。而藥物療法中，如應用廣泛的清代太醫院教科書《醫宗金鑑》(西元 1739 年)，使用許多劇烈性毒藥，有別於內科湯方㉝。清代名醫王孟英 (1808–1868) 浙江錢塘的同鄉友人管榮棠比較外科各式治療方法古、今的變化。管氏指出，外症施用藥物常常只是拖延，「虛應故事」的一種方法。他說：「考古治疾，無分內外，刀、針、砭、刺、灸、熨、洗諸法並用，不專主于湯液一端。今諸法失傳，而專責之湯液」㉞。而外科治療服湯方，常常並不能控制業已腐潰的肌肉，以及無法收口的流溢膿血，甚至病情持續惡化。管榮棠質疑湯方治療不可信賴：「棄其刀針，不以決去膿腐為急務，徒從事于方劑湯液之間，以待疽之自潰，因循姑息」㉟。相對手術，湯方治療是消極的。江蘇孟河的醫生潘明德 (1867–1928) 即創造「仲景外科」㊱一詞，說明外科嫡派治療「內科化」的傾向。

中醫的解剖活動與手術的連繫，越來越薄弱。十一世紀左右，中醫有幾次屍體大規模的解剖活動，並留下《歐希範五藏圖》與《存真圖》等紀錄。這些解剖圖譜，發現右腎比左腎的位置稍低，或者描繪橫膈膜上穿過血管、食管㊲。不過，內臟知識與具有道教的養生想像連繫起來。

㉜ 黃杰熙，《女科要旨箋正》(太原：山西科學技術出版社，1995)，頁 149。

㉝ 謝海洲，〈毒藥以供醫事——讀《醫宗金鑑・外科心法要訣》的啟示〉，《天津中醫藥》第 21 卷第 4 期 (2004)，頁 265–267。

㉞ 盛增秀主編，《王孟英醫學全書》(北京：中國中醫藥出版社，1999)，頁 431–432。

㉟ 盛增秀主編，《王孟英醫學全書》，頁 432。

㊱ 潘明德，《醫法提要》(北京：學苑出版社，2014)，頁 36。

㊲ 張宇鵬，《藏象新論：中醫藏象的核心觀念與理論範式研究》(北京：中國中醫藥出版社，2014)，頁 121–123。

大約十六、七世紀的《循經考穴編》形容的「子宮」，是修煉的內思核心：「其中果何所藏，蓄坎、離之交姤，為生氣之海，為元陽之竇，闢精血于子宮，司人生之夭壽。」㊳同樣是十七世紀，施沛 (1585–1661) 撰寫的《藏府指掌圖書》，收集多種解剖圖，與解剖活動無關，而與更廣泛的養生文化密切相關㊴。稍後，西方傳入中國幾種解剖學著作，如浙江杭州的醫生王學權 (1728–1810) 接觸這些著作並加以評論，但仍堅信中醫的無形生理知識：「有形之死質可睹，無形之功用不可睹也。」㊵西醫的解剖學發現，並無進一步與中醫相關手術結合。

對人體表面肌肉的腐爛及可能導致的病變，仍是中醫手術最主要的困擾。由清初政府組織吳謙等人編輯的《醫宗金鑑》以為無論何種外科疾病，一旦肌肉腐壞，則必須考慮手術：「腐肉，壞肉也。」又說：「如遇氣實之人，則用刀割之取效」㊶而十八至十九世紀間，江蘇青浦的外科醫生朱費元以「元氣」運作正常與否，關係著肌肉的病理變化：「蓋人之一身氣血周流，日夜靡已。氣虛失于運行，是以濕痰凝滯、血瘀留頓，肌肉壞腐成為膿脂。」㊷人體病灶的「膿脂」流溢，潰爛的肌肉擴及全身。雖然如此，朱氏以為手術絕不可行，遺留的後遺症太多：「萬甚至一，或不慎，或損內膜，或傷筋脈，重則殞命傷身，輕則壞手損足。」㊸手術直接傷及內臟及筋肉，甚至造成永久的傷害。

朱費元留下的大量外科病案，毫無例外地都應用內科療法。他直接表白手術等治療毫無益處：「若論刀針諸法，敬謝不敏，竊恐非徒無益，反致弄巧成拙耳。」㊹他並總結外科治療方法：「不用刀針之尚不失為王

㊳ 嚴振，《循經考穴編》（上海：上海科學技術出版社，1961），頁 7。

㊴ 李建民，〈《藏府指掌圖書》的「藏象」觀及觀看的實踐〉，《九州學林》2010（冬季），頁 45–81。

㊵ 王學權，《重慶堂隨筆》（北京：人民軍醫出版社，2012），頁 116。

㊶ 吳謙等，《醫宗金鑑》（太原：山西科學技術出版社，2011），卷 62，頁 630。

㊷ 朱費元，《臨証一得方》（上海：上海科學技術出版社，2004），頁 133。

㊸ 朱費元，《臨証一得方》，頁 135。

道也。」㊺特別值得注意的是「王道」一詞，來自儒家理想的醫療建制，與「霸道」相對㊻。手術使用暴力，一如刑罰、暴政。

中醫手術往往不只是「小手術」。例如「對口」、「發背」二種嚴重外科化膿性外科病証㊼，經常施以手術。在上述朱費元《臨証一得方》附有朱氏後代子孫的評論，其中提及：「對口、發背二症，近世粗工往往用刀剖割惡肉，自夸手法。」㊽所謂「惡肉」，是潰爛變形的肌肉。如學者所形容的外症「局部最初出現潮紅、高腫、灼熱、焮痛，逐漸成膿」㊾等外部病灶，深入筋骨。

一直到晚清時期，中國有些地方仍有各種病証以手術治療。如出身河南固始縣的世醫之家王燕昌 (1831–1895) 親身所見，因為手術產生的各種程度的傷害：「曾見患目者，任受刀割；臂腿疼者，任受百針。又瘰癧、喉疼、瘡腫、噎食、臌脹、虛腫、心疼、小兒驚風、疳瘦等病，聽其亂針、亂割喪命。」㊿從這張富有張力清單，可見手術適用病症相當廣泛。

手術損害有時造成病人持續長久的痛苦。金石學者王懿榮 (1845–1900) 的妻子曾罹患乳癌，前後長達七年，死時只有三十七歲。王氏回憶，妻子動乳癌手術，「為庸醫所誤，創血涔涔下」51。因為手術流血難

㊹ 朱費元，《臨証一得方》，頁 80。

㊺ 朱費元，《臨証一得方》，頁 136。

㊻ 何紹奇，〈王道與霸道〉，收入氏著，《讀書析疑與臨證得失》（北京：人民衛生出版社，1998），頁 85–86。

㊼ 張贊臣，〈腦疽証治〉，《上海中醫藥雜誌》1960 年 5 月號，頁 203–207；凌雲鵬，〈發背搭手的辨症與治療〉，《上海中醫藥雜誌》1957 年 9 月號，頁 40–42。

㊽ 朱費元，《臨証一得方》，頁 138。

㊾ 廖蔭元，〈背部瘡瘍的辨証論治〉，《江蘇中醫》1962 年第 6 期，頁 8。

㊿ 王燕昌著，程傳浩、吳新科校注，《王氏醫存校注》（鄭州：河南科學技術出版社，2014），頁 145。

止，傷口無法收斂。這種外科疾病，在中醫也可用內科療法。

不得已而施行的手術與被誇大療效的湯方療法，兩者成為中醫外科傳統的內在循環與曲折。中、西醫學各自有其手術觀，兩者借用甯應斌的話：「西方現代知識體系，不無特殊主義的成分，中國作為理論可達到對普世更完整的理解。」52而這個中國學派理論，例如清末醫者方仁淵說：「欲為瘍科名家，須多讀內科方書。」53中醫外科逐漸強大、複數化的「內科傾向」，同時有社會、文化的醫療背景支持。江蘇孟河的外科名家馬培之 (1820–1903) 的洞見：「余見士宦之家，每重內科而輕外科，謂瘍科不按脈理，即外患亦延方脈家服藥，此風江、浙（江蘇、浙江）為最。」54外科診治以按脈、服藥。這裡的「方脈家」也就是內科醫生。反對手術的南方文化在明清時期是相當普遍的。

中醫手術實踐與方脈家並無直接因果關係。為什麼瘍科看病也強調脈理？借用「後社會史」的觀點，求醫行為的「社會背景必然參與了塑造實踐。但是，人們對背景壓力的具體回應方式，則始終有賴于背景在通過有社會如何運作及可能如何運作的一套給定假設得以表達／關聯時所獲得的意義，也因此有賴于每一個具體關節上被視為合適的或正常的行為。」55直到今天，中醫史「每重內科而輕外科」的主流風尚猶存。因此，未來中國醫學史研究的「外科化」可能嗎？

---

51 呂偉達主編，《王懿榮集》（濟南：齊魯書社，1999），頁 93。

52 甯應斌，〈中國作為理論〉，收入《我們需要什麼樣的「中國」理念》（臺北：人間，2015），頁 205。

53 王旭高，《王旭高醫案》（上海：上海科學技術出版社，2010），頁 295。

54 吳中泰編，《孟河馬培之醫案論精要》（北京：人民衛生出版社，2010），頁 151。

55 米格爾・卡夫雷拉 (Miguel Cabrera)、瑪麗・麥克馬洪 (Marie McMahon) 著，李康譯，《後社會史初探》，頁 131。

附錄二

清代手抄本《瘍醫探源論》考釋

清代手抄本《瘍醫探源論》考釋*

摘要：清代手抄本《瘍醫探源論》是一本曾經被認為業已亡佚的外科醫籍。本文指出，中醫外科的身體觀是肌肉、津液的身體。中醫手術廣義可視為一種割切腐壞肌肉手術。而腐爛的肌肉包括「膿」的認識，同時也是中醫手術是否施行的基礎。外科病証致使各種津液病變。刀針、手術容易促使傷口持續潰爛腐化。《瘍醫探源論》顯示，中醫外科技術方脈化以及向著「修養的」外科身體觀轉向。

關鍵詞：朱費元、手術、內膜、肌肉、清代

* 本文初稿發表於 Comparative perspectives on body materiality and structure in the history of Sinitic and East Asian medicines (2–4 October 2015, University of Michigan, Ann Arbor, MI)。感謝與會的 University of Westminster 學者們的批評。2015.10.25 三稿。

肝腎陰虧，骨蒸肌熱，上結瘰癧，下泄陰精，職是故也。幸不咳嗆，脈象亦和，擬用扶本攝精，庶幾陰足則自然熱退，正旺則痰亦自平，不致延入瘰癆，惟王道無近功耳。

若論刀針掐法，焉能濟事？仍俟審裁❶。

一、前言：「王道」做為藉口

上述的瘰癧病案，出自大約十八至十九世紀❷之間活動於青浦（今上海市）的外科醫生朱費元（生卒年不詳）從未公開出版的醫書《臨証一得方》。本書係手抄本。一共四卷。包括朱氏後人陸我嵩為其撰寫的傳記，以及本文即將展開討論的朱費元的《瘍醫❸探源論》等。李經緯主編的《中醫人物詞典》載朱氏為：「清醫家。清浦（今屬上海市）人。生活于十八九世紀間。著《瘍醫探源論》，今佚。」❹《瘍醫探源論》並沒有亡佚，即收在朱氏醫案。這本孤本，直到2004年第一次有鉛印本出版。可惜鉛印本的內容與清代抄本不完全相同。筆者取得上海中醫藥大學圖書館庋藏《瘍醫探源論》清代舊抄本（見本文文後附錄，一共五頁）原件。

《瘍醫探源論》的清抄本中，有四處〈　〉的符號。這是抄手在抄寫的時候，將兩個字抄反而沒有重抄所標誌的❺。其中，提及膿的病變：

---

❶ 清・朱費元，《臨証一得方》，收入《中醫古籍珍稀抄本精選㈥》（上海：上海科學技術出版社，2004），頁49。

❷ 明清醫學文化社會史，整體富有洞見的研究，參見梁其姿，《面對疾病——傳統中國社會的醫療觀念與組織》（北京：中國人民大學出版社，2011），頁29–47；頁179–191等，及相關各章。

❸ 「瘍醫」初為有司之名。見張爾田，《史微》（上海：上海書店出版社，2006），頁13。

❹ 李經緯主編，《中醫人物詞典》（上海：上海辭書出版社，1988），頁133。

❺ 手抄本《瘍醫探源論》頁1「毒觸」，頁3「外服」，頁3「諧誰」，頁3「膿難」。一共四處有〈　〉符號。

「難膿、難潰」❻。瘡口有膿及潰爛之後，經過除潰，或可收口。可見《瘍醫探源論》抄本另有別本。

朱氏臨床留下的外科病案「瘰癧」。如前所述，特別提到病人的「陰虧」及「陰足」的對比。瘰癧頸部長硬塊，纍纍連生。老中醫顧伯華(1916–1993) 的研究，以為瘰癧可能是「結核性淋巴結炎」一類，會引成潰爛的傷口❼。為了理解中醫外科病證的特色，我們查閱陸德銘主編的《中醫外科診療圖譜》內瘰癧的兩張病理照片❽。這張圖有黏乎乎、髒兮兮的膿水。這種化膿、並形成竇道的外科疾病，按朱費元的說法是「肝腎陰虧，骨蒸肌熱」。這裡的「陰」，指的是體內的「津液」❾或稱陰液❿。人體的體液代謝失常（虧虛、不足）而誘發疾病⓫。而津液病變、水液停聚而有「痰」的病理物質⓬。

我們如何理解中醫津液病變並形成體內「痰」的各種感知(sensibilities)⓭？在朱費元另一則涉及瘰癧的病案，他形容該位病人：

❻ 清・朱費元，《臨証一得方》，頁 135。

❼ 顧伯華，《外科經驗選》（上海：上海人民出版社，1977），頁 25–26。

❽ 陸德銘主編，《中醫外科診療圖譜》（上海：上海中醫藥大學出版社，2000），頁 15。

❾ 中醫液態物質的初步分析，于海亮、鄭楊、鞠海洋、桑希生，〈中醫學津液理論探析〉，《中醫藥信息》30 卷 4 期 (2013)，頁 3–5。

❿ 此處之「陰」，或關乎人的「生殖物質」。朱丹溪 (1282–1358) 以為其由「肝腎所控制」，而「樞紐卻是相火」。相火受心所指揮，心動則陰傷。詳見：劉時覺、林乾良、楊觀虎，《丹溪學研究》（北京：中醫古籍出版社，2004），頁 126–128。

⓫ 鄭志永，〈病因及氣血津液辨証研究〉，《中國現代藥物應用》6 卷 5 期 (2012)，頁 113–114。

⓬ 章真如，〈痰証論〉，收入氏著，《風火痰瘀論》（北京：人民衛生出版社，2012），頁 79–104。

⓭ 關於「痰」(phlegm)，一個案例的討論，參見：Volker Scheid, *Chinese Medicine in Contemporary China: Plurality and Synthesis* (Durham and London:

「延漫津脂，亦因腠理不固，風邪易襲耳。」⓮所謂「津脂」是津液病變的過程具體產生的膿液。體表流膿，引起外風共同為患⓯。

在朱氏瘰癧病案，防止病情轉化如前述引文所示而為癧「癆」。也就是不僅痊癒，還改變原來性質⓰，而這種變化又因手術而變，為害最大。

朱氏治療所有的外科病證都使用藥物療法。他留下的336個病例，無一例外。朱費元的理由是：「惟王道無近功耳。」也就是不追求速效，甚至在朱氏其他病案暗示不以治療痊癒為目的（見本文第三節）。很奇怪的，朱氏引援宋代新理學的「王道」理念來為自己的醫術辯護。王道一詞，在他的病案相對的技術為「霸圖」、「霸術」⓱。後者，皆批評手術療法。援用與朱費元同為青浦一地的何氏世醫對「王道」的解釋：「今也病久陰枯，祇宜靜劑、緩劑；病宜攻者藥務峻。宜守者藥務和。此又用藥之大法也。夫豈不知王道之無近功哉？其如欲速則不達何，故不得不審也。」⓲治療必「緩」、「和」，此為王道之醫。

前述病案，朱費元提及「刀針」一詞，即中醫式的手術⓳實作。晚清上海醫家毛對山也用這個詞，描述他所見到的西醫外科：「滬有泰西醫士，設肆市藥，其治恒施刀針」⓴「刀針」係刀、針等各種器械，與手

Duke University Press, 2002), pp.142–163。

⓮ 清・朱費元，《臨証一得方》，頁48。

⓯ 章真如，《風火痰瘀論》，頁16–17。

⓰ 見劉家義，〈從化學說初探〉，《山東中醫雜誌》1986年2期，頁4–6。另，趙惠萍，〈中醫「從化」學說的鈎玄〉，《中華中醫藥學刊》26卷5期(2008)，頁1060–1061。

⓱ 清・朱費元，《臨証一得方》，頁81，頁78。

⓲ 清・何炫、何元長、何書田、何鴻舫著，《重古三何醫案》（上海：學林出版社，1989），頁41。

⓳ Ffrangcon Roberts著，戴榮鈐譯，《醫學辭語的起源與結構》（臺北：環球書社，1974），頁40。西語手術cheirourigian；cheir為手，ergon為工作。

⓴ 清・毛對山，《對山醫話》，收入曹炳章輯，《清代名醫醫話精華》（北京：農村讀物出版社，2007），頁146。〈古西醫〉。

有關的技術。在這一點中、西醫學是收斂的 (convergent)。

朱費元臨床質疑手術，貫穿著其整部醫書。例如，手術致使傷口不能收口：「始由針潰，又被刀傷，致腐爛流血」㉑，針、刀等手術器械，禁止施用：「若論刀針諸法，敬謝不敏，竊恐非徒無益，反致弄巧成拙耳。」㉒朱氏的《瘍醫探源論》長篇大論，敘述其反對手術的各種理由。

相對明清時期業已出版宣傳自己成功的醫案，朱費元的抄本病案有大量類似前述病案「仍候審裁」的口吻，即猶豫不定的醫療態度。例如，他說：「服藥雖不見功，但治不可驟。」㉓而其對手術療法更是以類似一種懸擱的姿態加以拒斥。

中醫外科在治療方法與「內科」方脈的區分之一即為手術。劉時覺編注的《四庫及續修四庫醫書總目・外科》：「蓋瘍醫重在秘藥及手術，必有所授受，而未必為兼通內科之人」㉔。我們對中醫史的理解，大多來內科傾向的既有研究成果的各個側面。正如近代上海著名的張山雷 (1873–1934) 意味深長的話：「蓋瘍醫自有一層特殊功用，誠非專于內科者所能體會」㉕。也就是中醫瘍醫對身體及病証體驗有其特殊質感 (gualia)。我們是否有中醫內科思路來探討「外科」史的習慣？本文試圖探討可觸摸、觀察的中醫外科肌肉及津液的身體質素。

回頭重讀本文前言的這一則瘰癧病案，做為本文考釋下一節的引桃。朱費元診斷病人「肝腎」複體陰虧；「肝腎」受宋明理學的理論塑造，如孟慶雲所說，在五臟之中是「先天」的：「生之即來為先天，人為獲得為後天」㉖。後者包括由飲食、養生獲得的肌肉功用。中國醫學物質身體

㉑ 清・朱費元，《臨証一得方》，頁 103。

㉒ 清・朱費元，《臨証一得方》，頁 80。

㉓ 清・朱費元，《臨証一得方》，頁 87。

㉔ 劉時覺編注，《四庫及續修四庫醫書總目》(北京：中國中醫藥出版社，2005)，頁 416。

㉕ 張山雷，《古今醫案平議》(天津：天津科學技術出版社，2010)，頁 1012。

㉖ 孟慶雲，《孟慶雲講中醫經典》(北京：科學出版社，2012)，頁 246。

性可以談論什麼？

二、「獨立守神，肌肉若一」——中醫外科肌肉身體的物質性

如本文前言所說，中醫外科（瘍醫）的特色之一即是手術。而朱費元《瘍醫探源論》的主旨是反手術的。他在文章一開始明確的理由是：「人之所賴以生者，元氣也。」㉗而「用刀針以泄其元氣，是猶救人于井而下之以石也。」㉘然而，中醫外科有一個病理的所謂「內陷」恐懼：

> 氣虛失于運行，是以濕痰凝滯，血瘀留頓，肌肉壞腐成為膿脂。進以前法（按：藥物治療）而肌之未腐得者，氣行血和，自然無恙；肌之已壞者，得氣之鼓舞易腐亦易潰，又何慮內陷深大之有耶？㉙

為什麼顧慮外瘍「內陷深大」？「內陷」是中醫外科獨特的術語㉚。也就是，「凡生瘡瘍，毒不外泄，反陷入裏時，即稱為內陷。」㉛毒，是為病因，可導致肌肉潰爛等的原因。《瘍醫探源論》以為外科病證「由元氣先虧，毒氣因之內熾致成外候，或毒氣內攻有損元氣。」㉜如果用朱氏的用語，毒或毒氣就是「濕痰」、「血瘀」。醫者可以直接觀察到肌肉潰爛，

㉗ 清・朱費元，《臨証一得方》，頁 132。

㉘ 清・朱費元，《臨証一得方》，頁 132。

㉙ 清・朱費元，《臨証一得方》，頁 133。

㉚ 中醫外科有「三陷証」的說法：「凡生外瘍，毒不外泄，反向內攻，稱為內陷。內陷証狀可出現在疽病的毒盛期、化膿期、收口期三個階段。故分為火陷、乾陷、虛陷的三陷變証。」參見：上海中醫學院外科教研組編，《中醫外科簡編》（北京：人民衛生出版社，1972），頁 35。

㉛ 江玉文等編，《中醫臨床問題》（長沙：湖南科學技術出版社，1982），頁 53。

㉜ 清・朱費元，《臨証一得方》，頁 132。

傷口不能收口，轉化為日益「深大」的具體狀態。

手術在適當的時候仍然是必要的。再一次，《瘍醫探源論》提問內陷的問題：「膿熟不針，將毒氣內陷腐化深大奈何？」[33]也就是其實俟膿之熟，必須手術。這件清代手抄本並沒有新式標點。全篇充滿擔心、猶豫的語氣。朱費元又再遲疑：「余非敢執于一偏，謂刀針之必無益也。」[34]手術、刀針是中醫外科主要的排膿、清創的手法，豈可全廢？

而中醫手術的實做與其肌肉身體觀有密切關係。朱費元在上述說法論及「肌肉壞腐」的過程。他將「肌肉」又稱為「肌」（兩次）。上海中醫藥大學李鼎先生曾就中醫的「肌肉」身體觀有可靠的研究[35]。他的《針灸學釋難》有關古典肌肉史的討論有英文譯本[36]。

中醫經典對肌肉的認識與人體的運動有關。「脾（胃）主肌肉」更是中醫核心觀點之一[37]。《素問・太陰陽明論篇》論及四肢的活動：「臟腑各因其經而受氣于陽明（按：「陽明」脾胃之氣及津液，臟腑接受其養份），故為胃行其津液。四肢不得稟水穀氣，日以益衰，陰道（按脈道）不利，筋、骨、肌肉無氣以生，故不用焉。」[38]肌肉等如果失去胃氣（及津液）等物質的營養，便無法有正常的活動。中醫不僅對肌肉做功能性的解釋；李鼎也指出：中醫的「分肉」是具備內在「分理」且接近骨骼的筋肉。明代的張介賓 (1563–1640) 以為：「肉有分理，故云分肉。」[39]

---

[33] 清・朱費元，《臨証一得方》，頁 132–133。

[34] 清・朱費元，《臨証一得方》，頁 136。

[35] 李鼎，《針灸學釋難》（上海：上海中醫藥大學出版社，1998），頁 13–16。

[36] Li Ding, *Perplexities to Acupuncture and Moxibustion*（上海：上海中醫藥大學出版社，2007）。

[37] 李鼎，《針灸學釋難》，頁 14。

[38] 山東中醫學院、河北醫學院，《黃帝內經素問校釋》（北京：人民衛生出版社，2009），頁 320。

[39] 郭教禮等主編，《類經評註》（西安：陝西科學技術出版社，1996），上冊，頁 97。

而「筋」則是有力量（運動有關）的肉。人直接可目測他人體表的聚集隆起的肉，在《內經》稱為「䐃（音窘）肉」❹⓿。其中，分肉是有解剖基礎的。在有些情境❹❶，剖割人體的活動可以認識臟腑的知識。例如，《戰國策・燕三》：「燕王必當殺子，殺子腹及子之腸矣」❹❷。大陸學者嚴健民〈肌肉解剖學史〉，指出早期解剖活動，中醫可知肌肉形狀，以及內膜如胃壁肌肉的認識❹❸。

值得一提的，趙京生主編的重要詞典《針灸學基本概念術語通典》一共 589 項詞條，在〈分肉〉、〈經筋〉各條之下臚列大量中醫肌肉原始史料，並為詳細分析：例如分肉，「與肌肉、肉概念密切相關常可以互指」❹❹。而所謂十二經筋是分佈於同名經脈的體表肌肉（包含肌腱、韌帶等）。作者特別強調筋肉「有具體的形態基礎」；又說：「筋相對于脈而言，更加具體」❹❺。事實上，中醫手術實做的重心即在處理淺層肌肉病變如潰爛等（也就是說，深及內臟的手術中醫是沒有的）。然如上述肌肉內陷深大，並進一步損及「內膜」（詳下）結構。我們檢查《中華針灸圖鑒》一書中的人體「淺層」肌肉圖❹❻，肌肉與經脈、穴道位置關係的認識及技術是分不開的。中國大陸學者黃龍祥對東漢時代《明堂經》的仔細研究，同時也指出辨認及確定腧穴位置與中醫對「肌肉」的理解有深刻的連繫❹❼。

❹⓿ 李鼎，《針灸學釋難》，頁 15。

❹❶ 如王莽關心醫學，包括解剖。見李約瑟，〈王莽與科學〉，收入潘吉星主編，《李約瑟集》（天津：天津人民出版社，1998），頁 271–277。

❹❷ 《剡川姚氏本戰國策》（臺北：藝文印書館影本），卷 31，頁 634。

❹❸ 嚴健民，《遠古中國醫學史》（北京：中醫古籍出版社，2006），頁 70–72。

❹❹ 趙京生主編，《針灸學基本概念術語通典》（北京：人民衛生出版社，2014）上冊，頁 255。

❹❺ 趙京生主編，《針灸學基本概念術語通典》上冊，頁 399。

❹❻ 王雪苔主編，《中華針灸圖鑒》（北京：人民軍醫出版社，2004），頁 87。

❹❼ 黃龍祥、黃幼民，《實驗針灸表面解剖學——針灸學與表面解剖學影像學的結

與人的力量有關的肌肉稱之為「筋」。戰國時代的《管子・水地》以為：「水者，地之血氣，如筋、脈之流通者也。故曰：水具材也。」[48]筋肉與經脈連稱。這裡所說的「具材」為何？「筋」是人體活動的「原料」(stuff)，同時是感知的存體。在李鼎有關肌肉的研究，表達肌肉疼痛的體驗是人類病證的最早也是主要的形態之一。李鼎說：「十二經筋，是指為十二經脈所聯繫的筋肉系統。『筋』，就是現在所稱的『肌肉』舊稱『筋肉』；其附著于骨的部分則稱『腱』。經筋，是就筋肉的生理功能和病理現象，結合十二經脈的循行部位來論述」[49]。李鼎又進一步比較「脈」與「筋」二者病痛、疾病的差異分別：「經脈病要循經取穴，筋病則可『以痛為輸』。」[50]

上述二段李鼎的討論，都將中醫的「肌（筋）肉」理解為 muscle。肌肉的「痛點」可看、可觸摸。Donald Harper 翻譯早期中國文獻包括醫學出土文獻，其中「筋」理解為 muscle[51]。而肌肉的身體觀也涉及早期診法（不是脈診）與按摩、導引等技術。

接觸身體是一種醫治方式。肉身的疼痛並不完全來自病人的體驗告知，醫治者直接摸、按而得[52]。《素問・調經論篇》論及病人「皮膚收，肌肉堅緊，榮血泣，衛氣去」。榮氣、衛氣都是氣的複體[53]，有其內在特

合》（北京：人民衛生出版社，2007），頁 34–41。又，〈《黃帝明堂經》解剖術語今譯〉，頁 331–332。

[48] 安井衡，《管子纂詁》（臺北：河洛圖書出版社影印，1976），卷 14，頁 1。

[49] 李鼎，《針灸學釋難》，頁 16。

[50] 李鼎，《針灸學釋難》，頁 17。

[51] Donald Harper, *Early Chinese Medical Literature: The Mawangdui Medical Manuscripts* (London and New York: Kegan Paul, 1998)。可查書後索引。

[52] 一個初步的討論，曾文斌，〈古代按摩導引的發展〉，《按摩與導引》1996 年 6 期，頁 33–35。

[53] 衛氣的發現與「睡眠」有關，營氣與呼吸有關。參見卓廉士啟發性研究，《營衛學說與針灸臨床》（北京：人民衛生出版社，2013）。

性 (the enfolded order)。皮膚連接肌肉表面現象、及血的狀態，而「按之則氣足以溫之，故快然而不痛。」㊴反之，肌肉滑利是身體健全的一個主要指標。東漢時期的《難經》46 難：「經言少壯者，血氣盛，肌肉滑，氣道通，榮衛之行不失于常」㊵。此外，廖平 (1852–1932) 發掘早期全身、體表的一類診法，即觸摸「肌」、「肌膚」的診皮之法。診皮與其他的「診絡」、「診骨」、「診筋」等多種相關感知的技術㊶，同樣與肌肉身體的認識有關。特別值得注意的是，中醫外科並不重視脈診。十八世紀江蘇吳縣的外科世醫王維德《外科証治全生集・凡例》即強調：「不必諳脈，儘可救人。」㊷。

維薩里 (Vesalius, 1514–1564) 的肌肉圖㊸與 1341 年滑壽《十四經發揮》的「經穴圖」㊹，兩者如何比較？Kuriyama 的視覺，看出中國醫學傳統不存在西醫的肌肉。他所說：「滑壽所繪的圖」㊺，並非原本㊻。如

㊴ 山東中醫學院、河北醫學院，《黃帝內經素問校釋》，頁 632。〈調經論篇〉。

㊵ 郭靄春、郭洪圖編，《八十一難經集解》(天津：天津科學技術出版社，1984)，頁 90。

㊶ 廖平，《廖平醫書合集》(天津：天津科學技術出版社，2010)，頁 124–142。

㊷ 清・王維德著，馬培之評，《繪圖馬評外科症治全生集》(上海：鑄記書局，1914)，頁 3，〈凡例〉。《全生集》版本極多。

㊸ 十六世紀前西醫解剖著作「不帶插圖」或只有示意圖。《人體結構》是首次畫出「肌肉」等圖像。見阿克塞爾・凱恩等著，閆素偉譯，《西醫的故事》(*Une Histories de la Médecine*)(北京：商務印書館，2015)，頁 102–107。

㊹ 中醫「經脈圖」與「穴位圖」最早是分開的。二系之圖像在「輸穴歸經」的過程派生出混合型。宋代以後，脈、穴、銅人圖 (表現穴位) 三者並行。見：潘萍、郭義、王東強，〈「明堂圖」源流簡考〉，《針灸臨床雜誌》24 卷 5 期 (2008)，頁 1–3。

㊺ 栗山茂久著，陳信宏譯，《身體的語言——從中西文化看身體之謎》(臺北：究竟，2001)，頁 12。栗山作品引用滑壽圖是 1341 年 Fujikawa Collection，根本沒有這個版本。現存《十四經發揮》日本刻本都來自明代刊本。參見李玉清主校，《十四經發揮》(北京：中國醫藥科技出版社，2011)，〈校注說明〉。另頁

中國學者申瑋紅所指出:「長期以來人們一直將經穴圖誤作經脈圖,在學術上造成混亂」[62]。中醫的脈、穴有各種圖像形式。而黃龍祥系統研究歷代中醫各種身體圖像,雖以為中醫無「經筋圖」(肌肉圖),然經脈與中醫肌肉如果「以圖形的方式表達,非常相似。」[63]例如,人體孔穴「風府」位於項後髮際,十六世紀張世賢提示:在「人筋肉宛宛中」[64]。所謂「宛宛中」,如黃龍祥指出,辨識肌肉間相互關係及「特定凹陷」定位穴位是中醫的核心知識:「古代針灸醫家為了針灸腧穴定位,對于肌肉的走行、相互關係以及在特定體位下所呈現出的特定凹陷等,有極為細密的觀察。」[65]換言之,栗山茂久的說法如果成立,他所舉的所謂滑壽的經穴圖像,就根本無從辨認穴位的所在。而在山田慶兒 (1932–) 所說的早期中醫「質的身體」觀,包括「肌肉」及「肌肉之氣」的整體活動[66]。

黃龍祥上說為右證,以下晚清醫家葉霖肌腠之說可列為發明:「人身皮內之肌,俗名肥肉;肥肉內夾縫中有紋理,名曰腠理,又內為瘦肉,瘦肉兩頭即生筋,筋與瘦肉為一體,皆附骨之物也。」[67]中醫無肌肉(筋肉)的說法,未領其趣,甚或穿鑿。

滑壽人體圖像的重點即在 「孔穴」(輸穴) 不是經脈 。黃以周

38,與栗山引之圖也不同。

[61] 現存《十四經發揮》皆明刻本。日本1649年、1709年、1731年傳本,並非原本。薛鳳奎,〈考《十四經發揮》傳本系統〉,《吉林中醫藥》1986年6期,頁36–37。

[62] 申瑋紅,〈正確鑒別經穴圖與經脈圖〉,《針刺研究》33卷4期 (2008),頁277。

[63] 黃龍祥,《中國針灸史圖鑒》(青島:青島出版社,2003),上卷,頁413。

[64] 明・張世賢,《圖註脈決辨真》,收入曹炳章編,《中國醫學大成續集・4》(上海:上海科學技術出版社,2000),頁4。

[65] 黃龍祥,《黃龍祥看針灸》(北京:人民衛生出版社,2008),頁80。

[66] 山田慶兒,《中国医学はいかにつくられたか》(東京:岩波書店,1999),頁92–97。

[67] 清・葉霖,《難經正義》(北京:人民衛生出版社,1990),頁108。

(1828–1899) 的〈讀醫家孔穴書〉一文，以為中醫歷代孔穴書體例約有兩大系統：一是晉《甲乙經》系[68]；一是隋楊上善《明堂類成》系[69]。而滑壽書及圖像屬後者。而且，黃氏指出，整個孔穴書的發展「往往有知其穴而不知其經」，而病證也「不詳其經脈，思飲忘源」[70]。Kuriyama所示之圖即是表現「孔穴」。而孔穴如上述黃龍祥的研究與「肌肉」關係密切。換言之，維薩里與滑壽[71]的人體圖都用不同方式表達肌肉。

以表現孔穴的北宋天聖銅人模型，其外形據研究者描述：銅人的「肌肉結構合理，紋理分布均勻、自然」[72]，各部骨度、孔穴標定於肌肉表面[73]。

中醫生具備著看病的閱歷之眼，而擁有一種「能看」的感受力 (susceptibility)。他們可以分辨多樣化、相似的身體圖像，幾微之別，並與其臨診上所做的事情結合起來。

中醫的肌肉 (分肉、䐃肉、筋等)，是最為主要的身體觀。也包括中醫對眼睛結構的了解。《靈樞・大惑論》:「肌肉之精為約束」，也就是「肌肉之精主于脾，生化而成眼胞」，上連於腦部，後出於項中間[74]生理活

[68] 《甲乙經》卷三為〈穴位〉。所載之穴位即注明某某「脈氣所發」與部位。見：王德深編，《中國針灸文獻提要》(北京：人民衛生出版社，1996)，頁 23。

[69] 《明堂類成》，13 卷，今只存〈肺經〉一卷。王德深編，《中國針灸文獻提要》，頁 40。

[70] 清・黃以周等，《黃式三黃以周合集》(上海：上海古籍出版社，2014) 15 冊，頁 516–518。

[71] 滑壽別有一書《五臟方》(《五臟補瀉心要》)。其讀法以五臟生克臚列方劑，如〈土脾臟正補瀉〉有 6 方。罕言脾主肌肉。滑氏：「余謂補脾不如補腎」，腎火旺、脾土和，膈開能食。見曹洪欣主編，《珍版海外回歸中醫古籍叢書・第 6 冊》(北京：人民衛生出版社，2008)，頁 105。

[72] 何保儀，《國寶重輝——重鑄宋代天聖針灸銅人》(北京：中國醫藥科技出版社，1991)，頁 32。

[73] 何保儀，《國寶重輝》，頁 27。

[74] 關於中醫眼睛之討論，見烟建華，《中醫生理學歸真》(北京：中國中醫藥出版

動。而眼科手術也是一種肌肉手術[75]。

中醫外科肌肉身體觀的病理過程，有「不仁」（沒有感覺）等的體驗。《素問・風論》涉及衛氣及肌肉病變：「風氣與太陽俱入，行諸脈俞，散于分肉之間，與衛氣相干，其道不利，故使肌肉憤䐜（按肌肉腫起）而有瘍，衛氣有所凝而不行，故其肉有不仁也。」[76]這裡的「肉」即指的即是「肌肉」。可見外在體表的腫瘍、以及在肌肉與肌肉之間不可見的病邪，成為生病中的狀態。而《素問・生氣通天論》：「營氣不從，逆于肉理，乃生癰腫。」[77]外科病證顯然是一種肌肉病變。而對於這一段匪解的外症經文，陸淵雷 (1894–1955) 以為：「今曰『不從』，曰『逆』，其情狀乃與充血發炎正合，此亦足以徵營（按營氣）為血漿矣。」[78]腐壞的膿血及肌肉為外症特徵。因此，陳實功 (1555–1636) 總括外科病證的特色：「瘡（按外科病證之泛稱）乃肌肉破綻之病」[79]。而暴力外傷，胡廷光（生卒年不詳）的《傷科匯纂》也以為：「凡打擊跌仆，肌肉先傷」[80]，而後由肌肉損及氣血變異。

中醫的肌肉身體觀，與有些外科將病証區分為陰陽二類有關。方有執 (1523–1599) 的〈陽病在表圖〉中，特別標示「肌肉」[81]的位置所在，

社，2014），頁 104–106。

[75] 參見孟慶雲，〈唐代詩文中的眼外科手術〉，收入氏著，《中醫百話》（北京：人民衛生出版社，2008），頁 174–177。

[76] 山東中醫學院、河北醫學院，《黃帝內經素問校釋》，頁 441。〈風論篇〉。

[77] 山東中醫學院、河北醫學院，《黃帝內經素問校釋》，頁 31。〈生氣通天論篇〉。

[78] 陸淵雷，《生理補証》，收入張如青、黃瑛主編，《近代國醫名家珍藏傳薪講稿》（上海：上海科學技術出版社，2014），頁 141。

[79] 明・陳實功，《外科正宗》（北京：人民衛生出版社，2007），頁 14。

[80] 清・胡廷光，《傷科匯纂》，收入《中醫必讀百部名著・傷科卷》（北京：華夏出版社，2008），頁 117。

[81] 明・方有執，《傷寒論條辨》（北京：中國中醫藥出版社，2009），頁 1。方有執的身體觀，將「六經」視為人身六大「層次」，而不是經絡。見：黃煌，〈《傷寒論》研究的拓荒者〉，《江西中醫藥》21 卷 4 期 (1990)，頁 56–57；王新智，

並以為：「接皮膚者肌肉也」[82]。未深及內臟，故曰陽病、表証。若是肌肉潰腐，可施以外治。例如，明代嘉靖萬曆年間醫者王肯堂（1589 年進士）《瘍醫準繩》同意「黯肉漸潰矣，當用鈹披（按即鈹針）、利剪，徐徐去之」[83]。

肌肉病變在一定的條件下如上所述必須施行手術。與朱費元時代相近，由清政府組織吳謙等編輯的醫學教科書《醫宗金鑒》(1742) 的手術態度：

> 腐者，壞肉也。諸書云：腐不去則新肉不生。蓋以腐能浸淫好肉也，當速去之。如遇氣實之人，則用刀割之取效；若遇氣虛之人，則持藥刀以化之[84]。

「速去之」為手術割除腐肉。氣虛之「氣」即前《瘍醫探源論》的「元氣」。《醫宗金鑒》又說內膿：

> 內膿不出，瘀肉堵塞瘡口者，用刀開割之。軟漫無膿，不腐潰者，

〈方有執對《傷寒論》的重大發揮〉，《福建中醫學院學報》18 卷 5 期 (2008)，頁 53–54。又，方氏重訂太陽篇最多。對宋本多所改動，例如打散五苓散証等經文。見楊運高，〈方有執是怎樣錯簡重訂的〉，《中醫藥學報》1988 年 2 期，頁 5–7。

[82] 明・方有執，《傷寒論條辨》，頁 3。

[83] 明・王肯堂，《証治準繩》（北京：中國中醫藥出版社，1997），頁 986。王氏醫書第一次記載「色盲」症。他與繆希雍有交往；利瑪竇《中國札記》多次提及王肯堂。見傅維康，〈王肯堂醫事五則〉，《上海中醫藥雜誌》42 卷 5 期 (2008)，頁 69–70。王氏曾治療其妹乳癰，不用刀針；其治療以補脾腎為主。見貢承度、錢武潮，〈王肯堂學術思想再探〉，《江蘇中醫》15 卷 2 期 (1994)，頁 40–41。

[84] 清・吳謙等編，《御纂醫宗金鑒》（太原：山西科學技術出版社，2011），頁 630。〈去腐類方〉。

> 陽虛也，助以溫補之劑以生其陽[85]（按：陽氣）。

此處同樣主張以手術處治「內膿」及瘀肉（朋肉）。《醫宗金鑒》所提的「刀割」、「刀開」的刀具，是古代九針中的「鈹針」，可以「切開癰膿類疾病」[86]。黃龍祥描述其功能：「鈹針，在《內經》中是『以取大膿』，而金元張從正則常用來放血，明清以下則多于外科」[87]。放血與中醫外科割開腐血是類似的外治法，而與「溫補之劑」極為不同。

在朱費元《瘍醫探源論》便以「釀酒」的比喻來論述膿液的變化。朱費元說：

> 為上氣旺而膿自成耳。如釀酒然，必草蓋蓋之上，下四圍復柴以輔之，使氣不一毫宣泄，而後熏蒸糜爛，至于日至之時，佳釀乃成。假使從中去蓋泄氣，即為傷風凍漿，氣澮味酸，遂成敗物。外科之妄用刀針者亦猶是耳[88]。

釀酒「去蓋」是相當形象的比喻——不可在膿未成熟時急著動手術。朱氏提到製佳酒「發酵」的過程（不可使其「味酸」）。其中，釀酒過程不能缺少的原料 「麴」， 係一種人工物質 。 中國化學史家曹元宇 (1898–1988) 以為中國古代「用麥做原料（有時也加一些其它穀類，甚或完全不用麥），種上所要的微生物，給它適當的溫度和濕度，使微生物繁殖起來。」[89]佳釀好酒如適當時候出膿可以手術；反之「敗物」膿未熟，即不可妄用手術。或者說，時機不適當時施行手術，好肉成為敗物，不能

[85] 清・吳謙等編，《御纂醫宗金鑒》，頁 614–615。〈虛實治法歌〉。
[86] 賀普仁主編，《針具針法》（北京：人民衛生出版社，2013），頁 18。
[87] 黃龍祥，《黃龍祥看針灸》（北京：人民衛生出版社，2008），頁 16。
[88] 清・朱費元，《臨証一得方》，頁 135。
[89] 曹元宇，《中國化學史話》（南京：江蘇科學技術出版社，1979），頁 235–236。

收口。敗物之「物」是在製造步驟中可塑的 (maueable)。朱氏《瘍醫探源論》的疑問——「膿熟不針，將毒氣內陷腐化深大奈何？」[90]外症內陷腐化有「化酵」的物質想像。膿熟之時還是該動手術的。

釀酒的比喻之外，將一切病、證視為火、熱病的劉完素 (1120–1200) 則將外症膿水比喻做五穀、肉、水果、蔬菜的腐壞：「或疑瘡瘍皆屬火熱，而反腐爛出膿水者，何也？猶穀肉果菜，至于熱極，則腐爛而潰為污水也。」[91]

中醫外症的「膿」，也曾與季節交替相類比。十八世紀浙江紹興的儒醫世家祁坤編《祁氏家傳外科大羅》(按大羅係「大全」之意)，在這本抄本載：「濕熱相合，則生肌肉而為膿。遠取諸物以比之，一歲之中，大熱無過於夏，當是時諸物皆不壞爛。壞爛者，交濕冷大行之際也。」[92]天氣濕、熱交替，物質比夏季更易腐化。而腐爛之肌肉，以湯藥補脾胃之氣。同書繼續說：「肌肉者，脾胃之所主，收斂遲速，由氣血之盛衰，惟補脾胃，此內治也。」[93]

手術必等待「膿熟」之時？古代醫者如何辨識「膿」？東漢字書《說文解字》解釋膿者為「腫血」。膿即是體表可見的腫大、及體內腐化的污血（津液病變，見本文下一節的討論）所形成的。疾病史學者余雲岫 (1879–1954) 理解中國早期的「膿」指出：「古人于癰腫，多不輕易切破，迨其潰爛而出，其中之膿已起溶解作用，稀薄流動，而與血相混和，成黯赤色或淡赤色，竟似血矣。」[94]易言之，膿係「潰血」的病理複體。瑞士醫學史家西格里斯特 (Henry Sigerist, 1891–1957) 也指出，傳統西醫

[90] 清・朱費元，《臨証一得方》，頁 133。

[91] 參曹公壽、宗全和注釋，《素問玄機原病式注釋本》(北京：人民衛生出版社，1983)，頁 34。

[92] 清・祁坤，《祁氏家傳外科大羅》(北京：中醫古籍出版社影印，2014)，〈膿〉。此書為手抄本，無標示頁碼。全書有 38 個標題。

[93] 清・祁坤，《祁氏家傳外科大羅》，〈生肌〉。

[94] 余雲岫，《古代疾病名候疏義》(北京：學苑出版社，2012)，頁 113。

外科：「膿的形成是一個正常的傷口愈合的步驟。」[95]不過，「迨其潰爛」又是何時？朱費元姑息的治療心態以為：「瘍之輕者，用刀針而生，即不用刀針而亦生；重者，用刀針而死，反不若不用刀針而亦死之，于心稍安也」[96]。也就是瘍患若必死，也不要死在手術。為什麼？

清除膿液，為外科（瘍醫）之要務。揚雄 (–53–18) 嘲諷作品〈長楊賦〉：「蹂尸輿廝，繫累老弱，兖鋋瘢耆，金鏃淫夷者數十萬人」[97]。在戰場因外傷引起的瘍膿，若來不及施以刀針，如清人錢繹所說：「兖癥猶吮膿也，言有矛瘢可吮及金鏃過傷者數十萬人也。」[98]

今本《黃帝內經・素問》第一篇論述，人的「健康」狀態經由保養及養生：「獨立守神，肌肉若一」[99]。什麼是「神」？「若一」又如何理解？神及肌肉兩者是什麼關係？東漢時期的思想家桓譚論「形」、「神」觀：「肌肉枯腊，而精神不為之能潤澤」[100]。人的精神對「肌肉筋骨」[101]起滋潤的作用。如上述的好酒的比喻賜予生命的活力。《素問・生氣通天論》將「神」及「筋」（肌肉）並舉，二者同受陽氣的作用：「陽氣者，精則養神，柔則養筋。」也就是：人體陽氣在清靜（即「精」）、和柔的狀態可以滋養神及筋[102]。而「神」即人生命活力的表現，如劉炳凡所說：「『心藏神』（《素問・宣明五氣論》），『神者水穀之精氣也』，『粥漿入胃

---

[95] Henry E. Sigerist 著，朱曉譯注，《西醫文化史：人與醫學》（海口：海南出版社，2012），頁 256。第六篇，第二章值得一讀。

[96] 清・朱費元，《臨証一得方》，頁 133。

[97] 林貞愛，《揚雄集校注》（成都：四川大學出版社，2001），頁 111。

[98] 清・錢繹，《方言箋疏》（北京：中華書局，1991），頁 304。

[99] 山東中醫學院、河北醫學院，《黃帝內經素問校釋》，頁 10。〈上古天真論篇〉。

[100] 吳則虞輯校，《桓譚新論》（北京：社會科學文獻出版社，2014），頁 7。〈形神〉。

[101] 吳則虞輯校，《桓譚新論》，頁 7。

[102] 余自漢等，《內經靈素考辨——《黃帝內經》與《靈樞》《素問》》（北京：中國中醫藥出版社，2012），頁 118–119。

則虛者活，以其胃氣未絕，謂神尚存也』，說明得神與失神和脾胃功能有密切關係。」[103]神具備有「粥漿入胃」的物質性。「神」之宿能及複體，其本性恰與中醫物質集團相埒。晚清醫家陳嘉璴撰〈土多論〉一文，這裡的「土多」指的就是「人之一身從頭至足，肌肉為多」。陳氏引用古典「土主脾胃二臟」的說法，與飲食生化有關。陳氏以為，一個人從「肌肉漸充」至「肌肉消瘦」的變化，要之病老過程肌肉之衰，「豈非土衰，而四臟皆無所養歟？」[104]而神作用的充沛，外顯表現在可見的肌肉的活動「若一」[105]。

外科病證不輕易用手術，原因是肌肉腐爛深化，同時導致病人「神」脫病變。朱氏的《瘍醫探源論》兩次言及與「神」有密切的「脫証」。他說：手術「誤有傷損，流血昏脫，立見危殆。」[106]手術的危險往往是立即的。中醫的出血、瀉下、汗、亡陽竭陰等都會出現神「脫」。朱費元另用「暈厥」等狀態描述手術留下的各種後遺症：

> 膿未灌足，驟加針刺，虛者大膿大血，氣亦隨脫，實者負痛哀號，一時暈厥。即不然，略泄清膿或流血水，僵肉峻嶒，化頭不一，遷延時日，誰階之厲？萬甚至一，或不慎，或損內膜，或傷筋脈，重則殞命傷身，輕則壞手損足[107]。

---

[103] 劉炳凡，《脾胃學真詮》（北京：中醫古籍出版社，1993），頁 17。

[104] 收入明・周慎齋，《醫家秘奧》（北京：中國中醫藥出版社，2011），〈附〉文，頁 244–245。周氏書，有陳嘉璴注解。

[105] 對於《素問》此節經文，有不同的理解。或曰：「守神全形，是以肌膚若冰雪，綽約如處子」。見：明・張隱庵、馬元台，《馬張合詮素問靈樞》（臺北：廣文書局影印，1982），頁 5，卷 1。《內經》成為經典之後，也有據例通經的情形。詳馬楠，《比經推例》（北京：新世界出版社，2011）。

[106] 清・朱費元，《臨証一得方》，頁 134。

[107] 清・朱費元，《臨証一得方》，頁 135。

這裡敘及「氣亦隨脫」，是在手術後流出膿血。其後果，更如清代外科醫生王維德所擔心的各種外治療法包括手術引起的長時間不易收口：「遭降[108]、灸、鍼、割，以致年久不斂。」[109]不斂，即手術的傷口易持續的腐爛，又深又大，內陷至臟腑。

患者手術狀況不一，如同朱氏所說「實者負痛哀號」，「痛」在手術過程及之後[110]，致使病人長期痛苦（見以下第三節王懿榮妻病案）。

手術後果又如朱氏所說的「或損內膜」後，即造成難以修復的傷害。何謂「內膜」？論者認為：「膜的概念最早為皮下肉上的膜狀結構。」[111]東漢時期劉熙《釋名・釋形體》：「膜，幕也。幕絡一體也。」[112]肌肉上的膜是連結全身性的。雖然我們無法一勞永逸地界說「膜」；它們往往分佈於人體內部的「夾縫」或「夾層」。「膜」有形質，如十六、十七世紀間的儒醫孫一奎比較脈與膜的分別：「《爾雅》謂：膜，幕也，幕絡一體也，非謂脈也。膜則有形，而脈則以神運，無形者也。」[113]而晚清醫家周學海說：「膜原者，夾縫之處也。」又說：「臟腑之繫，形如脂膜，夾層中空，即原也」[114]。這些不規則、結連人體內部的薄皮碎片 (fractal)，又如周氏所說：「人身皮與肉交際之處，有膜以橫絡其中」[115]。肌肉有

[108] 降藥，為中醫外科外用藥。以汞或汞化物為主藥。參見：江玉、和中浚，〈明清醫家應用外科丹藥概述〉，《時珍國醫國藥》 22 卷 6 期 (2011)，頁 1476–1477。

[109] 清・王維德著，馬培之評，《繪圖馬評外科症治全生集》，頁 3，〈凡例〉。

[110] 參見 Ronald Woolmer, "Pain and Surgery: The Inseparables Parted," in idem. *The Conquest of Pain* (New York: Alfred A. Knopf, 1961), pp. 3–14.

[111] 高嘉駿、申秀雲、李明倫、羅莉芬，〈筋膜與膜原關係探討〉，《中華中醫藥雜誌》27 卷 9 期 (2012)，頁 2395。

[112] 清・畢沅，《釋名疏證》（臺北：廣文書局景印，1979），頁 13。

[113] 明・孫一奎，《醫旨緒餘》（北京：中國中醫藥出版社，2008），頁 26。

[114] 清・周學海，《讀醫隨筆》（北京：人民軍醫出版社，2010），頁 138。〈伏邪皆在膜原〉。周氏各篇短文，值得細讀。

[115] 清・周學海，《讀醫隨筆》，頁 177。

「筋膜」[116]。晚清醫家朱沛文則「引《素問・痿論》說：『肝藏筋膜之氣也。』認為肝之津液輸送到全身各個部位去營養筋膜。」[117]而骨骼也有包覆「骨膜」。如劉民叔 (1897–1960) 所說：「設骨無筋膜，以為之結絡，勢必散而不束，尚能自為牽繫？」[118]筋膜豈可斷裂？

「內膜」應該是內臟或臟腑夾層的膜狀結構。陳自明（約 1190–1272）稱之為「藏膜」或「膜子」[119]。這裡的「膜」是一種保護膜。外科的外治法及手術都小心翼翼怕傷及內膜。

朱費元所說的「內膜」，與內臟有關。例如，汪機 (1463–1539)《外科理例》：「膿毒乘虛內攻，穿腸腐膜」[120]。此處的「膜」即為內膜。薛己 (1487–1559) 也提到背疽潰瘍的一種貼紙試驗內膜法[121]：「若背疽大潰，欲驗穿透內膜者，不可用皂角取嚏法，但以紙封患處，令病者用意呼吸，如紙不動者，未穿透也。」[122]貼在傷口的紙片，不因病人呼吸而鼓動，則內膜可能未破損。

為了避免手術殞命傷身，而有各式各樣的替代療法。朱費元使用方劑，而且推崇金代時期[123]的醫生李東垣 (1180–1251) 的外科治療思維[124]。

[116] 韋以宗，《中國骨科技術史》（北京：科學技術文獻出版社，2009），頁 14。

[117] 任應秋，《任應秋醫學講座文集》（北京：學苑出版社，2008），頁 327。

[118] 劉民叔，《劉民叔醫書全集》（天津：天津科學技術出版社，2011），頁 604。

[119] 盛維忠主編，《陳自明醫學全書》（北京：中國中醫藥出版社，2005），頁 253，頁 282。

[120] 明・汪機，《外科理例》，收入《四庫醫學叢書・推求師意外四種》（上海：上海古籍出版社影印，1994），頁 128。

[121] 中醫「內膜」身體史，值得注意。薛氏的「想像實驗」，可以了解外科的身體觀。Sabine Hossenfelder 著，甘錫安譯，〈想像想像實驗〉，《科學人》164 期 (2015)，頁 53–55。

[122] 明・薛己，《薛氏醫案》（北京：中國中醫藥出版社，1997），頁 1162。本《醫案》也收錄薛氏加注、改編的醫書。

[123] 關於金代 (1115–1234) 醫學史，一個綜合、全面的討論，見 TJ Hinrichs, “The Song and Jin Periods, in TJ Hinrichs and Linda L. Barnes (eds.) *Chinese Medicine*

朱氏的瘍醫「探源」之「源」，不是溯源自《內經》或《傷寒論》等經典，而是來自李東垣一系的洞識 (theoria)。他在《瘍醫探源論》兩度提到李東垣氏。其中一次明白指出，外科「治之之法要，惟宗東垣成法」[125]。朱費元並沒有別立心裁，在《瘍醫探源論》引述李東垣的具體三種治療方法——「疏通」、「托裡」與「和營衛」等成法：

> 東垣李先生所以設疏通、托裡、和營衛三法也。未成者，疏通自消；已潰者，和營益衛以生新；斂口已成，則托裡主之。托裡者，托其氣，以使毒外達而潰[126]。

上述外科三法，「未成」似為病證初期；「托」[127]毒使之外出，為病證中期；「已潰」為膿出肉腐為外症末期。此為外症三個階段。朱氏引用李東垣之說，出自其《活法機要・瘡瘍証》：

> 治瘡之大要，須明托裡、疏通、行榮衛之三法。內之外者，其脈沉實，發熱煩躁，外無焮赤，痛深于內，其邪氣深矣，故先疏通臟腑，以絕其源；外之內者，其脈浮數，焮腫在外，形証外顯，恐邪氣極而內行，故先托裡也；內外之中者，外無焮惡之氣，內

and Healing (Cambridge and London: The Belknap Press of Harvard University Press, 2013), pp. 97–127.

[124] 有關李東垣醫學思想的討論極多。例如，丁光迪，〈東垣治療瘰癧的經驗〉，收入氏著，《東垣學說論文集》（北京：人民衛生出版社），頁 149–157。可與本文的前言合參。

[125] 清・朱費元，《臨証一得方》，頁 135。

[126] 清・朱費元，《臨証一得方》，頁 133。

[127] 托法的「托」，有「起」之意。中醫外科托裡法為「治表」，或「通過補益藥扶助正氣」等。見高超義，〈中醫外科托法之探討〉，《廣西中醫藥》18 卷 1 期 (1995)，頁 37–40。

亦臟腑宣通，知其在經，當和榮衛也[128]。

外瘍如由內（臟腑）所引起，體表無「形証」，例如內癰。再有外顯於體表的瘡瘍，以及內外都無具體表徵而且經脈受阻的癰疽。按病邪在體內的淺深，給予不同的內治及藥物治療。因為李東垣主張「脾胃」[129]的調理為主，而脾胃與人體肌肉功用有關，這也是朱費元內治療法與李東垣外科思維[130]的內在連繫所在。

李東垣外科內治三法，是明清外科之治療主流。明代嘉靖年間的《外科理例・瘡疽分三治》：「治瘡大要：須明托裡、疏通、和榮衛三法。」[131]此說出自金代李氏，未注出處。而其旨，如明末清初余世用《醫源經旨》所述：「大抵癰疽之患，積毒藏于臟腑，宜先助胃壯氣」，又說：「凡癰疽深而不痛者，胃氣大虛，必死肉多而不知痛也。」[132]死肉，即壞腐病變的肌肉。而以補「胃」、「胃氣」的方劑治療為主。

李東垣對外科的治療，如上所述，不只是「內」、「外」及「內外之中」等病位辨病。而是在中醫外科的治療產生一種「病機」的革命[133]。中醫的「病機」[134]從病因到發病的過程的認識，借用孟慶雲的說法，其

[128] 金・李東垣，《李東垣醫學全書》（太原：山西科學技術出版社，2012），頁198–199。其中，《活法機要》一書的作者應為「李東垣」。見李仁述，〈《活法機要》考〉，《甘肅中醫學院學報》1986 年 1 期，頁 53–54。

[129] 一個可靠的研究，見李聰甫、劉炳凡編，《金元四大醫家學術思想之研究》（北京：人民衛生出版社，1983），特別是頁 158–216。

[130] 劉完素 (1120–1200) 的《素問病機氣宜保命集・瘡瘍論》有相同的句子：「治瘡之大要，須明托裡、疏通、行營衛三法。」整段內容一樣。見：金・劉守真，《河間醫集》（北京：人民衛生出版社，1997），頁 488。

[131] 孫振杰等編，《外科理例新釋》（北京：中醫古籍出版社，2004），頁 34。

[132] 明・余世用，《醫源經旨》（北京：中國中醫藥出版社，2015），頁 406。

[133] 金元中醫以五運六氣學說，重建疾病、治療的理論。見三鬼丈知，〈火極まれば水に似る——《素問玄機原病式》と運氣論医学〉，收入三浦國雄編，《術の思想》（東京：風響社，2013），頁 55–103。

治療方子範圍也擴大，也就是不同的病証「只要合乎病機就可以用相應的方子，這樣給大夫的治療帶來了更大的靈活性。」[135]而中醫外科治療應用最多內科的各種補方。徐大椿 (1693–1771) 即批評明代中葉以下，中醫外科吃補方的風氣：「凡外症用補中益氣、八味、六味、十全大補內科之方，其藥味全與外科無涉者，皆薛立齋之惡習。」[136]薛立齋或薛己 (1487–1559) 即是明代中期最富盛名的外科醫生。另外，柯琴（大約生活於 1662–1735 年間）也指出薛己外科的特色：「外病必本于內，故薛立齋于外科悉以內治。」[137]因此，我們可以將十八至十九世紀間朱費元《瘍醫探源論》放在金代李東垣——明代薛立齋此一系列鬆散的外科譜系 (families) 做初步的觀察。

三、中醫「津液」的體驗及手術之式微——身體觀的重置

中醫外科病證，如持續流血及流膿等，造成「瘡瘍日久，以致津液耗傷」[138]的狀態。中醫的體液包括二大類即：「津」與「液」。津液的流動在人體是連續的物質。李鼎以為：「『津』是向外分泌的液體，包括汗液、唾液等。」又說：「而『液』則主要停留于內部，存在于骨節、腦髓、孔竅等處，起滑潤和滋養作用。」[139]更重要的是，津液與「氣」、「血」係可以相互轉化的物質。如吳考槃 (1903–1993) 總結：「氣即津之蒸發的；津即氣之生化的；血是液之純粹的；液是血之異形的。」[140]津

[134] 有人以為：「病機關注的是生命體內各子系統間的結構和秩序。」見：魏雅川、盧賀起、閆慧、楊坤杰，〈病因病機是不同層次的概念〉，《湖北中醫雜誌》29 卷 1 期 (2007)，頁 18–19。

[135] 孟慶雲，《孟慶雲講中醫基礎理論》（北京：中國中醫藥出版社，2013），頁 215。

[136] 清・徐大椿，《徐評外科正宗》（北京：中國中醫藥出版社，2014），頁 249。

[137] 清・柯琴，《傷寒來蘇集》（北京：中國中醫藥出版社，1998），頁 292。

[138] 章真如，《風火痰瘀論》，頁 16。

[139] 李鼎，《針灸學釋難》，頁 44。

液生成及轉化來自飲食及營養。

中醫曾將人體稱為「明堂」。醫學史家謝觀 (1880–1950) 以為：「『明堂』二字，為古人稱人體生理之名，其義未聞。」[141]「明堂」為古天子政教活動的建築[142]。而用建築表達人體不同部位，《內經》以明堂稱鼻部，又以建築名稱「闕庭」指兩眉間、額部，以及「蕃蔽」稱兩頰外側、耳門的肌肉[143]。而論述經脈流注之中醫專書，也稱為「明堂」。明堂制式，「周旋以水」象天，是個小宇宙[144]。上海華亭的醫者李中梓 (1588–1655) 解釋「活」字：「古人製活字，從水從舌者，言舌水可以活人也。」活人身內的津液不斷流動，「津與腎水，原是一家」[145]。如果比喻人體是「大房子」，水液如「水穀精氣津液」[146]便是無形的結構。《靈樞・經脈》用建築用語：「肉為墻」[147]。也就是肌肉像人體的墻壁。而津、液，則如法國科學哲學家 Gacheton Bachelard (1884–1963) 的「物質的想像」，「可塑造的物質，一種由土和水相結合的曖昧的材料。」[148]在中醫「土」是肌肉的象徵，與津液相互結合。身體的建築周旋以水[149]。

---

[140] 吳考槃，《黃帝素靈類選校勘》(北京：人民衛生出版社，1986)，頁 196。〈津液〉之部。

[141] 謝觀，《中國醫學源流論》(福州：福建科學技術出版社，2003)，頁 66。

[142] 沈聿之，〈西周明堂建築起源考〉，《自然科學史研究》14 卷 4 期 (1995)，頁 381–390。

[143] 劉衡如，《靈樞經校勘本》(北京：人民衛生出版社，2013)，頁 103。《靈樞・五音五味》前四段就是個明堂圖。

[144] 出自《禮記・明堂陰陽錄》佚文。見葛志毅，〈明堂月令考論〉，《求是學刊》29 卷 5 期 (2002)，頁 106。

[145] 明・李中梓，《內經知要》，收入曹炳章編，《中國醫學大成續集・4》(上海：上海科學技術出版社，2000)，頁 18。〈道生〉。

[146] 劉衡如，《靈樞經校勘本》，頁 97。

[147] 劉衡如，《靈樞經校勘本》，頁 37。

[148] Gacheton Bachelard 著，顧嘉琛譯，《水與夢——論物質的想像》(長沙：岳麓書社，2005)，頁 124。

中醫津液複體，如秦伯未 (1901–1970) 體會的中醫最為核心的「上液之道」或天一之水。其來源於胃氣，與腦髓的流通：「嘗考其發生之源，廉泉玉英者，上液之道也。玉英謂唇內齗交，胃腑之精液。一從任脈而出於舌下之廉泉；一從脊骨髓空而上通於腦，口中津液，由此滋生。」150 人體津液的物質來自脾胃化生的精微體液。《靈樞・脹論》：「廉泉玉英，津液之道也。」151 廉泉、玉泉位於奇經任脈上的穴道。宋人妙齋和尚以為：「每將旦一粥，甚係利害。如或不食，則終日覺臟腑燥渴。蓋能暢胃生津液也。」152 這裡的津液係「口中津液」及相關的臟腑陰液。而養生修練尤重視「津液上下流通」153。利用他人（女性）的津液補充個人津液，如明代的神仙小說《韓湘子全傳》描述的過程：「心生肝，肺生唾，唾出為液，采取之時咂定女子舌尖，攪他舌底，則玉泉湧出華池，津液滿口，……送下丹田，灌溉五臟。」154 這是房中內丹術製造的津液155。這種製造津、涎的技術，也見於醫書。明代蔣儀的《藥鏡》：「舌

149 中醫有「天水」，又名天癸。天水是「腦系、腎系、胞系和宰系既有相互聯繫，相互促進，共同化生的系統性天癸」。天癸同時是延緩衰老、強體防病的核心。見陸拯主編，《天癸病論與臨床》（北京：人民衛生出版社，2011），頁 19；頁 147–148 有關古代醫論的相關部份。

150 秦伯未，《生理學講義》（上海：秦氏同學會，1930），頁 6，〈津液之研究〉一章。

151 郭靄春，《黃帝內經靈樞校注語譯》（天津：天津科學技術出版社，1989），頁 277。

152 宋・張耒，《柯山集》（聚珍本），卷 42，〈粥記贈邠老〉，頁 499。

153 清・劉一明，《黃庭經解》，收入氏著，《指南針》（太原：山西人民出版社，1990），頁 127。又，劉寧，《劉一明修道思想研究》（成都：巴蜀書社，2001）。

154 明・雉衡山人，《韓湘子全傳》（鄭州：中州古籍出版社，1989），頁 70。另，參看苟波，《道教與神魔小說》（成都：巴蜀書社，1999），頁 60–69。

155 道教修練的身體圖，其主要人體部位也是以「側面」圖來表達。詳見：Catherine Despeux 著，李國強譯，《修真圖──道教與人體》（濟南：齊魯書

下廉泉，乞靈乎地。每候潮至，卷舌上向，攪碲數次，隨抵上腭，津液自爾湧至」[156]。

人身津液可由肌肉診察而得知。如王永新所說：「肌之滑澀，以証津液之盛衰；理之疏密，以証營衛之強弱」等[157]。又說：「捫摸尺膚的潤燥，可知津液的盛衰」[158]。

中醫自西元十一世紀輾轉留下的臟腑解剖圖像[159]（存真圖），特別值得注意的是不少以「側面」表現的人體圖像。中醫明堂圖都是由「三人圖」演變而來。例如，明代蔣學成編的《尊生要旨》有〈內境左側之圖〉、〈內境右側之圖〉[160]二圖，其重點在描述體內核心津液的流動及保存。左側與右側圖內容不同。《內經》有所謂「四海」[161]生理及病理的論述，與臟腑各種人體側面圖可以參看。而一直爭論不休的「三焦」器官，由中醫文獻學家龍伯堅 (1900–1983) 經典的研究〈黃帝內經中的三焦考〉，應該是有形的、包括胸腔及腹腔運送津液等的「水道」[162]。而《內經》所存各類病証，津液不足及不化即歸於「三焦病証」。因「三焦為水液的通道」，水液失調，全身三焦通道有變[163]。

社，2012），特別是頁 41–78。

[156] 明·蔣儀，《藥鏡》（北京：中國中醫藥出版社，2015），頁 104。

[157] 王永新、王培禧，《中醫尺膚診斷學》（貴陽：貴州科技出版社，1999），頁 84。第五章歷代醫家「診尺膚」的文獻回顧。

[158] 王永新、王培禧，《中醫尺膚診斷學》，頁 133。

[159] 論者以為，文藝復興前，中醫外科勝於西醫；其後解剖學在中、西醫發揮不同的作用。見李啟義，〈中醫外科學興衰發展史〉，收入《第一屆國際中國醫學史學術會議論文及摘要匯編》（北京：中華醫學會醫史學會，1992），頁 136。

[160] 明·蔣學成輯，《尊生要旨》（北京：中國中醫藥出版社，2015），頁 33–34。

[161] 人體的「四海」，以「衝脈」為中心。焦順發說：「人的體表經脈不是每一條只屬一個相關之臟腑，而是體表匯聚于臟腑經脈。」見焦順發，〈讀《靈樞·海論》新悟〉，收入氏著，《針經》（北京：金盾出版社，2013），頁 60–62。

[162] 龍伯堅，《黃帝內經概論》（上海：上海科學技術出版社，1980），頁 148–152。

[163] 張吉、聶惠民，《內經病証辨析》（瀋陽：遼寧科學技術出版社，1988），頁

津液在人身的核心地位，如朱費元所推崇的醫家李東垣(1180–1251)，其《脾胃論》主張「脾胃」為元氣之本及「升陽散火」之法。全書強調津、液的活動，如「大腸主津，小腸主液」[164]，大小腸主消化及津液。而人體代謝過程，「小便與汗，皆亡津液」[165]。陰液損失太多，虛火傷害脾胃。又如，「汗大泄者，津脫也，急止之」[166]。汗液及津液排出太過，甚至導致情志有損：「汗泄甚則亡津液，亡津液則七神無所依。」[167]而腸澼、下痢等，都與津液亡歇有關。

朱費元持治療「王道」之說，即與其推崇金代醫家李東垣有關。明代李湯卿的《心印紺珠經》論醫學譜系「道統」(《紺珠經》原文)，有「道本一源，派分三岐」：一源者即張仲景，而「三岐」為金元時期張子和、劉守真與李東垣三人。其中，張子和[168]「法如霸道，以力服人」；而李東垣氏按李湯卿之說：「法如王道，以德化人」[169]。王道外科，不以力（如手術）服人，謹守繩尺。而清初編寫《四庫提要》醫家類提要的勞樹棠，其對金元時代以下各家尤尊崇元代王履[170]、金代劉河間（即劉守

138–140。

[164] 《金元四大醫家醫學全書》（太原：山西科學技術出版社，2012），頁449。

[165] 《金元四大醫家醫學全書》，頁449。

[166] 《金元四大醫家醫學全書》，頁442。

[167] 《金元四大醫家醫學全書》，頁442。

[168] 參見錢超塵、溫長路，〈對張子和及《儒門事親》的考辨〉，《河南中醫》27卷1期(2007)，頁26–29；劉理想，〈試論張子和攻邪理論產生歷史背景及對其養生理念的影響〉，《中醫文獻雜誌》2009年2期，頁20–21。兩文論及張氏「攻」法及補方的關係。

[169] 明・李湯卿，《心印紺珠經》，收入《四庫全書存目叢書・子部43》（臺南縣：莊嚴文化影印，1995），頁517。〈原道統〉。

[170] 王履(1332–1391)提及「感天地惡毒異氣」之說，確立傷寒238法，強調「補水」的重要。見陸廣華，〈王履醫學思想的成就及其對明、清醫學的影響〉，《中醫雜誌》1963年5號，頁20–24；王爾亮、程磐基，〈王履外感熱病學術思想初探〉，《上海中醫藥雜誌》44卷12期(2010)，頁13–16。

真）二人，而批評明代的張景岳。其標準之一即是不使用峻劑：「概補概溫，謂之王道」[171]。明清時期外科服用補溫之方的風俗亦然。

外症瘡瘍致使津液病變。如十八世紀尊經派的醫者黃元御所說：「氣化之水，有精有粗。精者入于藏府而為津液，粗者入于膀胱而為溲溺。」[172]而津液病理糟粕也出現各種症狀。朱費元的病案即載：「勞傷，腎乏津液不能上承，腰痛」[173]。在臨床上，醫者對津液的關心有時是優先的。葉天士 (1667–1746) 即以為：「凡經絡之氣，必借津液以流行。液充則利，津枯則氣必澀滯。」[174]氣的活動，依賴不同體液的狀態。若是病理的熱，「鬱熱在裡，汗出津津，燥爍津液，即應存養津液以達邪」[175]。而本文上一節論及的膿（或稱「脂」）若不收斂，也會使整體津液代謝失調。例如，朱氏的病案論痔漏，「脂水常流，津液因之漸耗」[176]。又，流痰「流脂不止，津液日耗」[177]。瘡口若不收，成為慢性症，「津枯成怯」[178]；「怯」係情志不適。而津液代謝病變也常與膿脂連稱。又例如，朱氏病案載：「臭水津脂」[179]，以及在肌膚不斷擴大病理體液，「延蔓津脂」[180]。也有外症「翻花瘡時流鮮血，日漸翻大」[181]。不一而足。

---

[171] 楊東方，〈《四庫提要・醫家類》簡論〉，收入王育林主編，《四庫全書總目子部醫家類匯考》（北京：學苑出版社，2013），頁 548–553；頁 290。

[172] 呂宇劍，《黃元御四聖心源點睛》（瀋陽：遼寧科學技術出版社，2015），頁 20。

[173] 清・朱費元，《臨証一得方》，頁 38。

[174] 清・葉天士，《葉天士晚年方案真本》（北京：學苑出版社，2011），頁 72。

[175] 清・葉天士，《葉天士晚年方案真本》，頁 81。

[176] 清・朱費元，《臨証一得方》，頁 81。

[177] 清・朱費元，《臨証一得方》，頁 122。

[178] 清・朱費元，《臨証一得方》，頁 122。

[179] 清・朱費元，《臨証一得方》，頁 107。

[180] 清・朱費元，《臨証一得方》，頁 111。

[181] 清・朱費元，《臨証一得方》，頁 110。

上述體液「漸耗」、「日耗」或「延蔓」等的描述，關乎醫者對病人津液的「量」的關心。而且，對津液的量與患者生病過程連繫起來。例如鄧中甲的體會：「中醫有個動量原理，從它一開始的時候，就把物質的運動[182]，在運動中體現出它的量這一點緊密聯繫在一起，量和運動密切不可分。」[183]因此，體液變化的量是在病人「運動」中。而有閱歷的醫生足以察知病人體內外各種邊緣身體經驗的量變。例如，清初浙江的世醫張錫駒《傷寒論直解》，其後學以為調理胃氣（津液）不當的後果：

> 夫大汗出，法應衛家當微，今反更實者，因榮血之虛而衛更實也，衛氣實，故迫其津液四射而出，或小便利，或大汗出，或成暴液，皆津液之四射也。津液四射，則榮竭血盡矣，榮竭血盡則乾煩而不得眠矣。薄，化也。暴，惡也。血化肉消，而變成穢惡之液，四射而出，從下而利也。醫不知為血化肉消之液，而反以為胃實，復以毒藥攻其胃，絕其榮衛氣血之源，此為重虛。始為孤陽，今反為客陽矣，客陽不久，其去有期，氣血俱盡，陰陽兩亡，始成暴液，至此而如污泥，必下之而死。[184]

津液種種病變（小便、大汗等體液），化為「穢惡之液」，致使病人「血化肉消」終致死亡。薛雪 (1681–1770) 即直指人體核心：「一身之中，津液真精，皆為切要」[185]。而中醫魯兆麟也指出：「人體之津液與陽氣有著相依不離的關係。陽氣不僅是化生津液與推動津液運行的動力來源，而

[182] 中醫「物質運動」，又稱為「升降」。關於水液代謝及運動，見寇華勝，《中醫升降學》（南昌：江西科學技術出版社，1992），頁 27–29。

[183] 中醫「量」的討論，參見鄧中甲，《中醫學基本思維原理十講》（北京：人民衛生出版社，2014），頁 20–23。

[184] 清・張錫駒，《傷寒論直解》（北京：中國中醫藥出版社，2015），頁 221。

[185] 清・薛雪，《薛雪醫案》（北京：北京科學技術出版社，2014），頁 97。

且又依附于津液。」在臨床上，津氣病理「往往用津傷氣耗、氣耗津傷、液隨氣脫、氣隨液耗來描述它。」[186]對身體體液微「量」的觀察及調節，是中醫臨診的最主要特點之一。

保存津液，成為中醫內、外科治療過程的核心。例如，葉天士(1667–1746)的外科病案：「今津竭便難，無味食減」[187]；又以為：「破傷朱血液涸」[188]。清代名醫陳修園(1753–1823)敘傷寒病必須「存津液，是真詮」[189]。陳氏對津液的重視有自注小字：

> 存津液是全書（建民按：《傷寒論》）宗旨，善讀書者，讀於無字處。如桂枝湯甘溫以解肌養液也；即麻黃湯直入皮毛，不加薑之辛熱，棗之甘壅，以外治外，不傷營氣，亦養液也；承氣湯急下之，不使邪火灼陰，亦養液也；即麻黃附子細辛湯用附子以固少陰之根，令津液內守，不隨汗渙，亦養液也；麻黃附子甘草湯以甘草易細辛，緩麻黃於中焦，取水穀之津而為汗，毫不傷陰，更養液也。推之理中湯、五苓散，必啜粥飲；小柴胡湯、吳茱萸湯皆用人參，何一而非養液之法乎？[190]

整個治療目的是「令津液內守」、也為了「養液」。而「啜粥飲」、「用人參」等各種做法，目的之一也是為滋生津液。陳氏強調津液，本自《傷寒論》：「凡病，若發汗、若吐、若下、若亡血、亡津液，陰陽自和者，必自愈。」[191]津液不足、有損，稱為「傷陰」。《傷寒論》以為「大下」

[186] 魯兆麟，《精氣神》（北京：科學普及出版社，1998），頁97。

[187] 清・葉天士，《眉壽堂方案選存》，收入可嘉校註，《葉天士醫學全書》（北京：中國中醫藥出版社，1996），頁458。

[188] 清・葉天士，《眉壽堂方案選存》，頁458。

[189] 清・陳修園，《醫學三字經》（北京：學苑出版社，2013），頁95。

[190] 清・陳修園，《醫學三字經》，頁95。

[191] 《長沙古本傷寒雜病論》（北京：學苑出版社，2014），頁63。除宋代林億通

又發汗，人體津液必受耗損，「勿治之，得小便利，必自愈。」[192]也就是體內津液正常，小便排泄就恢復正常。《傷寒論》主旨在於「存津」、「養陰」，江蘇孟河醫生余景和 (1847–1907) 闡述：「仲聖（按張仲景）一百十三方，俱存陰為多，今人動手香燥，未病先傷陰耗正，汗之無液，下之無津，熱愈深，液愈竭」[193]。保存津液流通，為中醫治療的核心。晚清醫家周學海 (1856–1906) 以為清初葉天士也有類似的想法：「葉香巖《溫熱論》謂養陰不在補血，而在生津[194]。王孟英 (1808–1868) 釋之曰：此增水行舟之法也。有味乎其言之也。」[195]「味乎」即醫者體驗有道之說。周氏又說：「夫血猶舟也，津液水也。醫者于此，當知增水行舟之意。」[196]「行舟」為促進體內物質的流動。

中醫外科甚至產生「仲景外科」一支[197]。陳修園更是質疑外科的各種技術包括外治法：「儒者薄之（按即外科）而不言，所以愈趨而下也。余少年遇險逆之證，凡外科束手而無策者，必尋出一條大生路，為之調整，十中可愈七八。非有他術，蓋從《傷寒論》中體認。」[198]陳氏回歸《傷寒論》[199]湯方之思路，包括「存津液」的用藥法則。朱費元《瘍醫

行本外，《傷寒論》有四大古本。長沙古本也稱「湘本」。

[192] 李克紹編，《傷寒論語譯》（濟南：山東科學技術出版社，1982），頁 86。

[193] 清・余景和，《傷寒啟蒙集稿》（北京：中國中醫藥出版社，2015），頁 19。

[194] 葉香巖，即葉天士 (1667–1746)。他在《溫熱論》認為：「熱病救陰猶易，通陽最難，救陰不在血，而在津與汗，通陽不在溫，而在利小便，然較之雜證，則有不同也。」見清・葉天士，《溫熱論》（北京：學苑出版社，2013），頁 6。所以熱病以利小便為難。有學者指出：「通利小便，使三焦彌漫之濕，得達膀胱以去」，其熱邪自消。參沈鳳閣等，《葉香巖外感溫熱篇、薛生白濕熱病篇闡釋》（南京：江蘇科學技術出版社，1983），頁 31。

[195] 清・周學海，《讀醫隨筆》，頁 7。

[196] 清・周學海，《讀醫隨筆》，頁 88。

[197] 潘明德，《醫法提要》（北京：學苑出版社，2014），頁 36。

[198] 參見黃杰熙，《女科要旨箋正》（太原：山西科學技術出版社，1995），頁 149。

[199] 「傷寒」不是外感病證的專稱。見：陳亦人，〈《傷寒論》名實考〉，收入張喜

探源論》有極類似的說法：

> 至煎劑之方，必量人之外感、內因，表裡虛實、寒熱陰陽、經絡臟腑強弱之不同，或內外兼科之証，或內証因外証而生，外証由內証而致，果能于此潛心體認，而望、問、聞、切斟酌行之，雖不用刀針，而勝刀針多矣[200]。

以湯方代替刀針，「而勝刀針多矣」。後者尤損人津液不止，與藥物湯方治療可以生人津液的主旨不同。

明清中醫外科，對於不同的治療方式施用刀針（手術）或者湯方、藥物療治各持己見。有時好醫生反而受到攻擊。焦循 (1763–1820) 這位好醫士人即以為：「醫之達者，其治疾每為庸醫所詬病，往往其應如嚮，又未嘗不詫為神奇。」[201]同行相嫉。浙江名醫王孟英 (1808–1868) 的同鄉管榮棠不顧虛聲漫附，批評反對手術者是「自護其短」(不會手術的醫生，為自己找的藉口)：

> 仲景治傷寒，用麻、桂以發汗，其汗之不徹者，針刺出血[202]以代汗。今人謂麻、桂不可用而代之，又禁刺法，謗為泄氣，以致留邪不去，發為遺毒。如史傳所載，雖帝王將相之病而用刀針者，不勝屢指。試問今日遇之，尚敢出諸口乎？故曰：時也，勢也。可見在昔內証尚須外治，今則瘍科專以湯液治外疾，藉言補托，

奎編，《陳亦人醫案醫話》(北京：中國中醫藥出版社)，2012，頁 127–134。

[200] 清・朱費元，《臨証一得方》，頁 134–135。

[201] 清・焦循，《雕菰集》(臺北：鼎文書局，1977)，頁 152。焦氏是清代留心醫藥並有著作的士人。他輯佚第一本《吳普本草》。

[202] 中醫的放血療法，在歷史上一直存在。例如，金元的張從正即非常「熱衷于刺絡放血之法」。而羅天益、趙良仁等許多醫家亦從之。見蕭少卿，《中國針灸學史》(銀川：寧夏人民出版社，1997)，頁 320–321。

> 遷移時日，輕淺者糜帑勞師，深久者潰敗決裂，或死無斂具，或殘體破家。醫者自謂謹慎，而不知殺人無跡；病者樂于苟安，而至死不悟。此即子產所論水懦弱，民狎而玩之則多死也。不意于醫道亦然，可不衰哉！彼醫者豈設心欲殺人耶，實由不能辨其為膿為血也。亦有能辨之，而故緩之以斂財。亦有不能用刀針，僅藉湯液數方，貌為愛護之言，以愚病家，反訾刀針為險事，而自護其短，指蒸膿發熱為內病，指重証為死証，果死則可以顯我之有斷，幸而不死，又可邀功能而索謝。吾誰欺？欺天乎！古人有戒用刀針之說者，蓋謂膿未成而戒其早用，非一概戒之也。然則決不可服藥乎？曰：始則不外汗之則瘡已，若瘡家不可發汗，指既成而言也，亦非一概戒之也。善後不外理脾胃。數法之外。不必他求矣[203]。

管氏論述「瘍科專以湯液治外疾」之非。手術及刀針並「非一概戒之也」。例如疔瘡，明弘治年 (1488–1505) 興獻王侍醫的周文采即主張：「凡療疔瘡，皆宜刺瘡中心至痛處，又刺四處十餘下，令血出，去惡血敷藥」[204]。但中醫各種外治方法在明清醫療環境日漸式微。而外科服藥亦不過「理脾胃」幾種治療方法而已。

管榮棠還質疑有些醫生「不能辨其為膿為血」。也就是有些外科或內科醫生無法判斷「膿」的「未成」或「既成」等各種外症階段、情況，即施以手術或湯方。管氏沈痛地說，外科醫者治病往往「遷移時日」，以拖待變。這種歪風，早在清初顧世澄的《瘍醫大全》即說：「疾本易治，故意延之，以圖厚謝，外科尤甚，造惡莫大焉。」[205]而趙學敏（約 1720–1805）的《串雅內編》也有類似意見：「不肖瘍科，每竊以取

[203] 盛增秀主編，《王孟英醫學全書》（北京：中國中醫藥出版社，1999），頁 432。
[204] 明・周文采，《外科集驗方》（北京：學苑出版社，2014），頁 38。
[205] 清・顧世澄編，《瘍醫大全》（北京：中國中醫藥出版社，1994），頁 135。

利」[206]。瘍科尤為貪利。外科在中醫各分科中最能拖延病情，應有苦衷，未必全以「斂財」為目的。

清末這位名不見經傳的外科醫生管槳棠吐露真話。除了管氏上述宏論，中醫外科為什麼不動手術？借用「風險」(risk) 的文化概念[207]。手術相較於其他治療方法如藥物療法更具有各式各樣的風險。但朱費元《瘍醫探源論》只強化某些治療風險，同時淡化其他最重要的手術風險（如麻醉、感染）。

朱氏《瘍醫探源論》指出，中醫手術的靈巧性 (handiness) 業已失傳：

> 求經所謂如橫弩起，如發機經氣，已至慎守勿失淺深。在志遠近若一，如臨深淵，如手握虎，神無營于眾物者，誰耶？即有手法似古而不能神在秋毫，猶恐鮮效[208]。

朱氏再一次用「誰耶」的口吻，表達他對手術、刀針之術的質疑？這一段引文的文字有誤，今人標點也是錯的。所謂「求經」的「經」，朱費元沒有注明引用醫學經典的出處。而且，他將《素問・寶命全形論篇》的其中兩小段經文，合成一段。筆者利用《瘍醫探源論》手抄本（第二頁）原文，重新句逗如下：

> 求經所謂「伏如橫弩」，如發機「經氣已至，慎守勿失。深淺在志，遠近若一。如臨深淵，如手握虎，神無營於眾物」者，誰耶？

[206] 清・趙學敏，《串雅全書》（北京：中國中醫藥出版社，1998），頁 7。〈凡例〉。

[207] Mary Douglas and Aaron Wildavsky, *Risk and Culture: An Essay on the Selection of Technical and Environmental Dangers* (London and Los Angeles: University of California Press, 1982), pp. 35–40。特別是第二章可參。

[208] 清・朱費元，《臨証一得方》，頁 133。

即有手法似古而不能「神在秋毫」，猶恐鮮效（引號文字係《內經》原文）。

我對《瘍醫探源論》並無版本學「最初形態」[209]的興趣。而注目於朱費元在上文中兩度提到「神」的意義。這個「神」的意涵，與上一節的「神」似不同。

「神」是醫病關係所共同生產的「精神狀態」。醫者臨床不同於其日常活動的狀態。而手術者的「神」，近乎《莊子》描述解剖牛體之技「以神遇而不以目視」[210]的「神」。從針灸史專家趙京生〈「治神」精義〉一文理解針刺之際，「凝神于針。得氣之後，仍要全神貫注，守護已至之經氣」[211]。而朱費元在上述論點，提及的醫者之技「神在秋毫」，出自《靈樞・九針十二原》：「神在秋毫，屬意病者，審視血脈，刺之無殆。」[212]醫者心專一務，精神專注在病人身上的病痛，如眼睛、血脈等細節。醫家操作之技，要之旨在於其「神靜」[213]的基本意志。

朱費元在《瘍醫探源論》四度提及外症血液的不同狀況。例如「血瘀」、「流紫黑血」、「流血」、「流血水」等[214]。借用 Nicholas Humphrey 的說法：「不是所有經驗都是等值的」[215]。而中醫外科對於各種津液失序痛性 (painfulness) 的經驗是攸關重大的[216]。

---

[209] 姚伯岳，《版本學》（北京：北京大學出版社，1993），頁 117。

[210] 參劉武，《莊子集解內篇補正》（無出版社、年份），頁 67。影印本。

[211] 趙京生，〈「治神」精義〉，《南京中醫學院學報》7 卷 3 期 (1991)，頁 165。

[212] 河北醫學院，《靈樞經校釋》（北京：人民衛生出版社，2009），頁 6。

[213] 朱玲、楊峰，〈《黃帝內經》針刺「治神」辨析〉，《中國中醫基礎醫學雜誌》21 卷 5 期 (2015)，頁 567。

[214] 清・朱費元，《臨証一得方》，頁 133–135。

[215] Nicholas Humphrey 著，梁永安譯，《憤怒：看見紅色》(*Seeing Red: A Study in Consciousness*)（臺北：立緒，2015），頁 170。

[216] Nicholas Humphrey,《憤怒》，頁 104。

而病人的「神」(「昏脫」)的狀態，與臨床上發燒、汗出過多、口渴等津液「量」的變化及消耗有關。如吳彌漫所說：「傷津（亡津），進一步又可傷及陰液」[217]，損及臟腑內在的正常體液活動。

津液流失或運行代謝不暢 (scatology)，涉及人體汗、吐、大小二便等排泄及代謝。《靈樞・决氣》:「津脫者，腠理開，汗大泄；液脫者，骨屬屈伸不利，色夭，腦髓消，脛痠，耳數鳴」[218]。津、液失序，關乎全身相關腠理、骨、脛、耳等不適。如晚清醫生余聽鴻所說：「人之津液，灌溉肌肉、經絡筋骨之間，如天地之水，無微不及，遇隙即入，過壑即歸。一有壅滯，阻而不行，經脈澀而不通，衛氣歸之，不得復反。」[219]津液藉由人體不同的居間態產生「夭」、「痠」等各種的體驗。例如張子和 (1156–1228) 為吐法攻邪辯解，「或言：人有病，不可吐，人身骨節皆有涎，若吐出骨節間涎，令人偏枯。」[220]「涎」即一種津液，分佈於全身的「骨節間」。而「汗法」雖是中醫主要治療之一；但如姚國美 (1893–1952) 所說：「發汗大過，遂漏不止，皆未得汗法之正，病必不愈」[221]。內臟陰液有變，從大便、小便排泄具體可知。周學海 (1856–1906) 即以為：「凡由內臟外溢者，大致于神明之間必有變動，或飲食、二便（按大、小便）有異也。」[222]。

朱費元論及中醫手法之「神」的消逝，使用「發機」一詞。原文出於《素問・寶命全形論》:「起如發機」[223]。「機」係弓弩發射的機關。朱氏以為：「無善用刀針之人，而致多貽誤」[224]。也就是醫者喪失手術實做

[217] 吳彌漫，《內經答問》（北京：人民衛生出版社，2007），頁 101。
[218] 劉衡如，《靈樞經校勘本》，頁 95。
[219] 清・余聽鴻編，《外証醫案滙編》（上海：上海科學技術出版社，2010），頁 139。
[220] 金・張從正，《子和醫集》（北京：人民衛生出版社，1994），頁 230。
[221] 姚國美，《姚國美醫學講義合編》（北京：人民衛生出版社，2009），頁 132。
[222] 清・周學海，《讀醫隨筆》，頁 142。
[223] 山東中醫學院、河北醫學院，《黃帝內經素問校釋》，頁 285。

的「機」(器械)。誰會熟練地操作宋代的「弩機」[225]？

朱費元《瘍醫探源論》形容當時有些手術者過於輕率的態度：

> 吾見今之業是者，動以刀針為事，不辨証之寒熱虛實、經絡臟腑，亦不問瘡之大小深淺、輕重生熟，到手便開，倘若偶然幸中，自鳴得手，詆同道為無能[226]。

其中，「到手便開」，即批評用刀針者手術之隨便。朱氏強調審視膿液的「生」或「熟」等症相關因素是不可缺少的。德裔的美國醫學史家 Erwin Ackerknecht (1906–1988) 說：「在體液學說仍佔優勢的時期中，外科醫師總是不大敢用刀割的」[227]。在中醫對於「感染」(藉由體液)的無知，以及缺乏消毒技術的時代，手術「偶然幸中」是為的論。朱費元說：「明乎割切之難，必有功也。」[228]讓病人或醫家了解手術不易、甚至手術之不可能或不可行，這是具教育的終鵠。他不厭其煩地說：「再三痛戒，何訓者諄諄，而聽者藐藐耶！」[229]

與朱費元大約時代相近，署名為「作德主人」的不知名醫家的家傳抄本《王氏醫宗家學淵源》，在這本未出版的手抄醫籍留下一則外科病案：「余家大兒婦於三十歲時偶爾項旁作痛，漸生結核不一而足，竟是瘰癧之苗」，先施用湯方無效。之後又延請另一位外科醫生，不服用湯方，「只以面藥膏藥敷貼，幾至潰爛，乃用刀針出膿血碗許」，手術後不斂

[224] 清・朱費元，《臨証一得方》，頁 136。

[225] 宋代的「機」箭，沈括曾用勾股數學解釋。見：沈括，《夢溪筆談》(臺北：臺灣商務印書館，1956)，頁 123–124。〈器用〉。

[226] 清・朱費元，《臨証一得方》，頁 136。

[227] Erwin H. Ackerknecht 著，戴榮鈐譯，《醫學史概論》(臺北縣：國立中國醫藥研究所，1966)，頁 95。

[228] 清・朱費元，《臨証一得方》，頁 134。

[229] 清・朱費元，《臨証一得方》，頁 134。

口。繼之，王氏用族姪秘方外用藥貼在上述女性病人的患口並施以湯方，慢慢復原[230]。可見頸部瘡口出膿病程，有時必須實施手術。

黃宮繡 (1730–1817) 治療「背有一塊作痛」的病案，特別留意患者的大便、小便。黃氏施以湯劑，「不期藥服一劑，即尋外科用藥敷貼」。也就是病人同時找兩位醫生治療。黃氏批評，「其敷貼之藥必冷，而毒必陷而潰」[231]。這裡的「陷」，即上一節所說的外症「內陷」之害。結果，患者用外貼之藥，「白濁益甚」。後改服黃宮繡湯方，「頃刻小便頓開」[232]。類似的病症，傳統時代有些醫生傾向動手術。

中醫手術並不是小手術。舉例來說，「對口」、「發背」等嚴重外症，傷口潰腐[233]。朱費元的後人在其醫案補述：

> 對口、發背二症，近世粗工往往用刀剖割惡肉，自夸手法。不知此二症生于氣質壯盛之體，無非風濕熱三因。症本屬陽，半月可得正膿，一月中腐脫生新矣。何必用刀？若患于氣血兩虧之體，瘡勢平塌黯然而屬陰者，速進溫補托毒尚可冀其回陽。若經剖割極形，元氣更泄，毒從內陷，禍不旋踵矣[234]。

手術往往造成身體永久的傷害。「剖割極形」，亦即腐化的肌肉手術後可能造成長久無法收口的瘡口。明末太醫院醫官龔居中《外科活人定本》即認為發背經常用手術，然「護法尤恐傷之，況可妄施勾、割乎？」[235]

[230] 清・作德主人，《王氏醫宗家學淵源》（北京：中醫古籍出版社影印，2008），此書為清抄本。無頁碼。卷四〈外科〉。

[231] 清・黃宮繡，《太史醫案初編》（北京：中國中醫藥出版社，2015），頁 65。

[232] 清・黃宮繡，《太史醫案初編》，頁 66。

[233] 中醫「對口」、「發背」，參見：張贊臣，〈腦疽証治〉，《上海中醫藥雜誌》1960 年 5 月號，頁 203–207；凌雲鵬，〈發背搭手的辨症與治療〉，《上海中醫藥雜誌》1957 年 9 月號，頁 40–42。

[234] 清・朱費元，《臨証一得方》，頁 138–139。

不可動手術是為外科禁令。

上述的對口外症，瘡口潰爛，有不治之病例。例如，掌握醫療資源的翁斌孫 (1860–1923) 家族，其「嬸母以高年患對口，鄉里無好外科」而逝[236]。翁氏日記詳述外症對口症狀：「蓋左面瘡口上侵于鬢下，及于肩，闊尺餘，深四五寸，右則稍殺，廿五飲茶忽嗆，以致右面已生新肌者復（按肌、肌肉是一般日常用語）破出血」[237]應是大出血，病人隔日即死。可見患者頸背的左、右兩面潰口甚大，出血亡津液。

除了對口、發背在必要時動手術，我們可另舉乳癌[238]施用手術的病例。金石學者王懿榮 (1845–1900) 為妻子黃夫人寫的紀念〈行狀〉，內容即是黃夫人的疾病史。如黃夫人生產時出血過多[239]等。王氏 27 歲時，長其四歲的妻子罹患乳癌，治療過程「為庸醫所誤，創血涔涔下，日數斗。凡三年，體氣大虧。」[240]所謂「創血」，是手術創口不收口，大量出血。晚清孟河的醫生余聽鴻 (1847–1907)，在他編著的《外証醫案匯編》，於乳癌附案中，敘及一則親歷病案：「按其瘡軟如綿，鬱鬱皆膿，內中瀰瀰有聲，若再遷延，內傷裏膜（按即內膜）。」[241]余氏用除膿之法。黃夫人的病後轉為慢性，「每秋冬必大嘔血，百計不能止，病遂大劇。」[242]吐血之症也與津液失調有關。黃夫人死時只 37 歲，其中長達七年都在生病。

---

[235] 明・龔居中，《外科活人定本》（北京：中國中醫藥出版社，2015），頁 5。

[236] 清・翁斌孫，《翁斌孫日記》（南京：鳳凰出版社，2015），頁 165。

[237] 清・翁斌孫，《翁斌孫日記》，頁 166。

[238] 乳癌的歷史，參見酒井シヅ，〈乳ガンの歴史〉，收入《華岡流醫術の世界》（島根縣：ワン・ライン，2008），頁 14–23。華岡青洲 (1760–1835) 曾用「麻沸散」施行成功的乳癌手術。

[239] 清・王懿榮，《王懿榮集》（濟南：齊魯書社，1999），頁 92。

[240] 清・王懿榮，《王懿榮集》，頁 93。

[241] 清・余聽鴻編，《外証醫案匯編》（上海：上海科學技術出版社，2010），頁 171。

[242] 清・王懿榮，《王懿榮集》，頁 94。

不難想像，黃夫人乳癌手術後，身體轉差。因此，清代醫林物望的外科醫生高秉鈞 (1755–1827) 即主張乳癌的治療：「清心靜養，無掛無礙，不必勉治」[243]。

處治外症，以病理的津液或膿水為重點。晚清趙濂的《醫門補要》以為「癰疽潰膿日久，內肉爛空，外皮浮軟，上下有孔流膿」[244]又說：「腐肉變味，愈熱愈熟，必穿決而膿出」[245]。而手術癭瘤，「倘一決裂，重則膿血湧射，登時殞命；輕則痰水雜流，連綿不斷」[246]。趙氏病案，大、小手術極多。他顯然立場與朱費元是對立的。如趙氏為一人背、乳有「痰塊」手術：「鍼出黃水，此脾虛濕泛，至兩月將斂口，忽渾身浮腫，瘡口迸裂，已而遂殂。」[247]另趙氏也清楚地指出「筋縮」：「夫膿為血液與肌肉所化而成，血脈已枯，束骨之筋失其滋養，故筋縮不得屈伸。」[248]人體的肌肉不能運動自如，由於膿水流失過多，血脈枯竭。

無論何種外症，若持續潰爛則有津液枯竭的問題。例如，對清代政府醫學教科書《醫宗金鑒・外科心法要訣》編撰有所指導的浙江世醫祁坤家族[249]，在其家傳的《外科大羅》稿本即以為：「潰瘍時，雖有口乾、便秘等症，由內無津液所致」[250]；又說：「潰後發熱作渴，宜用益榮生津

[243] 清・高秉鈞，《瘍科心得集》(北京：人民衛生出版社，2006)，頁 56。
[244] 清・趙濂，《醫門補要》(臺北：五洲出版社，1984)，頁 4。
[245] 清・趙濂，《醫門補要》，頁 33。
[246] 清・趙濂，《醫門補要》，頁 67。
[247] 清・趙濂，《醫門補要》，頁 89。
[248] 清・趙濂，《醫門補要》，頁 3。
[249] 祁坤係康熙年間太醫院院判。其外科施灸以七日為前後分界，做法不同。而灸、針之法，「屬瀉法範疇」，而無補法。祁氏手術強調的「切開引流」。外症陰症多不治。詳見：唐立明，〈從《外科大成》看祁坤針灸學術思想〉，《中國針灸》1993 年 3 期，頁 38–40；龐釗，〈祁坤對中醫外科的貢獻〉，《中華中醫藥學刊》28 卷 12 期 (2010)，頁 2657–2658。
[250] 清・祁坤，《祁氏家傳外科大羅》，〈下〉。

之劑」。或者，瘡口不收之時，而「出血，或漸大而不斂者，氣不守血也」[251]，預後不良。

中醫瘍醫有手術、但儒醫式的外科不動手術。後者原因之一，是中醫外科物質的身體觀。手術往往留下永久的內陷深大傷口，生前如此，死後靈魂亦然。我多年前討論中國傳統「靈魂觀」的文章以為：中國古代屍體、骸骨有「知覺」的信仰是普遍的：「傳統靈魂觀似乎有『身體化』或『骨骼化』的傾向。」[252]肉身不是罪惡的、混濁的。死後肉體與靈魂一起轉化。中國葬儀有「全屍」的做法及信仰，保持屍體完整、沒有損傷，也與這套「身體化」或物質化的靈魂觀有關[253]。如江紹原(1898–1983) 開創性的中國古代身體法術史研究《髮鬚爪》所說：

> 魂靈若永遠離開了軀殼，謂之死。但驅殼的完全與否，並非與魂靈絲毫無關。被人斫去頭致死者，他的鬼必定是無頭鬼；被人把心肝掏了去喂狗的，他的鬼必定是開著膛，流著血，四處尋找他的心肝。牙齒倘若在生前被敲去，其人死後做鬼時，必仍缺少牙，既不雅觀，又不便咀嚼。髡者作了鬼，頭上精光，難免受儕輩恥笑[254]。

[251] 清・祁坤，《祁氏家傳外科大羅》，〈潰瘍〉。

[252] 李建民，〈屍體、骷髏與魂魄——傳統靈魂觀新論〉，《當代》90 期 (1993)，頁 65。

[253] 臺灣有一部電影，徐進良作品《沒卵頭家》(1989 年)。故事是 1950 年代澎湖離島出現「怪病」，男性患者會生殖器腫大。其中二位男主角動手術，受到村民及家人極力反對。村民的理由是手術割除生殖器對不起祖先、無法「投胎轉世」等。一位主角手術後受不了村民批評而自殺。「不虧其體」(《大戴禮記・曾子大孝》) 是中國普通平民的想法。

[254] 江紹原，《髮鬚爪——關於它們的迷信》(上海：開明書局，1928)，頁 133–134。

人死後的靈魂狀態，與其生前「驅殼的完全與否」有關。設若手術「開著膛，流著血」而死，死後魂魄鬼身亦然。手術治療不可鄉邇。一如「髡」等肉刑，手術也如同刑罰暴力。

如本文一開始引用的朱費元瘰癧病案，其《瘍醫探源論》也提到所謂「王道」:「不用刀針之尚不失為王道也。」[255]這是朱氏反對手術極為偏好的說法。這種風氣，清初安徽歙縣的名醫吳楚持〈戒托名王道〉之說：

> 今人不知「王道」二字之解，但以藥性和平輕微無力者，推為王道。服之不效，則解之曰：「王道無近功。」至藥力峻重，君臣佐使配合得宜，實能起死回生，救危疴，活人命者，反視為霸道，謬之甚矣。[256]

治療方法托名為王道。吳氏還將醫者喜說王道醫療的風尚放在當時醫病關係，大加批評：

> 今之所謂王道，非謂其能生人也，謂其能牢籠俗眼耳。蓋輕飄之藥，醫人可不用擔心，病人又無所疑畏，旁人執方又無可斑駁，更一醫視之，又無從詆毀，非之無可舉也，刺之無可刺也。孔聖所謂德之賊也，而奈何尊之為王道哉？噫！如是之謂王道，竊恐病人其鬼道矣。此余之所痛戒也[257]。

足以「牢籠俗眼」的治療方法最受病人歡迎。這是中醫外科遭遇的「最初障礙」[258]。中、西外科都遇到技術障礙。朱費元的反手術論述，如果

[255] 清・朱費元，《臨証一得方》，頁136。

[256] 清・吳楚，《吳氏醫驗錄全集》(北京：中國中醫藥出版社，2011)，頁18。

[257] 清・吳楚，《吳氏醫驗錄全集》，頁16。

有什麼弦外之音，就是中醫逃不出這個最初障礙。就像無意識是隱藏的，道德的力量也最長久。而手術在這種情況不會得到適當的發展。「王道」是反對手術最好的藉口。朱氏所說王道，是上述引文所說的「鬼道」。

不像同時代的醫家出版的醫案，往往大力批評其他醫生。朱氏卻說：「遇艱難重症，奇怪瘡瘍，又必推賢讓能」[259]。他所留下的病例，大量出現以下的句子：「是否有當，即候高明裁酌」[260]；「未卜無妨」[261]；「再商調治」[262]；「未議，再候明眼裁定」[263]等。這些消極用語，與明清時期出版的醫案宣傳成功的病例逈乎其趣。

朱費元的治療方法大多是沒有把握的。其用藥方態度如此，對手術也是如此：「顧謂瘍科外証可以刀針亂試致戕元氣乎哉？」[264]這一個短短的句子一連用三個虛字：「顧」、「乎」、「哉」等。古文虛字，如清初袁仁林《虛字說》所示，「雖無實義可詮，而究有聲氣可尋」，有連接、指代、時間、原因等功用。特別是上述「顧」一字，如袁氏所說：「蓋心中別有注念，乃用此『顧』字。」[265]可以理解為「不過」，表達對手術療法的不確定。所謂「別有注念」，係為疑辭，不能確定之意。

朱費元應該是不會做手術或刀針的外科醫生，多採儒醫式的姑息療法[266]。他未出版的醫案，經常勸告病人自我修養（養性、養心），並不專

[258] Gaston Bachelard 著，錢培鑫譯，《科學精神的形成》(*La formation de lésprit scientifique*)【南京：江蘇教育出版社，2006】，頁 19–55。特別是頁 40。

[259] 清・朱費元，《臨証一得方》，頁 136。

[260] 清・朱費元，《臨証一得方》，頁 72。

[261] 清・朱費元，《臨証一得方》，頁 57。

[262] 清・朱費元，《臨証一得方》，頁 43。

[263] 清・朱費元，《臨証一得方》，頁 39。

[264] 清・朱費元，《臨証一得方》，頁 132。

[265] 清・袁仁林，《虛字說》(北京：中華書局，2004)，頁 22–23。

[266] 朱費元的醫案，缺乏「醫者與法官皆能『斷人生死』的特質。」見：鄭媛元，〈《金瓶梅》中的「崩漏」之疾與女性身體〉，《近代中國婦女史研究》25 期

恃醫藥[267]。例如，「調理之要惟在養性怡情」[268]；「理宜靜養保重以圖緩效」[269]；「怡情養志」[270]；「善自調養，勿致增劇為華」[271]。治病、養生怡情往往具有很深的道德意味。如胡渭 (1633–1714) 以為：養生者，「使德業更有所進耳。」[272]在清代另外一位著名的外科醫生高秉鈞 (1755–1827) 的醫案，也出現同上述極多類似的醫囑：「藥乃片時之效，欲得久安，須怡悅情志為要」[273]；又說：「君主神明，宜用靜藥」[274]。高氏即叮嚀：「舒散自怡以養心」[275]。甚至放棄積極治療，而以「在法無治，怡情安養」[276]為主。中醫外科的身體觀向著「修養的」身體轉向。而修養的身心通過不同人生階段的修練，而產生近乎意志力的恢復作用。

以上不專依賴醫藥的道德訓戒，即見於仕宦階層。如翁同爵 (1814–1877) 即以為：「不藥，固是中醫」[277]。「中醫」係合乎醫學的原則。而歷任清代同治、光緒兩朝帝師的翁同龢 (1830–1904) 面對外症也建議看醫書自療：「所患膿淨否？不滋否？《全生集》一本擬送看」[278]。這裡的

(2015)，頁 95。又頁 63，註 21。

[267] 清・朱費元，《臨証一得方》，頁 18；頁 20；頁 34；頁 38；頁 41；頁 49；頁 53；頁 63；頁 72；頁 86；頁 125；頁 127 等。

[268] 清・朱費元，《臨証一得方》，頁 18。

[269] 清・朱費元，《臨証一得方》，頁 49。

[270] 清・朱費元，《臨証一得方》，頁 72。

[271] 清・朱費元，《臨証一得方》，頁 108。

[272] 清・胡渭，《易圖明辨》（北京：中華書局，2008），頁 230。

[273] 清・高秉鈞，《高氏醫案、謙益齋外科醫案》（北京：中國中醫藥出版社，2015），頁 114。

[274] 清・高秉鈞，上引書，頁 137。

[275] 清・高秉鈞，上引書，頁 146。

[276] 清・高秉鈞，上引書，頁 148。

[277] 李紅英，《翁同爵家書繫年考》（南京：鳳凰出版社，2015），頁 88。此說，原為《漢書・方技》引諺語曰：「有病不治，常得中醫。」相關解釋見：顧實，《漢書藝文志講疏》（臺北：臺灣商務印書館影印，1980），頁 249。

《全生集》即是前述的內科化的醫生王洪緒的外科專著。

中醫「近代」外科及手術不在技術（如麻醉、消毒等關鍵技術）的突破或進步。而精通中國傳統學術「分類」的四川學者劉咸炘(1896–1932)，重新思考中醫合理的類別，其一即「修養」[279]。為什麼在針灸、傷寒等之外，「修養」這個範疇在近代第一次成為中醫知識獨立的一支？

四、小結——傳統中醫為什麼有手術？

1793年，英國馬戛爾尼使節團訪問中國。訪問團副使、倫敦皇家學會會員 Sir George Staunton 留下他對異鄉醫學後進性的整體評論：「中國的保健情況非常落後」。他以為中醫外科又為最差：「中國的醫學向不分科，一個人既是內科醫生，又是外科醫生，同時還兼藥劑師，中國的外科知識比其他科更落後。對肌肉生疽，或折骨，可以施行開刀手術，在中國是聞所未聞的事，患這種病的人只有等死。」[280]這裡提及「肌肉」潰腐深大。Staunton 的報導多難成立。他傳達「差異製造的事實」[281]，提供日後中、西醫爭論的智性基礎。而中醫根本不會手術的偏見更是促進歷史產生的異國情調。在中國開刀手術是聞所未聞的技術？

1936年，廣西的中醫生羅兆琚編寫《新著中國針灸外科治療學》，列四百四十餘條外科病證，強調「針灸外科」，皆用刀針治療[282]。歷來中醫外證不只是用湯方藥物療法，也不只是如朱費元一意姑息。而清末中醫生劉丙生《外科學講義》，有〈刺法開刀論〉專節，其中所言「開刀手法」指的即是中醫手術[283]。

---

[278] 李紅英，《翁同龢書札繫年考》（合肥：黃山書社，2014），頁177。

[279] 劉咸炘，《續校讎通義》（臺北：廣文書局影印，1972），頁206。

[280] 英・斯當東著，葉篤義譯，《英使謁見乾隆紀實》（上海：上海書店出版社，1997），頁499。

[281] 王一奇，〈理由與提供理由的事實〉，收入謝世民主編，《理由轉向：規範性之哲學研究》（臺北：臺大出版中心，2015），頁112。

[282] 羅兆琚，《新著中國針灸外科治療學》（無錫：中國鍼灸學研究社，1936）。

中醫為什麼有手術？相對於西醫傳統，中醫不是沒有肌肉，輕視津液，解剖的缺席？而西方學術界流行中醫無肌肉身體的說法[284]，是學者可以取得所有史料及研究的解釋？

因為翻譯而所引起的種種誤會嗎 ？ 借用印度學者馬哈拉吉 (Sarat Maharaj, 1951–) 的〈「不忠之信」：論他者的不可翻譯性〉予以表達：即「『他者』不能以其自身面貌或方式存在。」[285]被表現的「他者」這個字眼[286]可以用在歷史上陌生的「中醫」嗎？我這篇對清代抄本《瘍醫探源論》反手術「筆記」，同時這本文獻也是第一次的研究，是不是存在著：「無法被翻譯的的東西的不盡之意和殘餘」[287]？

因而我們必須不斷地重讀中醫外科文本，泝流得源，並從「手術史觀」看中國醫學史及身體史。重讀如果做為醫學史的一種方法，以為息黥補劓之方。余國藩 (Anthony C. Yu) 說批評性的閱讀：「文本與讀者的歷史性難免都根植於文化本質與制度或意識形態的忠悃上，所以這種歷史性也可以確定一事，亦即就算逐字在做詮釋，批評性的閱讀也不會有功德圓滿的一刻，永遠都難以『穩定』稱之。」[288]我對《瘍醫探源論》逐字重讀也是如此；否則只不過是複述一位二百年前的中醫外科醫生的話？

本文討論的中醫外科「肌肉—津液」相關雙結構術語，以不同方式出現於《瘍醫探源論》。我有意對此抄本重新標點，同時對該篇術語做註

[283] 劉丙生，《外科學講義》，收入裘慶元輯，《三三醫書．第 3 冊》（北京：中國中醫藥出版社，1998），頁 357。

[284] 栗山茂久著，陳信宏、張軒辭譯，《身體的語言——古希臘醫學和中醫之比較》（上海：上海書店，2009）。

[285] Sarat Maharaj 著，《元化擴散：薩拉．馬哈拉吉讀本》（上海：上海人民出版社，2013），頁 85。

[286] Sarat Maharaj, 上引書，頁 126。

[287] Sarat Maharaj, 上引書，頁 137。

[288] 余國藩著，李奭學譯，《重讀石頭記》（臺北：麥田出版，2004），頁 48。

解。「探源」之路難解。

中醫外科身體有待思的「物質性」及腐爛、再生的肌肉的複體，不斷在運動中消耗與生長的津液，及身體中不可命名「神」的交互作用。然而，本文的〈前言〉引述上海醫生張山雷對中醫外科的意見：「瘍醫自有一層特殊功用」究竟是何意義？

The Qing dynasty manuscript "A Treatise on Seeking the Roots of Ulcer Medicine" and its view of the material body

Li Jianmin

Institute of History and Philology, Academia Sinica, Taiwan

This book primarily discusses the materiality of the body in Chinese "external medicine." Chinese external medicine views the body as something consisting of sinew and flesh. Furthermore, there are times when Chinese surgical techniques must be applied to the body in order to manage rotting flesh and other abnormal manifestations. The materiality of the Chinese body of external medicine encompasses the way in which Chinese doctors manufactured surgical implements, the sick person's bodily experience of pus and pain associated with external diseases, and the details of the process by which doctors evaluated whether or not to carry out surgical interventions.

This book will use the Qing manuscript "A Treatise on Seeking the Roots of Ulcer Medicine" as a central case study for discussing these issues, while also showing the connections between it and other external medicine texts of the Ming and Qing era. Its author, Zhu Feiyuan, was a doctor who lived during the 18th to 19th century in Qingpu (today's Shanghai). My essay will thus discuss Chinese external medicine from a historical perspective. The way in external medicine treated illness differed from the prescriptions and pulse signs that "internal medicine" employed, and its view of the body likewise differed from that of internal medicine. I hope that this book can provide new viewpoints on the history of the body in Chinese medicine.

瘍医探源論
人之所賴以生者元氣也存則生亡則死亦大彰明較著
者矣故視病之生死必視元氣之存亡則百不失一至於
疾病之際又貴有以保全之寒熱攻補一不得其道即臟
腑受傷邪易入氣無附而傷矣是人之一身何處不宜保
護何藥可以輕嘗而顧謂瘍科外證可以刀鍼亂試致戕元
氣乎哉況乎外證之生半由內病如癰疽發背流注流痰
瘰癧乳岩等証或由元氣先虧毒氣因之內熾致成外候
或毒氣內攻有損元氣不勝枚舉雖毒瘤漫淫等間有外
致然邪之所湊其氣必虛未有正氣未虧而邪毒能禍者
也若正已虛而復用刀鍼以洩其元氣是猶救人於井而
下之以石也可乎否乎或曰膿熟不鍼將毒氣內陷腐化
深大柰何余曰此東垣李先生所以設疎通託裏和營衛
三法也未成者疎通自消已潰者和營益衛以生新斂
口已成則託裏主之託裏者託其氣以使毒外達而潰蓋
人之一身氣血周流日夜靡已氣虛失於運行遲以濕痰

凝滯血瘀留頓肌肉壞腐成為膿脂進以前法而肌之未
腐者得氣行血和自然無恙肌之已膿壞者得氣之鼓舞
易腐亦易潰又何慮內陷深大之有耶誠如子意設毒盛
攻心子將鍼其心耶抑或臟腑生癰子將鍼其臟腑耶或
曰託裏之法謹聞命矣敢問鍼砭烙灸古有其法然則方
書所載盡屬非歟余曰是何言歟是何言歟是聖賢畫法
自有妙用無如真傳久失罕得其似而世俗徒襲其貌耳
求經所謂伏如橫弩起如發机經氣已至慎守勿失淺深
在志遠近若一如臨深淵如手握虎神無營於眾物者誰
耶即有手法似古而不能神在秋毫犹恐鮮效若盡違古
法隨手一下漫不經意欲奏功於旦夕戛戛乎難之矣
況瘍之輕者用刀鍼而生即不用刀鍼而亦生重者用刀
鍼而死反不若不用刀鍼而亦死之於心稍安也且用刀
鍼而死或者不用刀鍼而未必死也
御製金鑑一書中表外科心法雖引用刀鍼之處即復不
少然於脫疽則云古法在肉則割在骨則切而必戕以病者

悖願死生付之度外方可行之明乎割切之難必有功也
勇疽用鍼流紫黑血而死耳發若洞出紫鮮血而凶瘰癧
重腭臍癰喉瘤等禁鍼疔瘡敖疽等禁灸伏兔肝癰指疔
禁鍼灸委中瘻瘤乳岩翻花等不可悞有傷損流血昏脫
立見危殆書中諸如此類言難盡述并不憚煩言再三痛
戒何訓者諄諄而听者藐藐耶即有一二可開者祇屬輕
淺之證縱不用刀鍼亦自能潰能斂從而可知內外服治
之為急務也內服如護心託裏代膿長肉諸丸揀選虔製
外治如升降圍點拔毒呼膿生肌斂口收脂殺虫止血止
痛諸膏洗熨等方皆不門少欸必以和平純正已試已驗者
隨証施治不可同流合污非刀即鍼鹵莽從事祇圖利己
不顧損人又不可偶得方書執為秘本以人試藥視人命
為兒戲至煎劑之方必量人之外感內因表裏虛实寒热
陰陽經絡臟腑強弱之不同或內外兼科之証或內証因
外證而生外證由內証而致果能於此潛心体認而望問
聞切斟酌行之雖不用刀鍼而勝刀鍼多矣或因以病者

生言刀鍼誠無益於事也余曰非徒無益而又害之功也
可勝道哉夫瘍生臂腰平坦之處而又淺小膿熟尚無甚
害若元氣虛損或素有內病根盤深大膿未灌足驟加鍼
刺虛者大膿大血氣亦隨脫實者負痛哀號一時暈厥即
不然暑洩淒膿或流血水殭肉崚嶒化頭不一遷延時日
[illegible]誰階之厲甚至一或不慎或損內膜或傷筋脈重則殞
命傷身輕則壞手損足言念及此不禁太息痛恨也夫患
者之欲開不过算其痛止愈速不知欲止反劇欲速不達
甚而如前諸弊甚最生靜言思之人亦何樂而為此乎蓋瘡
之成退隨元氣為轉移旺則正能敵邪而毒自散衰則毒
反盛而不退并膿難潰治之之法要惟守東垣成法為
上氣旺而膿自成耳如釀酒然必忖蓋蓋之上下四圍復
紮以輔之使氣不一毫宣洩而後薰蒸糜腐至於日至
之時佳釀乃成假使從中去蓋洩氣即為傷風凍瘪氣滴
味酸遂成敗物外科之妄用刀鍼者亦猶是耳可不畏者
可不戒哉吾見今之業是者動以刀鍼為事亦辨證之[illegible]哉

虛實經絡臟腑亦不問瘡之大小淺深輕重
開倘或偶然倖中自鳴得手詆同道為無能以古方為無
據日殺数人而不悟終身害人而不知嗚呼可哀也已余
也夙稟師承游心典籍已卅餘載然臨證必竭謀盡智謹
慎小心汲汲以保元為首務及遇艱難重證奇怪瘡瘍又
必推賢讓能俾拖治無誤以資考鏡猶恐不學無術枉死
良多余非敢執於一偏謂刀鍼之必無益也謂無善用刀
鍼之人而致多貽誤反不若不用刀鍼之尚不失為王道
也不揣庸妄用敷厥詞質諸大雅未知有補高深於萬一
否

The Vulnerable Surgeons and the Fading of Surgery in the History of Sinitic Medicine

Li Jianmin
Institute of History and Philology, Academia Sinica, Taipei

The book tells the story of suicides and their remedial surgery in traditional Chinese medicine, and explores the predicamental aposiopesis in Chinese medicine through studying the scraps of documentations on paradoxical trachea surgery.

Being the first full-scale analytical studies on this surgical specialty, the book intends to unveil the significance embedded in aposiopesis by looking through the shift of treatment from silk sutures to pharmacotherapy.

There are countless historical documents of Chinese medicine. However, two basic categories can be identified: one is canon and written texts; the other being performance texts. The latter exists only in the doctorial-surgical plot since it is hard to document and describe.

We cannot assume, a priori, that a reference to what must have been a very sophisticated procedure is either a far-fetched interpretation or a fabrication, nor should we evaluate it according to modern surgical criteria. Apart from extraordinary cases, we have no records of other types of surgery in the history of Chinese medicine; therefore we must find a method that allows us to investigate these records on their own terms.

To explore these assumedly factual sixteenth-century references of using silk thread to stitch up damaged tracheas, the author of this book proposes a research method that he calls "investigating precedents", where every independent reference to this kind of surgery must be dealt with individually.

This historical study of Chinese surgery aims to acknowledge the "self-engendered modernity" of Chinese medicine. Despite the absence of surgical tradition, such process of modernization has led Chinese medicine to cultivate a surgical history in a fashion of its own. The method proposed is heim-lization (Heimlich) which aims to discover the suppressed plots as well as explain fragmentary surgical cases.

本書的插圖及出處

■ 自序

圖一：明代醫生陳實功銅像（南通濠河畔）／作者提供。

圖二：「此等事不值得注意。」／余英時先生信件，作者提供。

圖三：吳文藻送給梁思永的《文化論》。

圖四：明・李子田以為「湯藥者，醫家之下著」（卷一，頁 21）。

圖五：照片右側「軍郵幹部訓練班」（父親前排右二）／作者提供。

■ 楔子

圖一：頸項的血管。

圖二：歐蘭的手術／見 Deke Dusinberre ， Orlan (Paris: Flammarion, 2004)，p.120。

圖三：尤三姐自刎／取自清・改琦，《紅樓夢圖咏》。